ANAHÍ LUCAS

DETETIVE DO TEMPO

Ensaio sobre a prática das terapias holísticas

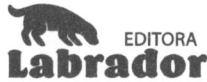

EDITORA
Labrador

Copyright © 2023 de Anahí Lucas
Todos os direitos desta edição reservados à Editora Labrador.

Coordenação editorial
Pamela Oliveira

Preparação de texto
Mariana Góis

Assistência editorial
Leticia Oliveira

Revisão
Marília Courbassier Paris

Projeto gráfico, diagramação e capa
Amanda Chagas

Imagens de miolo
Editora Pensamento: *O Tarô de Marselha Revelado,* Yoav Ben-Dov.

Dados Internacionais de Catalogação na Publicação (CIP)
Jéssica de Oliveira Molinari - CRB-8/9852

Lucas, Anahí
 Detetive do tempo : ensaio sobre a prática das terapias holísticas / Anahí Lucas. – São Paulo : Labrador, 2023.
 336 p : il,. color

ISBN 978-65-5625-333-6

1. Medicina holística 2. Espiritualidade 2. I. Título

23-1431

CDD 615

Índice para catálogo sistemático:
1. Medicina holística

1ª reimpressão — 2023

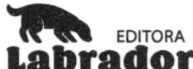

Editora Labrador
Diretor editorial: Daniel Pinsky
Rua Dr. José Elias, 520 — Alto da Lapa
05083-030 — São Paulo/SP
+55 (11) 3641-7446
contato@editoralabrador.com.br
www.editoralabrador.com.br
facebook.com/editoralabrador
instagram.com/editoralabrador

A reprodução de qualquer parte desta obra é ilegal e configura uma apropriação indevida dos direitos intelectuais e patrimoniais da autora. A editora não é responsável pelo conteúdo deste livro.
A autora conhece os fatos narrados, pelos quais é responsável, assim como se responsabiliza pelos juízos emitidos.

Meus agradecimentos a Gabriela Mattedi e Melisa Ballesteros por suas excelentes leituras do texto completo e por suas nobres amizades. Sem seus conselhos carinhosos e suas intervenções sagazes este livro não seria o que é hoje. Agradeço também à minha terapeuta, Amalia Barrero, cuja escuta atenta e incentivos foram fundamentais para que o livro chegasse às mãos do leitor.

SUMÁRIO

Prólogo — 7
Introdução — 9

PARTE I: O FOGO DO ENTUSIASMO

Desafios de uma bruxa pós-moderna — 17
Andar com fé — 30
A ilusão cartesiana — 62
As artes simbólicas — 85
Conclusão: O artista — 127

PARTE II: SOPRANDO ARES DE LIBERDADE

Tijolos normativos: a construção do ego — 131
Construções a respeito do feminino — 176
A Estrela: a liberdade — 211
Conclusão: Um agente de mudança — 222

PARTE III: NAVEGANDO NAS ÁGUAS DO INCONSCIENTE

Águas da infância — 227
As águas que o terapeuta navega — 241
A vocação de terapeuta — 254
O arquétipo do terapeuta na astrologia — 308
Conclusão: Um detetive — 323

OS CIMENTOS DE UM OFÍCIO

A modo de conclusão — 327
Referências bibliográficas — 329

PRÓLOGO

É tempo de recuperar as "joias da avó", isto é, os tesouros que guardam as culturas de todo o mundo: o Zodíaco, o I Ching, o Tarô, a Árvore Sefirótica, as Runas e outros sistemas que todos os povos têm construído para orientar-se na existência desde tempos anteriores a toda história.

Nos três últimos séculos, um esmagador paradigma epistemológico binário, racionalista, unilateral arrasou com povos, linguagens, sistemas de sabedoria, florestas, mares e terras. Está pondo em perigo a nossa existência como espécie e já destruiu centenas de variedades animais e vegetais, guiado só pela cobiça ilimitada.

É hora de parar, observar e tomar decisões. O quanto antes, porque pode ser tarde demais.

Por isso é um prazer apresentar este belo e apaixonado livro de Anahí Lucas cuja leitura atenta recomendo, e que se embarca na tarefa gigantesca de levantar as bases de uma epistemologia de base humana, que visa à felicidade e não à acumulação sem fim.

Com livros como este, a Astrologia está começando a tomar o lugar que nunca deveria ter perdido no conjunto da sabedoria da nossa espécie. É uma arte humana que proporciona uma visão da existência insubstituível, como a autora mostra, e que permite compreender e responder com uma profundidade única as grandes e pequenas questões que atravessam nossas vidas. A isso contribui com grande esmero este trabalho de Anahí.

Nestes tempos ameaçadores, quando as consequências de nossos desatinos estão pondo em perigo a sobrevivência da espécie, um livro como este é um bálsamo. Que pessoas como Anahí Lucas ponham todo o seu amor e sua inteligência a serviço da cura das pessoas e do respeito ao planeta. É uma luz de esperança que alenta a possibilidade de chegar, alguma vez, ao "bem viver" que tentaram e seguem tentando alcançar os povos da nossa belíssima América do Sul.

Anahí esclarece uma série de questões de grande atualidade e as conecta com a cura e a astrologia. Vale a pena considerar seus argumentos detidamente, pois são fruto de uma profunda reflexão e documentação. Muitos temas de forte presença nestes tempos, como a perspectiva feminista, por exemplo, requerem pensamento, fundamentação, desenvolvimento detalhado, não basta o entusiasmo e a intenção, é preciso dar argumentos, conectar as questões, propor iniciativas bem estruturadas. Este livro é um valioso exemplo desta atitude reflexiva e séria, ao mesmo tempo inovadora e revolucionária em muitos aspectos.

Percebe-se nas suas abordagens uma inquietude por ir às bases filosóficas das questões. Se quem se depara com este livro quer ir a fundo nesses temas, asseguro-lhe que esta obra não o decepcionará e irá passar os bons e nutritivos momentos que eu mesmo tenho passado percorrendo as suas páginas.

Jorge Emilio Bosia
Astrólogo e professor de Filosofia.

INTRODUÇÃO

Cheguei até aqui de maneira espontânea, produto de uma busca pessoal. No processo de tentar me entender, acabei me apaixonando pelo mistério que é o ser humano. Fiquei fascinada pelas técnicas que nos ajudam a desvendá-lo e, sobretudo, pela possibilidade de acompanhar outro ser humano em seu processo de descoberta.

Durante a minha jornada, percebi que há muitos cursos e livros sobre técnicas como tarô ou astrologia, mas encontrei pouco conteúdo a respeito do ofício do terapeuta holístico. Foi assim que nasceram estas páginas, num esforço por definir critérios básicos que me permitissem realizar meu trabalho de forma ética. São estas reflexões que agora gostaria de compartilhar com o leitor.

Entendo por terapeuta aquele que acompanha o outro em seu processo de cura, através da aplicação de certas técnicas que permitem atingir um estado maior de bem-estar.

Os terapeutas, sejam holísticos ou de outra classe, compartilham o desafio de trabalhar com o outro. E, ainda, de ajudá-lo a atingir a cura — ou, pelo menos, reduzir o sofrimento.

Porém a cura não é algo que o terapeuta fornece ao paciente, e sim um produto da relação entre ambos. Tanto o terapeuta quanto o paciente devem aportar um ingrediente significativo para que a cura possa acontecer.

O aporte do paciente é fundamental no processo terapêutico: não há cura sem sua contribuição. Por conta disso, ao invés da palavra paciente — que implica passividade — eu prefiro a palavra agente, que dá conta da participação ativa da pessoa em seu processo de cura (BOSIA, 2018).

O agente participa aportando seu inconsciente e seu consciente. Isso implica, necessariamente, estar disposto a enxergar o que não vê em si e, também, aquelas partes que lhe dão vergonha. O terapeuta aporta suas técnicas e, dentre elas, uma escuta ativa para procurar "pescar" as contradições entre o consciente e o inconsciente.

Entendemos por holística uma abordagem que observa o agente de um ponto de vista integral[1], no sentido de que compreende que o ser humano, ao fazer parte do Cosmos, encontra-se influenciado por este.

Nesse sentido, o ser humano não é uma máquina feita de partes. É um todo imerso no todo. Diferentemente de outros olhares que focam unicamente o aspecto físico ou mental, as abordagens holísticas observam o agente de forma completa, incluindo todos os aspectos que o constituem. O emocional, o físico, o mental e o cósmico não são aspectos completamente independentes, mas profundamente vinculados.

A jornada em que embarcamos está dividida em três partes que eu considero como os eixos fundamentais do nosso trabalho.

A primeira reflete sobre as implicações de se trabalhar com uma abordagem holística. Especificamente o Cosmos e a possibilidade de interagir com ele através da interpretação de símbolos que contêm arquétipos universais.

Entendemos por Cosmos tudo aquilo que tem existência, existiu ou virá a existir. Essa totalidade não é aleatória. Tem uma ordem e, nesse sentido, é possível dizer que é harmônica.

O Cosmos tem qualidades essenciais através das quais se estrutura tudo o que existe. Do ponto de vista da astrologia, a roda zodiacal simboliza o Cosmos, e os signos, as suas qualidades. Estas qualidades contêm significados universais — ou arquétipos — que transcendem o espaço-tempo. Ou seja, é possível encontrar a sua manifestação em qualquer momento e lugar.

Esta perspectiva do Cosmos tem se perdido no Ocidente desde o surgimento do capitalismo. Hoje, assistimos a uma revalorização dessa visão, porém, será preciso trabalhar para desconstruir o que estamos acostumados.

---

1 Por isso alguns preferem o termo "terapias integrativas".

Quando o espiritual passou a ser monopólio de Deus, foi imposta uma visão antropocentrista, patriarcal e racista do Cosmos. Em vez de considerá-lo como um organismo vivo do qual somos parte, passa-se a acreditar na existência de um homem de barba branca que, onisciente e todo-poderoso, nos observa e nos julga se ousarmos trair a moral hegemônica.

Por conta disso, atualmente, é possível ver muitas pessoas pedindo que o tarô lhes fale exatamente o que vai a acontecer ou o que devem fazer. E o que é pior, muitos líderes espirituais se aproveitam desse viés para impor um dogma.

Além disso, a visão hegemônica do Ocidente é a cartesiana — considera o corpo humano uma máquina e dá validade unicamente àquilo que pode ser medido empiricamente. Talvez, por isso, muitas pessoas hoje em dia procuram encaixar o Cosmos num método científico.

No meu ponto de vista, esse tipo de olhar incentiva o atual negacionismo científico e, ao mesmo tempo, contribui para a ideia de que o Cosmos pode ser interpretado de forma literal e determinista o que, ao final das contas, impede que possamos realmente compreendê-lo.

Irei primeiro refletir sobre essas questões para depois me adentrar nas terapias holísticas como um ofício *sui generis*, com as suas próprias regras. A arte de interpretar símbolos que contêm significados universais: as qualidades do Cosmos.

Na segunda parte do livro, refletiremos sobre o ego, ou seja, os condicionamentos culturais que carregamos como resultado da nossa interação social. Qual é o objetivo dessa arte que busca interpretar significados universais? Ajudar o outro a poder distinguir entre o que provém do Cosmos — e é, portanto, atemporal, infinito e imutável — do que provém da sociedade — temporal, finito e mutável.

O mapa astral pode ser entendido como um "carimbo cósmico", já que expressa qualidades nossas prévias a qualquer aprendizagem social, definidas no momento do nascimento. Compreender o mapa pode ser uma forma de validar características da alma, mesmo que estas não correspondam àquilo que a família e a sociedade demandam de nós.

Nesse sentido, os símbolos do Cosmos podem ser uma forma de libertar a alma que estiver presa aos condicionamentos sociais.

Porém esse processo não é tão simples, dado que o terapeuta também tem seu próprio ego: sua personalidade também se encontra socialmente construída. E, por isso, a sua visão do mundo também tem o viés do tempo histórico a qual pertence.

Visões como o "sagrado feminino", que falam a respeito de características universais que uma pessoa supostamente tem pelo fato de ter nascido com útero, serve como exemplo de quão fácil é naturalizar narrativas sociais, como aquelas que correspondem ao patriarcado, e fazê-las passar por significados universais, quando são, na verdade, apenas construções sociais. E, enquanto as primeiras são imutáveis, as segundas são passíveis de mudança.

A nossa identidade não se encontra definida por características biológicas. Somos condicionados por construções sociais que podem ser desconstruídas. Essa compreensão é fundamental porque nos dá a liberdade de escolher como queremos viver.

Porém se o terapeuta não se encontra num profundo e permanente questionamento a respeito da normatividade hegemônica, pode, ao invés de ajudar o consulente a se libertar de suas amarras culturais, confinar o agente às normas de sua época. E se qualquer terapeuta se encontra sujeito a isso, no caso do terapeuta holístico há um agravante: a apresentação da sua visão normativa como se fosse um mandato divino.

Por isso, na segunda parte gostaria de trazer alguns conceitos de sociologia que podem nos ajudar a compreender como a nossa identidade é socialmente construída — e, consequentemente, como pode também ser desconstruída.

Finalmente, refletiremos a respeito da vocação do terapeuta. Há astrólogos que se dedicam especificamente à pesquisa. Mas há aqueles que escolhem trabalhar com um outro, e encontram-se — pelo menos durante a consulta — exercendo o ofício de terapeuta.

O Cosmos e a cultura têm deixado marcas no nosso inconsciente, e por isso a pessoa decide se consultar com um terapeuta. Se tivesse total consciência do debate interno no qual aquelas demandas conflitantes se encontram, a consulta não seria necessária. O trabalho do terapeuta é ajudar esse outro a enxergar aquelas partes inacessíveis de si mesmo, porque são inconscientes.

Se procuramos criar um diálogo saudável entre suas partes internas, é necessário criar um espaço favorável para que essa comunicação possa ter lugar. E isso não depende só do conhecimento sobre as artes simbólicas, mas também a respeito do espaço terapêutico, que deve ser um lugar seguro para que o agente possa mostrar partes de si mesmo que não compartilha fora do consultório.

Além disso, depende de que o terapeuta possa ocupar uma postura adequada, diferente de um amigo ou colega. Este precisa, inclusive, suspender o exercício de outros papéis que exerce fora do consultório para se situar na singular postura de terapeuta.

Por isso, ele não precisa ser um exemplo de vida, muito menos indicar ao agente o que deve fazer, nem como deve viver (como o faria um amigo ou um guru "iluminado"). O que faz o terapeuta ajudar o outro a enxergar o que não vê em si é justamente ocupar o lugar de terapeuta naquele vínculo.

Os significados universais e os mandatos culturais emergem durante a consulta no discurso do agente. Ser terapeuta implica se dispor a escutar o que o agente fala conscientemente e, ainda, o que o seu inconsciente deixa entrever. Ele não conseguirá fazer isso caso esteja, por exemplo, demasiadamente ocupado procurando "encaixar" rótulos maniqueístas ou, ainda, entregando "soluções mágicas" para seus problemas.

Talvez o maior desafio do terapeuta seja gerenciar o singular vínculo que se estabelece entre terapeuta e agente. Nos ouvidos do agente, a palavra do terapeuta está carregada de autoridade e afetos. Ao mesmo tempo, as palavras do agente afetam o terapeuta, que também tem inconsciente e pode não notar esse efeito. Caso não tenha cuidado, pode acabar priorizando as suas necessidades inconscientes em vez de colocar em primeiro lugar a cura do agente.

Interpretar símbolos é uma arte *sui generis*, mas ajudar o outro no seu processo de cura é tão *sui generis* quanto. Por isso, na última parte, gostaria de refletir sobre as particularidades do vínculo terapêutico através de alguns conceitos de psicologia.

O ser humano é um mistério e o terapeuta é um detetive dedicado a desvendá-lo. Algumas pistas se encontram depositadas no tempo do relógio. E outras, num tempo fora do tempo, no tempo do Cosmos.

Espero que estas páginas sirvam ao leitor para refletir a respeito de um ofício tão desafiador quanto mágico: o ofício de ser um detetive do tempo.

PARTE I O FOGO DO ENTUSIASMO

CAPÍTULO 1

DESAFIOS DE UMA BRUXA PÓS-MODERNA

Há um elefante na sala. E, para tentar disfarçar, procuramos encaixar o holístico dentro da ciência. Qualquer coisa é melhor do que ser associado à ideia de espiritualidade que percorre o senso comum no Ocidente.

Não é possível compreender as artes simbólicas se internamente estamos evitando certos conceitos. Por isso, precisamos conversar com este *bendito* elefante.

O BENDITO ELEFANTE

Chegou a hora de falar daquela palavrinha que, com apenas quatro letras, já foi o centro de conflitos bélicos e de veneração mais absoluta. A qual, ao longo da história, tem sido usada para justificar os atos mais horrendos dos quais o ser humano é capaz: Deus.

O cristianismo — assim como outras religiões monoteístas — descreve um Deus feito à imagem e semelhança do homem. Essa ideia corresponde a um olhar antropocêntrico do Cosmos. Ou seja, na hora de descrevê-lo, se imagina um ser parecido a um ser humano. Alguém que pensa e age como nós — mata, fala, manda embora os filhos do paraíso etc. —, com a diferença de que é onisciente e todo-poderoso.

Frases como "fale com Deus" me fazem imaginar que tem uma pessoa lá em cima esperando que toque o telefone. Se esse olhar a respeito do Cosmos mais parece um conto infantil, é porque gera algumas contradições (BOSIA, 2018) difíceis de conciliar: se Deus é todo-poderoso e onisciente, por que não age frente à injustiça?

A pintura de Michelangelo *A Criação de Adão* ilustra essa imagem de Deus como um ser humano de barba branca, que toca a mão de Adão.

Essa narrativa, além de ser antropocentrista, constrói um olhar específico a respeito do mundo. Se observarmos a imagem de Deus no quadro de Michelangelo, veremos que Deus é ilustrado como um ser humano, mas não qualquer ser humano: é um homem branco. O Todo-Poderoso não foi feito à imagem e semelhança de todos seus filhos, mas apenas de alguns. Aqueles que, justamente, têm mais privilégios na nossa sociedade.

Na mesma época em que Michelangelo desenha um Deus homem, branco e europeu, os povos indígenas, os povos africanos e as bruxas[2] foram demonizados.

Para que o capitalismo, o sistema no qual estamos inseridos hoje, possa existir, foi necessário um estágio prévio que possibilitou as condições de produção[3]. Como explica a filósofa Silvia Federici, foram três processos simultâneos: a colonização da América, o processo de escravização da população africana e a subjugação das mulheres ao trabalho reprodutivo (FEDERICI, 2017).

É aí que essa ideia do homem de barba branca se faz hegemônica no Ocidente. Até aquele momento, porém, não era o olhar predominante. Grande parte da população europeia acreditava no Cosmos como um organismo vivo no qual o ser humano também está inserido e que, portanto, exerce influência sobre nós. Os europeus também consideravam que era possível interpretar os seus sinais.

Inclusive, esta cosmovisão pode ser encontrada nas tradições orientais, na sabedoria das comunidades indígenas e nas religiões de matriz africana. De fato, pode ser observada em todas as sociedades pré-capitalistas (FEDERICI, 2017).

---

2 Silvia Federici pesquisa a respeito da mudança do símbolo do demônio e como este começa a se vincular a essas novas categorias. Ver: FEDERICI, Silvia. *Calibã e a Bruxa:* mulheres, corpo e acumulação primitiva. São Paulo: Editora Elefante, 2017.

3 A esse processo, Karl Marx dá o nome de "acumulação primitiva do capital". Ver: MARX, Karl. *O capital.* São Paulo: Editora Veneta, 2014.

AS BRUXAS

Durante os séculos XVI e XVII, a Europa atravessava uma crise demográfica e econômica e era preciso aumentar a mão de obra disponível. Isso significaria que as mulheres deveriam se dedicar exclusivamente ao trabalho reprodutivo (cuidar dos filhos, do lar, do marido) para aumentar as taxas de natalidade.

Porém até aquele momento, as mulheres tinham poder sobre seu corpo, sua sexualidade e seus recursos financeiros. E, portanto, gozavam de uma autonomia que lhe permitia escolher como viver.

Nessa época surgiu os conceitos de feminilidade e domesticabilidade, que construíram a ideia de uma mulher "feita" para o lar. E, ao mesmo tempo, também foi construída a ideia daquelas que não se encaixavam nesse padrão. Foi o começo da demonização das bruxas.

Dentro da categoria de bruxa estavam incluídas as parteiras e curandeiras (que tinham controle sobre a procriação), aquelas que trabalhavam (FEDERICI, 2017) e tinham autonomia financeira, as mulheres que viviam uma sexualidade para fins não procriativos (solteiras, viúvas, mulheres pós-menopáusicas e de "má reputação") e, inclusive, aquelas que não tinham uma atitude submissa, que respondiam ou discutiam. Assim Silvia Federici descreve as bruxas:

> Todavia, a bruxa não era só a parteira, a mulher que evitava a maternidade, ou a mendiga que, a duras penas, ganhava a vida roubando um pouco de lenha ou de manteiga de seus vizinhos. Também era a mulher libertina e promíscua — a prostituta ou a adúltera e, em geral, a mulher que praticava sua sexualidade fora dos vínculos do casamento e da procriação. Por isso, nos julgamentos por bruxaria, a "má reputação" era prova da culpa. A bruxa era também a mulher rebelde que respondia, discutia, insultava e não chorava sob tortura. (FEDERICI, 2017, p. 331-332)

A Igreja Católica começa a perseguir os hereges em geral (práticas como a sodomia se tornam demoníacas e viram motivo de perseguição) e as bruxas em especial.

A "caça às bruxas", responsável pela tortura e morte de centenas de milhares de mulheres, foi um efetivo dispositivo de controle, num contexto em que apenas o fato de um vizinho denunciar por vê-la "voando" podia bastar para acabar na fogueira. As mulheres se viram subjugadas ao trabalho reprodutivo e à repressão da sexualidade. Qualquer comportamento que subvertesse essa ordem era motivo de perseguição. Muitas mulheres viram suas amigas e vizinhas serem sadicamente torturadas em público (FEDERICI, 2017). Federici diz a esse respeito:

> A caça às bruxas foi, portanto, uma guerra contra as mulheres; foi uma tentativa coordenada de degradá-las, demonizá-las e destruir seu poder social. Ao mesmo tempo, foi precisamente nas câmaras de tortura e nas fogueiras, nas quais as bruxas morreram, onde se forjaram os ideais burgueses de feminilidade e domesticidade. (FEDERICI, 2017, p. 334)

O CORPO MÁQUINA

Ao mesmo tempo, os homens iriam se dedicar ao trabalho remunerado. Porém seria preciso que se adaptassem a uma nova forma de produção. Antes, muitos trabalhavam em suas terras, respeitando os horários da natureza (o nascer e o pôr do sol, as estações e os ciclos da lua). Agora, teriam que trabalhar longas horas nas fábricas das cidades[4].

---

[4] Parte desse processo inclui a expropriação das terras dos pequenos proprietários. Ver: MARX, Karl. *O capital*. São Paulo: Editora Veneta, 2014.

Isso implica, dentre outras coisas, a necessidade de ter outra relação com o próprio corpo para, por exemplo, lidar com o cansaço após 16 horas de trabalho manual. Porém como explica Federici, naquela época era predominante uma visão mágica do mundo:

> O substrato mágico formava parte de uma concepção animista da natureza que não admitia nenhuma separação entre a matéria e o espírito, e deste modo imaginava o Cosmos como um organismo vivo, povoado de forças ocultas, de onde cada elemento estava em relação "favorável" com o resto. De acordo com esta perspectiva, na qual a natureza era vista como um universo de signos e sinais marcados por afinidades invisíveis que tinham que ser decifradas (Foucault, 1970, p. 267), cada elemento — as ervas, as plantas, os metais e a maior parte do corpo humano — escondia virtudes e poderes que lhe eram peculiares. É por isso que existia uma variedade de práticas desenhadas para se apropriar dos segredos da natureza e torcer seus poderes de acordo com a vontade humana. Desde a quiromancia até a adivinhação, desde o uso de feitiços até a cura receptiva, a magia abria uma grande quantidade de possibilidades. (FEDERICI, 2017, p. 261)

Aquele olhar holístico a respeito do corpo humano era incompatível com a disciplina do trabalho capitalista (FEDERICI, 2017). Antes as pessoas trabalhavam nos dias que eram favoráveis segundo os sinais cósmicos. Agora, no modelo capitalista, era preciso um trabalhador disposto a trabalhar todos os dias, por muitas horas, de forma insalubre[5].

---

[5] Inclusive, a relação com a natureza precisava mudar, de um olhar holístico que se vincula com a natureza como um organismo vivo (respeitando os ciclos da lua para colher) a outro que a considera unicamente matéria-prima.

Nesse momento, cria-se o conceito do corpo como uma máquina feita de peças. O filósofo Descartes — cuja teoria dá origem a ciência — define o corpo nesses termos:

> Na filosofia mecanicista se descreve o corpo por analogia com a máquina, com frequência colocando a ênfase em sua inércia. O corpo é concebido como matéria bruta, completamente divorciada de qualquer qualidade racional: não sabe, não deseja, não sente. O corpo é puramente uma "coleção de membros" disse Descartes no seu Discurso do método de 1634 (1973, v. I, p. 152). (FEDERICI, 2017, p. 250-251)

E, ao mesmo tempo, demonizavam as bruxas que eram as curandeiras, as feiticeiras, as que praticavam a quiromancia e as adivinhas. As mulheres sábias, com conhecimento empírico a respeito de plantas, foram queimadas na fogueira, e, com elas, o poder que a mulher tinha do próprio corpo.

Para Federici, o resultado é a perda de uma visão orgânica do corpo humano: "O corpo está divorciado da pessoa, está literalmente desumanizado. "Não sou este corpo", insiste Descartes ao longo de suas Meditações (1641)" (FEDERICI, 2017, p. 254).

A cura do corpo físico passa a ser monopolizada pelo doutor. E a área espiritual, pela Igreja Católica.

CIÊNCIA OU NADA

Posteriormente, uma vez que o capitalismo decola, a ciência ganha cada vez mais relevância e se põe a serviço da tecnologia industrial. A instituição católica perde poder, uma vez que a visão do mundo mágico tem sido neutralizada e que o conhecimento passa a ser monopólio da ciência.

A partir daí, tanto o corpo quanto a natureza são objetos a serem estudados, medidos, otimizados e conquistados, tudo em prol da produtividade. Nas palavras de Federici:

> Assim como a natureza, reduzida à "Grande Máquina" pode ser conquistada e (segundo as palavras de Bacon) "penetrada em todos seus segredos", da mesma maneira o corpo, esvaziado de suas forças ocultas, pode ser "capturado em um sistema de sujeição", onde seu comportamento pode ser calculado, organizado, pensado tecnicamente e "investido de relações de poder". (FOUCAULT apud FEDERICI, 2017, p. 253)

E o espiritual, o que não pode ser mensurado como a matéria, passa a ser considerado uma superstição, uma bobeira, uma amostra de ignorância. O professor de filosofia e astrólogo Jorge Bosia reflete sobre o assunto no seguinte parágrafo:

> Para poder organizar o mundo na forma de polaridades que assegurem a claridade e a distinção, Descartes e seus seguidores tiveram que estabelecer o programa da quantificação completa do mundo, pois somente o quantificado pode levar a duas instâncias irredutíveis. Com esse programa em vista, os cartesianos reduziram o Cosmos ao Universo, e tentaram submergir o zodíaco e outros instrumentos nas águas tempestuosas do obscurantismo. O apego à lógica binária de exclusão acompanhou o desenvolvimento de um modo de vida baseado na competição — o capitalismo —, um regime que mal consegue organizar e com sérios perigos de fato, nosso componente mamífero, mas sem superá-lo em direção ao desenvolvimento do potencial humano que possuímos. (BOSIA, 2018, p. 23; tradução livre)

A partir daí, qualquer fenômeno vinculado ao espiritual é desestimulado e o monopólio do conhecimento passa para as mãos da ciência. Na modernidade, sobretudo no Ocidente, o pensamento científico é considerado o único com validade. E a religião passa a ser observada como simples superstição. Tudo o que não pode ter comprovação científica, como os fenômenos espirituais, passa a ser visto como uma superstição fantasiosa.

Num determinado momento, desistimos por completo da ideia do Cosmos porque não temos provas científicas a respeito. Jung resumiu isso muito bem já na década de 1960:

> O homem moderno afirma que pode perfeitamente passar sem eles, e defende esta opinião argumentando que não existe nenhuma prova científica da sua autenticidade. Mas em muitos momentos lamenta-se por ter perdido suas convicções. No entanto, se estamos tratando de coisas invisíveis e desconhecidas (pois Deus está além do entendimento humano e não temos meios de provar a existência da imortalidade), por que exigimos provas e evidências? Mesmo que o raciocínio lógico não confirmasse a necessidade de sal na comida, ainda assim tiraríamos proveito de seu uso. (JUNG, 2008, p. 87)

Porém como diz o autor, "o papel dos símbolos religiosos é dar significação à vida do homem" (JUNG, 2008, p. 89). Sem estes o homem moderno se tornou um "pobre diabo" que passa a vida acreditando que a sua existência carece de um significado: "É a consciência de que a vida tem uma significação mais ampla que eleva o homem acima do simples mecanismo de ganhar e gastar" (JUNG, 2008, p. 89).

OH, MEU DEUS!

A visão de um Cosmos como um organismo vivo, que é possível interpretar através de sinais e com o qual é possível interagir, é algo que pode ser observado em todas as sociedades pré-capitalistas (FEDERICI, 2017). Assim como aquele olhar sobre o corpo e a natureza, como parte desse Cosmos e, portanto, em permanente interação com este.

As religiões de matriz Oriental (como o hinduísmo e o budismo) e aquelas de matriz afro-brasileira e indígena (que resistem até hoje à intolerância religiosa no Brasil) mantêm um contato com uma sabedoria ancestral e, portanto, com aquela cosmovisão pré-capitalista.

No Ocidente, porém, houve uma ruptura: daquela visão do Cosmos — que defendia as bruxas —, passou-se a um olhar antropocêntrico do Cosmos, e depois, a um olhar mecanicista.

Do Cosmos como um organismo vivo, passamos a pensá-lo como um homem de barba branca, para posteriormente considerá-lo uma mera superstição.

A ideia predominante no senso comum continua sendo a cartesiana (que herdamos de Descartes) de que só tem valor o que pode ser mensurado, dividido, classificado e cortado em pedaços. Esse é o atual parâmetro de conquista intelectual: o ser humano dominando um objeto de estudo, descobrindo seus mistérios até o último dos segredos, controlando-o.

Porém quando o homem moderno se encontra num dilema que nem a ciência resolve, ele olha para o céu. Até os ateus dizem "oh, meu Deus!", seja em português, em inglês ou espanhol. Nos momentos de maior incerteza e aflição, é para aquele cara que muitos gostariam de poder ligar, mesmo tendo aprendido também que aquilo não passa de superstição.

Atualmente, presenciamos uma revalorização da visão mágica do mundo: estamos procurando recuperar a visão do Cosmos como aquela que tinham as bruxas e que tem muitas tradições orientais, indígenas e de matriz africana.

A meu ver, temos sérias dificuldades para realmente compreender o Cosmos desde aquele olhar pré-capitalista. O capitalismo vem há centenas de anos tecendo nossa visão do mundo e mora inclusive nos lugares mais recônditos do inconsciente.

No Ocidente acabamos pendulando entre o antropocentrismo e o mecanicismo. Ou seja, nos encontramos procurando reversões pós-modernas do cara de barba branca ou então nos pegamos tentando converter o Cosmos numa ciência. E é justamente isso o que nos impede de ter uma real compreensão.

O OLHAR SUBJETIVO

Finalmente, queria falar brevemente a respeito de um outro ponto de vista. Quando faço um curso de tarô, pergunto aos alunos a opinião deles a respeito desses temas. Aqueles que intuem que não é um homem de barba branca nem uma ciência dizem timidamente que é algo subjetivo.

Esse ponto de vista é curioso porque essas pessoas consideram que o Cosmos tem uma entidade para emitir uma mensagem. Ou seja, para elas o fato de determinada carta aparecer numa tiragem, ao invés de outra, é produto da interação do Cosmos e não de mera coincidência ou sugestão. Só que, ao mesmo tempo, na hora de interpretar aquela mensagem, não dão relevância ao significado *per se*, apenas consideram que o conteúdo da carta é tão relativo quanto sua subjetividade mandar. De acordo com eles, o arcano A Justiça pode ser interpretado como justiça, mas também como algo totalmente diferente.

Segundo esse olhar, interpretar uma carta de tarô depende exclusivamente do olhar do tarólogo. Essa grande contradição também é produto de questões históricas. Nas sociedades pós-modernas como a nossa, há um aumento do sentimento de individualismo. E dá-se mais importância à interpretação subjetiva do que ao conteúdo, que muitas vezes não é visto como algo determinado. E, talvez por isso, ao invés de aceitar que o Cosmos tem uma mensagem *per se*, acabamos "usando" o Cosmos para dar mais valor à nossa opinião pessoal.

Quem defende essa postura, porém, diz que não se trata de opinião pessoal, mas de uma intuição que recebe do Cosmos. Há, inclusive, muitos cursos de tarô que ensinam a interpretar cada carta em função do que o tarólogo esteja intuindo naquele momento.

O uso da palavra *intuição* gera algumas confusões porque, como iremos ver mais à frente, a intuição é uma forma de receber mensagens do Cosmos. Por exemplo, eu tenho a intuição de que devo ligar para um amigo com quem não falo há anos. Quando ligo para ele, descubro que ele está atravessando uma situação difícil e, de fato, precisava conversar comigo a respeito.

Porém é sempre difícil diferenciar o que é intuição do que são as nossas associações pessoais. Se durante uma tiragem o tarólogo deduz de alguma fala que o consulente deveria se separar, dado que se encontra numa relação que o tarólogo considera inapropriada, ele pode muito bem achar que aquilo é uma intuição, quando se trata apenas da mais pura opinião do tarólogo.

Esse olhar — que não está restrito ao tarô — tem consequências éticas que devemos considerar: quem o defende está assumindo que o significado que o consulente está procurando não emerge do tarô, e sim da opinião do tarólogo. O tarô passa a ser uma desculpa para que o tarólogo expresse suas considerações morais a respeito de um assunto, com o agravante de que algo pessoal é apresentado ao agente como se fosse uma orientação cósmica.

Adicionalmente, esse tipo de olhar também nos impede de realmente compreender as artes simbólicas — como o tarô ou o zodíaco — e poder interpretar os símbolos que esses sistemas contêm.

O terapeuta pode prescindir de usar sistemas simbólicos, mas caso escolha usá-los é importante interpretá-los como tal: um conjunto de arquétipos que tem um significado singular.

Interpretar cada arcano simplesmente fazendo associações pessoais, sejam estas intuitivas ou de outro tipo, implica negar também que cada arcano tem uma mensagem *per se*.

Entramos então numa lógica relativista, a que cada arcano significa o que o tarólogo imagina. E, na verdade, além de ser perigoso eticamente, é também incorreto se considerarmos que os símbolos que interpretamos não variam de acordo com o tarólogo que abre o baralho.

O arcano O Imperador tem sempre o mesmo significado, independentemente de quem leia a carta. Se um tarólogo interpreta essa carta como "criatividade", ele simplesmente está fazendo uma interpretação errônea do arcano, porque esse significado não é atribuído a esse símbolo.

Essa confusão tem a ver com características da sociedade pós-moderna em que há um culto ao narcisismo. E a verdade é que quando nos aproximamos das artes simbólicas, se o fazemos de forma adequada, nos permitimos deixar uma visão de mundo individualista e aceitar que há uma sabedoria maior do que aquela que se pode atingir individualmente.

Se queremos receber mensagens de algo maior que nós, temos então que partir para aceitar que as mensagens dessa entidade podem diferir da nossa opinião. Ou seja, para interpretar mensagens do Cosmos, é necessário aceitar que há uma entidade que emite as suas próprias mensagens, nem sempre de acordo com o nosso ponto de vista.

Se as mensagens do Cosmos sempre coincidem com a nossa subjetividade, que sentido teria abrir um tarô? Se o fazemos é justamente porque reconhecemos que em certos momentos necessitamos de uma orientação, porque, sozinhos, não conseguimos resolver uma situação.

CONCLUSÃO

Há três pontos de vista, produtos de processos históricos, que nos impedem de compreender as artes simbólicas como tais.

A ideia de um homem de barba branca. Isto é, o Cosmos como um ser com características humanas que pode nos dizer o que fazer ou o que vai acontecer.

O resíduo que Descartes deixou na nossa cosmovisão nos leva a acreditar que tudo pode ser medido cientificamente.

E, finalmente, o olhar pós-moderno que interpreta as mensagens do Cosmos de forma subjetiva e, portanto, relativa.

A arte de interpretar mensagens do Cosmos é uma disciplina *sui generis*, que não responde a nenhuma dessas três opções e tem suas próprias regras de funcionamento. Iremos refletir sobre isso nos próximos capítulos.

CAPÍTULO 2
ANDAR COM FÉ

Andá com fé eu vou
Que a fé não costuma faiá
Gilberto Gil

Neste capítulo, gostaria de compartilhar tanto a minha vivência do encontro com o Cosmos como a forma como compreendo essa experiência na atualidade. Porém percorri uma longa jornada para dar sentido àquelas experiências de criança como o faço hoje. Foi preciso primeiro compreender a diferença entre fé e dogma.

O SENTIMENTO

Aos 6 ou 7 anos eu costumava rezar. Não lembro exatamente da prece, mas tenho uma memória nítida do que eu sentia naquele momento.

Um sentimento único, diferente de qualquer outro que já conheci. Era algo que se sentia até no corpo, parecido com um abraço cálido, como se um fogo me envolvesse por completo. Se eu tivesse que descrevê-lo, diria que estava preenchida de entusiasmo.

Naquele momento me acompanhava também uma profunda certeza de que existe algo maior do que nós. Aquela convicção provinha da própria experiência, de sentir aquela presença.

Aquele sentimento era tão forte e tão gratificante que eu queria vivê-lo mais vezes. Por isso usava o dinheiro do lanche para comprar santinhos que uma freira vendia no pátio da escola. Toda a situação envolvia uma certa magia para mim. Eu esperava ansiosa o recreio para ir correndo até aquela velha vitrine de cristal e, só de olhar as imagens, voltava a me preencher de entusiasmo.

A minha mãe se incomodava bastante com aquilo. Ela achava que a freira se aproveitava das crianças trocando o dinheiro do lanche por um pedaço de papel. Durante a minha infância a ouvi muitas vezes falar arrependida: Por que te mandei para essa escola?

Eu frequentei uma instituição católica do jardim da infância até a graduação do ensino secundário. A minha avó estudou na mesma escola, mas foi expulsa com 7 anos quando jogou um tinteiro na cabeça de uma freira. Mesmo assim, ela mandou minha mãe para a mesma escola, e, depois, fui para lá também. Três gerações de mulheres insistindo numa instituição na qual claramente não se encaixavam.

Mesmo assim tenho gratidão por essa experiência que me proporcionou um encontro tanto com a fé como com o dogma. As duas experiências foram importantes: a da fé, para poder abraçá-la, e a do dogma, para poder rejeitá-lo.

Lá a criança começou a conversar com o Cosmos. E foi lá também que a adolescente brigou com tudo o que Deus simbolizava e decidiu estudar Sociologia. Mas se a adulta ateia voltou a se encontrar com a fé, foi pela reminiscência desse sentimento que viveu na infância.

O que ficou guardado na minha memória não foi um grande milagre, nem uma revelação. A única coisa que lembrava — e até tinha saudades — era daquele abraço cálido, aquela experiência de união com a totalidade. E foi exatamente isso o que me fez procurar a fé novamente.

A fé é um sentimento, assim como o amor. Não são sinônimos, mas dois sentimentos singulares. Porém se têm algo em comum é que ambos são igualmente pulsantes e gratificantes.

Por isso, o que acontece com a fé é que uma vez que vivemos esse sentimento, queremos vivê-lo mais vezes. Da mesma forma como quem ama, anda pela vida procurando amar.

Inclusive hoje, que vivo a fé todos os dias, o mais importante continua sendo a mesma coisa: o fogo do entusiasmo que se acende dentro de mim e que, apenas pelo fato de senti-lo alguns segundos, muda o meu dia por completo. Bosia descreve esse sentimento da seguinte maneira: "E que o termo 'entusiasmo' significa '(ter) o divino dentro'. Traduzindo-o em um sentido evolutivo: sentir uma abertura com relação ao nível superior" (BOSIA, 2018, p. 315; tradução livre).

Para o psiquiatra Carl G. Jung, esse desejo de ir ao encontro com o transcendente é uma predisposição inata da espécie humana.

> Enquanto Freud via nessa tendência religiosa simples sublimação da libido sexual, Jung via no impulso do homem para o significado transcendente um instinto *sui generis* da psique humana — como uma predisposição inata da espécie humana —, força criativa mais coativa até do que o anseio da procriação física. (NICHOLS, 1988, p. 127)

O amor é intrínseco ao ser humano e, portanto, um sentimento universal. Com a fé é a mesma coisa, pois todos podemos experimentá-la. E, para vivê-la, não é preciso aceitar as crenças dogmáticas que usualmente nos fazem engolir junto com aquele sentimento. Bosia explica a diferença entre fé e dogma da seguinte forma:

> O sentimento que nos permite lançar-nos a toda viagem na ideia de que lá, acima e adiante, há algo melhor, é o que denominamos fé, e está conectado com aquele outro sentimento que chamamos entusiasmo. A fé é um sentimento muito peculiar e costuma ser muito pouco compreendido. Geralmente, é confundido com a simples crença. Prefiro chamar crença ao movimento tão habitual de agarrar-se, ante as ansiedades do medo e a angústia, a uma suposta tábua de salvação a que nos seguramos para mergulhar no desespero. (BOSIA, 2018, p. 311; tradução livre)

A experiência da fé fornece um sentimento, mas não é possível extrair dados científicos que confirmem as nossas crenças.

Quando estamos experimentando o divino, não temos dúvida alguma de sua existência. Temos total certeza de que há algo maior. Como não iríamos tê-la, se o estamos vivendo neste exato momento, se o divino está nos preenchendo?

Ao mesmo tempo, essa certeza está vinculada unicamente à experiência. Não há fatos que possamos apresentar como evidência. Por isso, como explica Bosia, a fé é uma aposta sem garantias:

> Por sua vez, a fé é uma aposta; é, portanto, uma jogada arriscada. A fé não supõe nenhuma garantia, de outra forma não seria necessária, tampouco se apoia em nada, carece de fundamento; sua operação é como o lançamento da flecha que sai disparada anelante de altura. (BOSIA, 2018, p. 312; tradução livre)

As pessoas que têm fé no divino estão convencidas de que ele existe. E quando alguém é cético, elas respondem: Você precisa ter fé. Ou seja, para viver a fé você precisa acreditar na possibilidade da existência do divino e se jogar na experiência até vivê-la. O interessante da fé é que não fornece certezas. A condição para viver a experiência divina é dar um pulo sem garantias. Senão, qual seria o sentido da fé?

A CONVERSA

Outra memória que tenho da época de criança é a de uma certa conversa com o Cosmos. Mas não um diálogo como aquele que tinha com a minha mãe quando eu perguntava: "Cadê a minha mochila?", e ela respondia: "Você esqueceu outra vez na escola!".

Tratava-se, por exemplo, de ver uma imagem enquanto eu rezava de olhos fechados e vê-la mais tarde na televisão. Ou ainda ver novamente aquela imagem na parede do consultório médico, onde tinham me levado aquele dia.

A conversa — a que me refiro metaforicamente — é um conjunto de coincidências significativas que se expressa através de símbolos: imagens ou palavras que se repetem, e que, de alguma forma, pareciam estar falando comigo.

Eu nunca recebi um comando a respeito do que eu deveria fazer. Muito menos uma sentença profética a respeito do que iria acontecer. Felizmente essa conversa não funciona dessa forma. Porque se assim fosse, eu não teria me tornado uma pessoa autônoma.

Se o Cosmos comunicasse imperativos que nos interpelam a agir de certa forma, não aprenderíamos a ser responsáveis pelas nossas escolhas. E, ainda por cima, se fosse possível saber o que vai acontecer amanhã, então o nosso destino já estaria fadado a acontecer e, portanto, não teríamos livre-arbítrio.

Se muitos se referem ao Cosmos como um encontro com o sutil é porque, de fato, se apresenta dessa forma. E a verdade é que isso é suficiente: quem vive a fé todos os dias recebe a maravilhosa dádiva de encher seu dia com o fogo do entusiasmo. Quem observa as pequenas coincidências através das quais o Cosmos se comunica, vive um cotidiano preenchido de centelhas mágicas.

Recentemente eu estava me preparando para dar uma aula de tarô e, quando peguei o baralho para colocar na mesa, uma carta caiu e eu me vi olhando de frente para a imagem. Quando a aula terminou, fiquei sabendo que uma pessoa da minha família estava atravessando uma situação difícil a respeito da qual não se podia fazer nada além de esperar.

Entrei num estado de grande ansiedade, com vontade de resolver e, ao mesmo tempo, frustrada porque não tinha nada a ser feito. Coincidentemente, essa é a mensagem do arcano O Enforcado, a única carta que virou de um baralho com 78 opções.

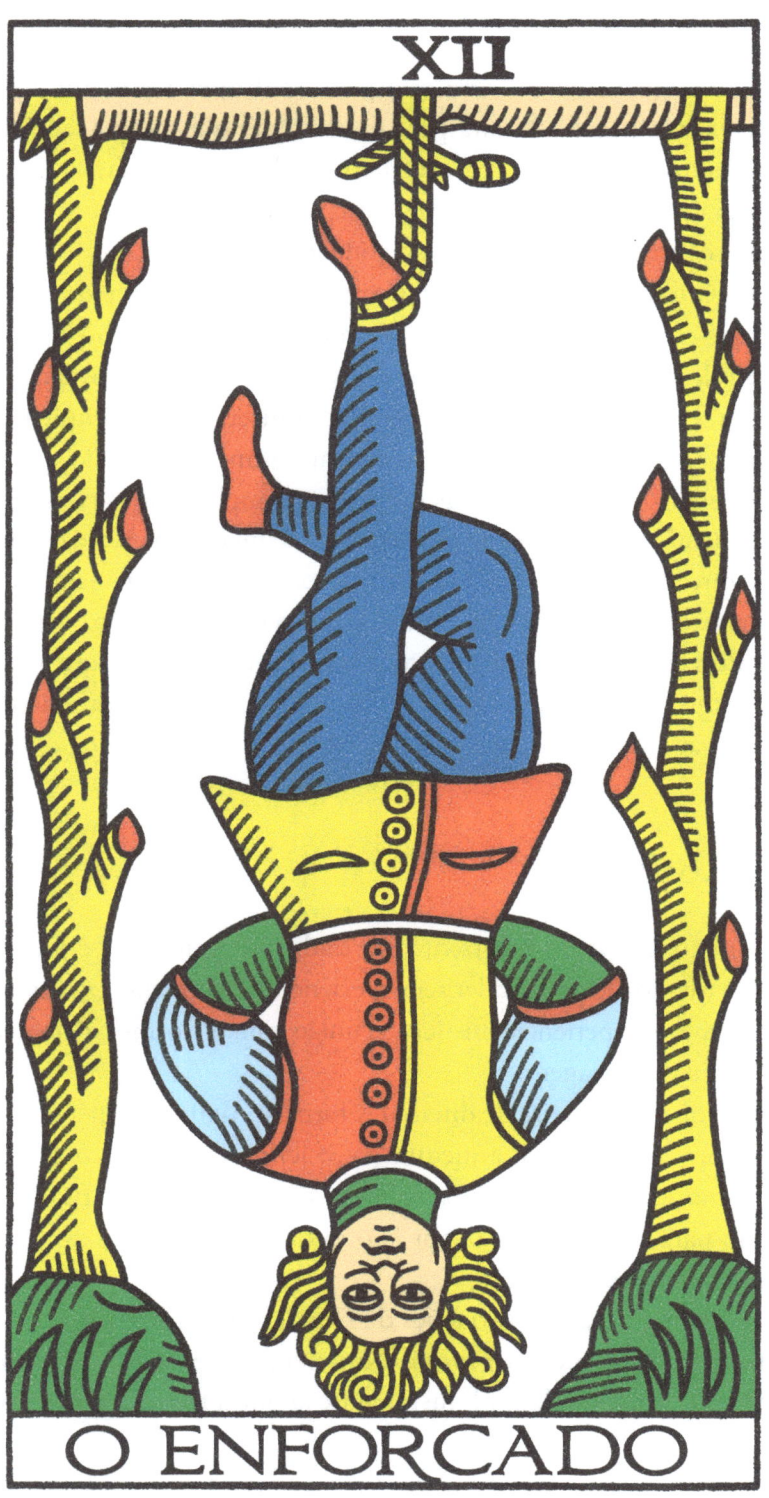

Na imagem, um homem está pendurado pelos pés. Insatisfeito com a sua situação, ele luta para se soltar até que, ao perceber quão infrutíferos são seus esforços, aceita o seu destino. As pernas cruzadas do protagonista formam o número quatro, vinculado à necessidade de aceitar os frustrantes limites da realidade.

A aparição dessa mensagem não me permitiu saber meu destino e eu tive que esperar que os dias passassem para descobrir como a situação iria se desenvolver, assim como todos os outros membros da minha família. Não houve uma solução mágica que eu pudesse implementar para resolver a situação. Tive que aceitar a minha impotência.

Porém receber essa mensagem foi muito importante para mim porque, quando percebi que me encontrava exatamente no estado do arcano O Enforcado, lembrei também que a única coisa a ser feita naquela hora é soltar e deixar de procurar resolver o que não tem solução. Aquilo me permitiu atravessar as semanas com maior calma, isso porque naquele momento difícil me senti profundamente acompanhada, envolvida por um abraço confortável.

A VIAGEM

Há um ensinamento recorrente nas tradições espirituais: é preciso se abrir à totalidade para poder ter experiências completas. Ou seja, para poder viver a experiência mística, de união com o Cosmos, é necessário um ritual de passagem.

Essa abertura é feita de diferentes formas. Alguns usam a dança ou o canto; outros, a reza, a meditação, o jejum ou, ainda, o consumo de plantas e cogumelos. Essas técnicas são o *ticket* para passar de um estado para outro. E talvez por isso muitos se refiram à experiência mística como uma viagem.

Porém se há tantas variações de rituais é justamente porque não se trata de uma receita pronta. Ninguém pode nos dar esse *ticket* para viajar a outro plano. É justamente aí que a fé requer uma aposta arriscada da nossa parte: baixar as barreiras do ego para se permitir — por um segundo que seja — acreditar que é possível chegar até lá.

Durante essas experiências místicas as pessoas narram ter percepções na forma de imagens ou palavras — visualizações de animais, entidades, uma voz que repete uma palavra etc. Outra característica é que aquelas percepções sempre fazem sentido para aqueles que as estão recebendo. Jung chama isso de sincronicidade: uma coincidência significativa entre aquela mensagem e as vivências daquela pessoa, que não pode ser explicada de forma causal (JUNG, 2008).

Metaforicamente, naquele momento, estamos conversando com o Cosmos, porque há um emissor e um receptor. As mensagens não são frases desconexas, pois respondem a nossos questionamentos internos.

Nas palavras de M. L. von Franz:

> Se acontece um desastre de avião à minha frente enquanto eu estiver assoando o nariz, esta coincidência não tem significação alguma. É apenas um tipo de situação fortuita que se repete com frequência. Mas se eu comprar uma roupa azul e a loja me entregar uma roupa preta no dia da morte de um parente próximo, isto sim será uma coincidência significativa. Os dois acontecimentos não têm uma relação causal, mas estão ligados pela significação simbólica que conferimos à cor preta. (JUNG, 2008, p. 211)

Se precisamos nos abrir ao Cosmos, é porque esse funciona com regras diferentes do mundo terrestre. Portanto, é possível trazer um significado do Cosmos, mas ele deve ser interpretado com as regras de lá.

O abaixo (mundo terrestre) e o acima (Cosmos) não são lugares físicos. Trata-se de uma metáfora para explicar que existem dois planos e que podemos transitar entre eles.

O Cosmos é a mesmíssima totalidade e isso inclui também o conceito de tempo. Nele se encontram contidos simultaneamente o passado, o presente e o futuro. Por isso, muitos se referem ao tempo da totalidade como o não tempo ou, então, um tempo fora do tempo (BOSIA, 2018).

Por isso, para muitas tradições o tempo do inconsciente é também o tempo do Cosmos. Os sonhos não respeitam as regras do espaço-tempo, em que os anos passam entre uma cena e a próxima, e atravessamos quilômetros em segundos.

O "acima" é uma referência que serve para explicar um estado de conexão com o Cosmos, que não respeita as regras de espaço-tempo do "abaixo". Abaixo, se refere ao terrestre, às experiências mundanas no cotidiano.

No "abaixo", o espaço e o tempo andam num contínuo, inseparavelmente vinculados. Se quero viajar para outra cidade, terei que considerar a quantidade de tempo que me leva para transitar os quilômetros que separam aqueles espaços. O tempo do abaixo — que é também o tempo do consciente — é aquele tempo sucessivo ao que estamos acostumados, onde um segundo vem após o outro: o tempo do relógio.

A experiência mística nos conecta ao Cosmos, com um tempo fora do tempo. E, justamente por isso, se faz preciso um ritual de passagem que crie uma ponte para transitar entre um plano e outro.

O que é possível trazer dessa viagem? Um significado que responde ao não tempo do Cosmos. Nunca podemos trazer informações que respondam ao "abaixo", ou tempo terrestre.

Ou seja, não é possível saber pelo "acima", por exemplo, que às três da tarde um carro vermelho vai estacionar na esquina da minha casa. O que podemos trazer na nossa mala cósmica nunca será um conceito literal nem determinístico. Não podemos adivinhar com quem vamos nos casar nem qual bilhete de loteria devemos comprar. Não é possível saber o que vai acontecer nem o que precisamos fazer.

E, da mesma forma, não é possível extrair de lá um conjunto de normas de comportamento. A fé geralmente é ensinada junto com um dogma, uma espécie de receita cultural que nos diz como devemos nos comportar em cada situação. Alguns dogmas religiosos, por exemplo, dizem que a homossexualidade não é digna de Deus ou que as mulheres não devem trabalhar.

Essas normas correspondem a uma moral e esta última é temporal e finita, produto de um tempo histórico e não pode vir do Cosmos. A moral muda de acordo com o tempo e o espaço e o que é considerado aceitável na nossa sociedade atual era imoral trezentos anos atrás. O que nós consideramos moral hoje na nossa sociedade é considerado imoral em outras. E mesmo diferentes gerações da mesma família terão ideias diferentes a respeito do que é moralmente aceitável.

O que podemos trazer do Cosmos são significados que respondem ao não tempo, o infinito: qualidades eternas do Cosmos que estruturam tudo o que tem existência, existiu e existirá.

No zodíaco, o Cosmos está simbolizado pela roda zodiacal e essas qualidades arquetípicas, pelos signos do zodíaco. É possível fazer o mesmo exercício com o tarô e seus arcanos ou, ainda, com outras tradições que usam mitos ou entidades para simbolizar essas qualidades. Justamente por isso é possível traçar analogias entre o zodíaco e os mitos gregos, por exemplo.

Como a experiência divina é universal, diversas culturas através do tempo já criaram símbolos para conter as qualidades do Cosmos. Aquela sabedoria foi criada de forma coletiva, como resultado do acúmulo de conhecimentos de um povo através do tempo. Dessa forma, Jodorowsky e Costa entendem as origens do tarô:

> E tamanha a precisão do tarot, são tão perfeitas suas relações internas, sua unidade geométrica, que não é possível aceitar que seja uma obra realizada por um iniciado solitário. [...] A curta duração de uma vida humana não basta para isso. (JODOROWSKY, 2004, p. 23)

Essas qualidades, no entanto, são universais, transversais ao espaço e ao tempo. O signo de Áries simboliza o começo, o impulso inicial que dá início às coisas. O encontramos no parto, mas também no nascimento de novas células a cada dia.

O que podemos trazer na nossa mala cósmica são significados universais que podem ser interpretados de forma simbólica. Podemos extrair algo do Cosmos, mas aquilo só pode ser trazido ao nosso mundo terreno na forma de um símbolo.

Um símbolo é uma imagem ou palavra que nos serve para imaginar um arquétipo. Ou seja, um vaso que criamos para conter aquele significado. Um exemplo seria a visão da imagem de um carneiro que simboliza o signo de Áries e contêm aquele significado de começo.

FUGINDO DE HOMEM DE BARBA BRANCA

Na escola, me explicaram que quando eu tinha essa experiência de fé, estava próxima de Deus: um homem de barba branca, que me olhava a todo momento — inclusive no chuveiro! — e conhecia todas as minhas ideias. Se eu ousasse ter pensamentos impuros, como aqueles de caráter sexual, ele iria me castigar.

O que as freiras da escola me ensinavam era bem diferente da minha vivência. Da experiência da fé eu nunca recebi ordens a respeito de como devia me comportar. Nunca ouvi uma voz que me dissesse "menina, não bota a mão aí".

E, mesmo assim, após receber aquela descrição de Deus, esse momento íntimo de fé começou a estar inevitavelmente vinculado a essa imagem "Dele". E, por conta disso, comecei a procurá-lo cada vez menos. Se Deus era de fato tudo isso que falavam, não queria nem me encontrar com ele.

A "vontade de Deus" se tornou mais específica durante a adolescência. Numa escola onde o conteúdo das aulas de educação sexual incluía um documentário de um aborto, Deus era um cara particularmente focado na sexualidade.

Nessa idade, para mim, Ele já era o sinônimo de alguém obcecado com meu corpo, que me vigiava permanentemente até nos mínimos detalhes: as roupas, a postura e até o que fazia fora da escola era objeto de disciplina.

Aqueles que ensinam a respeito da fé muitas vezes o fazem através de um dogma. Um conjunto de crenças consideradas verdades absolutas por quem as diz, e que, portanto, são indiscutíveis. Aquelas verdades são arbitrárias, já que não podem ser questionadas.

Se um pai fala para seu filho "Não faça isso porque eu vou te castigar!", a criança pode até escolher transgredir essa norma, escondida do pai. Mas não tem escapatória de um ser que vê até os nossos pensamentos. Se muitos escolhem doutrinar com a palavra de Deus, é porque é muito mais fácil impor uma moral se você tem um aliado todo-poderoso e onisciente. Ainda mais se a consequência de trair essa moral é um castigo divino. Se o custo de desafiar a moral para um ateu é a reprovação familiar e social, para aqueles que têm fé é a desaprovação de Deus.

Como dizíamos anteriormente, a fé é um sentimento tão forte e significativo que quem a vive quer continuar a vivê-la. Se a fé emerge daquele momento de união com Deus, logicamente não queremos fazer nada para magoá-lo!

No ano 2001, a Argentina se encontrava mergulhada em dívidas e desesperança. A população foi em massa à Casa Rosada para exigir soluções a uma profunda crise econômica e, em resposta, o presidente da república fugiu de helicóptero!

Eu, com 15 anos, me sentia vítima de uma fraude. Se esse homem de barba branca é benevolente, como poderia deixar isso acontecer? Se ele é o todo-poderoso, por que então não faz alguma coisa?

Quando levei as minhas perguntas à catequista da escola, terminamos as duas de pé, gritando no meio da capela. Ela se esforçava para me dar argumentos — a mim, e ao resto da aula que assistia àquele debate acalorado — e eu insistia, no fundo, porque realmente queria que ela me convencesse.

Esse foi o dia em que eu perdi a fé.

Já na universidade, aprendi a respeito do papel que a instituição da Igreja Católica teve durante a Ditadura dos anos 1970 — que torturou e assassinou 30 mil pessoas. Quando os torturadores tinham remorso, os sacerdotes da Igreja Católica os acolhia, davam o "perdão de Deus" e os motivava a continuar seu trabalho[6]. Quando esses torturadores sequestravam ilegalmente os filhos nascidos em cativeiros, esses mesmos sacerdotes batizavam as crianças (FEIERSTEIN, 2007).

Ao mesmo tempo, outros sacerdotes desapareceram porque se recusaram a exercer esse papel e, em troca, se dedicaram a trabalhar com as populações em situação de vulnerabilidade social e econômica.

Lembro que, no final da matéria, o professor — um sociólogo ex-sacerdote — perguntou para o auditório: "Quem de vocês acredita em alguma coisa?" Quando quase ninguém levantou a mão, ele disse, se lamentando: "Como vocês podem viver uma vida sem fé?".

Há uma diferença entre fé, religião e instituição religiosa. A fé é um sentimento; religião é o ato de se religar, voltar a se unir com o todo (BOSIA, 2018); e uma instituição é uma organização que tem certas regras que devem ser seguidas, em geral, respeitando uma hierarquia. Como a instituição religiosa é feita por pessoas, o papel dela dependerá do papel dessas pessoas na história.

O DÉJÀ-VU: O GURU DE BATA BRANCA

Aos vinte e poucos anos comecei a praticar ioga apenas com o intuito de diminuir o estresse. Um dia, após longas práticas de meditação, a fé me surpreendeu. Queria dar sentido a essa experiência e comecei a mergulhar em tradições orientais, que têm um outro olhar a respeito do Cosmos.

Após algum tempo estudando numa instituição de ioga, me informaram que teria a oportunidade de realizar o próximo curso com o guru que estava vindo nos visitar diretamente da Índia.

---

[6] MINISTERIO DE CULTURA. Presidencia de la Nación Argentina. El nunca más. Y los crímenes de la dictadura. Cultura Argentina. Versión Digital. Disponível em: https://librosycasas.cultura.gob.ar/libros/el-nunca-mas-3/. Acesso em: 5 jan. 2023.

Quando cheguei ao espaço, assisti surpresa a uma multidão se empurrando para chegar mais perto dele, que jogava flores de onde estava. As pessoas choravam e gritavam, com um fanatismo tamanho que aquilo mais parecia um recital dos Beatles.

Todos estavam tão cegos com a presença do guru que até esqueceram do conteúdo do curso. Quando o retiro terminou, comentei com um professor a minha decepção ao não ter aprendido o que estava no programa, pois eu tinha me inscrito para aprender uma técnica e não para conhecer uma celebridade.

Ele me respondeu que o retiro foi dessa forma porque o guru "assim o quis" e que "ele sabe mais". E continuou dizendo que eu deveria estar agradecida por ter tido a oportunidade de estar na presença de um ser tão iluminado como aquele.

Para eles, o carisma do professor tinha se tornado mais importante que a técnica que ele ensina. E ainda, na presença dele, nenhum questionamento era válido: o que ele fazia nunca podia ser posto em dúvida, simplesmente porque havia sido feito por ele.

A ioga e a meditação são práticas que têm o potencial de nos fazer viver a experiência divina, que eleva a nossa fé. Tanto é assim que diversas culturas as praticam há milhares de anos. Se é a técnica que fornece essa experiência, por que as pessoas transferem o poder ao professor?

Após caminhar bastante, comecei a perceber que muitas dessas técnicas que aqueles mestres chamavam de próprias — as quais tinham, inclusive, patenteado — eram a reversão de uma técnica milenar, como o kundalini yoga.

Ao se apropriar da autoria de uma técnica que fornece a experiência de encontro com o divino, esse guru está se posicionando como a pessoa que abre as portas do céu, como se fosse a sua sabedoria ou carisma pessoal, a fonte absoluta de conexão com o divino. E se os discípulos acreditam que ele tem esse superpoder, como não iriam expressar seu fanatismo devoto?

A fé não depende de uma pessoa de carne e osso, justamente por se tratar de um sentimento universal. A fé pode ser vivida por qualquer pessoa, sem exceções. Não é preciso ter características especiais e nem é um certificado de superioridade espiritual.

Não há uma pessoa que possa registrar a propriedade privada da experiência divina, porém, é possível entender o motivo de muitos gurus quererem fazê-lo. A fé fornece um sentimento gratificante como nenhum outro, porque nos coloca em contato com o que transcende.

Ou seja, trata-se de uma experiência que, por definição, extrapola o caráter mundano do nosso dia a dia. Mesmo quando a fé está ao nosso alcance o tempo todo, pode ser difícil e demorado começar a vivê-la, já que é preciso ultrapassar os limites do cotidiano a que estamos acostumados.

Para que essa porta do transcendente se abra, só é preciso que a pessoa tenha essa intenção de atravessá-la, não dependendo de um guru. Para isso, é necessário a entrega absoluta àquela experiência: é preciso acreditar na existência da porta mesmo antes de poder enxergá-la. Ou, em outras palavras, é preciso ter fé.

Esse processo de entrega ao incognoscível não é fácil, particularmente quando somos adultos e já temos a tendência a racionalizar e desconfiar da possibilidade de existência da tal porta.

O que acontece quando alguém vem tentando achar a porta e conhece alguém que não só lhe mostra a porta como lhe ensina, de uma hora para a outra, o jeitinho correto de colocar a chave na fechadura? Nos nossos olhos essa pessoa passa a se converter naquele que abriu as portas do céu.

Guru significa professor e a relação entre professor e aluno é necessariamente assimétrica, porque o primeiro sabe algo que o segundo ignora. Agora, tendemos a transferir mais autoridade ainda aos professores que ensinam a respeito de assuntos transcendentes. Porque uma coisa é alguém saber mais do que nós sobre uma planilha de Excel, por exemplo, e outra, muito diferente, é que esse saiba a respeito do Cosmos.

Por isso, muitos discípulos enxergam seus gurus como iluminados, como pessoas que estão além dos meros mortais. Comumente, o próprio guru começa a acreditar nesta ideia e entra numa viagem egomaníaca. Ele, que teria que desmotivar o fanatismo de seus seguidores e lembrá-los de que a fé que estão sentindo provém do Cosmos (e não dele!), tende a se convencer de que é a própria divindade e se aproveitar dos benefícios de ser tratado como uma.

Comecei a perceber que quando questionava algum argumento que achava contraditório ou arbitrário, os gurus sempre me pediam que eu tivesse fé. A fé é o sentimento de acreditar no Cosmos. E, justamente por isso, nunca pode estar vinculado a uma pessoa. A confiança é algo que se entrega a um outro de carne e osso. Por isso, Bosia propõe a seguinte distinção:

> A fé e a confiança são muito semelhantes. Confiar supõe também arriscar-se, pôr-se nas mãos de outro. Mas proponho reservar o termo "confiança" para o sentimento que reina dentro das associações, noutras palavras, o que caracteriza os vínculos entre sócios de um projeto; por sua vez, reservaria o termo "fé" para o sentimento de entrega ao incognoscível, chame-se-lhe deus, nada, ou como se queira. É indubitável que a fé só se requer ante o inacessível, ante o incognoscível, do contrário, seria supérflua. (BOSIA, 2018, p. 312; tradução livre)

Eles pediam que eu tivesse fé em sua palavra, mas, na verdade, queriam que eu depositasse neles uma confiança cega, mesmo que isso custasse suspender meu pensamento crítico.

Quando uma pessoa nos pede a nossa devoção, ela está se posicionando no lugar do Cosmos. E, para mim, é essa a prova máxima de que aquela pessoa não é um iluminado, mas apenas alguém cheio de vaidade. A experiência mística nos ensina humildade, simplesmente porque percebemos a nossa insignificância frente àquilo que é supremo. Um guru que se apresenta como um ser que está além dos meros mortais não parece ter aprendido essa lição.

A fé é uma experiência de entrega absoluta porque implica acreditar no incognoscível. Ou seja, ter fé significa aceitar a existência de algo que, justamente pelo fato de ser supremo, nunca compreenderemos por completo.

Quando dizemos que a totalidade é incognoscível para os mortais, estamos aceitando também que não podemos exigir rendição de contas ao Cosmos, porque sempre há uma parte que permanece como um mistério para nós. Mas os professores teriam que apresentá-las a seus alunos.

A minha professora de ioga dava aulas em sua casa, mas tinha se formado num instituto muito reconhecido, daqueles que têm filiais em Buenos Aires e em São Paulo. Quando lhe perguntei por que tinha renunciado à escola, ela me contou que admirava tanto o mestre que decidiu viajar para conhecê-lo. Foi convidada a ter uma reunião privada com ele e o pretenso guru se jogou em cima dela. Hoje, ele responde por diversas denúncias de assédio sexual e moral.

Não é coincidência que existam tantos gurus protagonistas de escândalos sexuais ou de dinheiro. Quando confundimos um ser de carne e osso com a própria divindade e começamos a lhe ter fé, lhe entregamos um enorme poder.

Quando a discípula é escolhida na multidão para ter um encontro privado com o guru, ninguém suspeita das intenções dele. Inclusive, muitos falaram que ela deveria se sentir agradecida por tamanha honra. Aquilo cria um ambiente em que aquela pessoa pode agir sem nenhuma supervisão e, por consequência, se torna um espaço no qual os alunos se encontram completamente desprotegidos.

Ter fé numa pessoa — ou numa instituição — cria condições propícias para o dogmatismo. Por isso, quando questiono uma verdade e recebo uma resposta como "porque o guru falou", um alerta vermelho se acende dentro de mim.

Durante um curso de terapias holísticas, questionei a professora a respeito de um conceito e, antes que ela pudesse formular a resposta, os próprios alunos começaram a me interromper disparando respostas numa tentativa de eliminar a possibilidade de que ela pudesse estar equivocada. Tanto que logo após ela teve que pedir silêncio na aula.

O fanatismo é também uma necessidade do próprio devoto: é muito tranquilizador achar uma doutrina que tenha respostas para tudo. O questionamento incomoda o aluno, porque se o professor erra ou não sabe responder alguma coisa, aquela fantasia se dissipa e voltamos ao encontro da incerteza.

A primeira vez que tomei *ayahuasca* foi em uma comunidade espiritual na Chapada dos Veadeiros, onde fui convidada para um casamento. Enquanto ajudava com os preparativos, ajoelhei para arrumar uns enfeites e meus tornozelos ficaram à mostra. Logo em seguida, uma residente do lugar veio me exigir que me cobrisse — os homens, no entanto, vestiam *shorts*. Durante a celebração, a noiva ajoelhou para beijar os pés do noivo na frente de sua família e seus amigos. Depois, soube que não era permitido se casar com pessoas de fora. E, ainda por cima, a líder espiritual tinha que aprovar o noivado.

Fiquei refletindo muito tempo sobre essa experiência. Por que alguém escolhe morar num lugar com regras tão restritivas? Há também um ganho dos próprios discípulos ao delegar a um guru as decisões de sua própria vida: é simplesmente o fato de não ter que tomá-las por conta própria!

As crianças, por exemplo, dependem dos pais para tomar decisões — elas não escolhem a hora de ir dormir, por exemplo. A responsabilidade do que acontece com elas é dos adultos — se uma criança dorme no meio da aula, a professora chama os pais. Transferir o poder a um outro implica terceirizar decisões, nos tornando tão impotentes quanto inimputáveis.

Ao mesmo tempo, cria uma sensação de certeza, mesmo que seja falsa. A pessoa pode se convencer de que alguém sabe o que ela deve fazer para ter uma vida feliz, isenta de desavenças. Se algo der errado, ela pode se eximir da responsabilidade por suas escolhas. Afinal, foi o guru que falou, né?

Há muitas histórias de pessoas que delegam grandes decisões de vida a seus mestres. Soube até de uma pessoa que renunciou ao trabalho, divorciou-se e mudou de cidade porque o guru havia tido uma "visão" dela morando sozinha nas montanhas.

Para os tarólogos é bem comum receber esse tipo de perguntas no consultório: O que vai acontecer? O que tenho que fazer? Devo me separar ou não? Como essa resposta não provém do Cosmos, o tarólogo ou se abstém de responder ou então dá a sua opinião pessoal. Com o agravante de que aquilo será apresentado para o consulente como uma diretriz divina.

Recentemente estava assistindo a uma aula em que a facilitadora começou a defender uma postura antiaborto usando o Cosmos como cúmplice. Diferente do que acontecia na minha escola, a terapeuta holística não usou o conceito de pecado, mas falou das consequências cármicas de realizar um aborto, dizendo ser um sinal de inferioridade espiritual.

O PAPA & O EREMITA: DA DEPENDÊNCIA À INDIVIDUAÇÃO

Quando criança eu vivia a fé de forma privada e íntima, mas à medida que fui crescendo, essa experiência começou a ser intermediada por instituições e seus professores. O primeiro se encontra ilustrado pelo tarô, pelo arcano A Papisa, e o segundo, pelo arcano O Papa.

Logo no início da trilha aparece A Papisa, um arcano que simboliza a nossa capacidade de nos conectar com a divindade de forma intuitiva, produto de um exercício de introspecção pessoal, sem a mediação de nenhuma pessoa ou instituição.

Depois da Papisa, assistimos à chegada arquetípica da Imperatriz e, em seguida, o Imperador. Esse último simboliza a civilização, um estágio no qual o ser humano começa a se separar de seus instintos primitivos e suas experiências começam a estar mediadas cada vez mais pelo aspecto cultural. Gradativamente vai se perdendo aquele contato

V

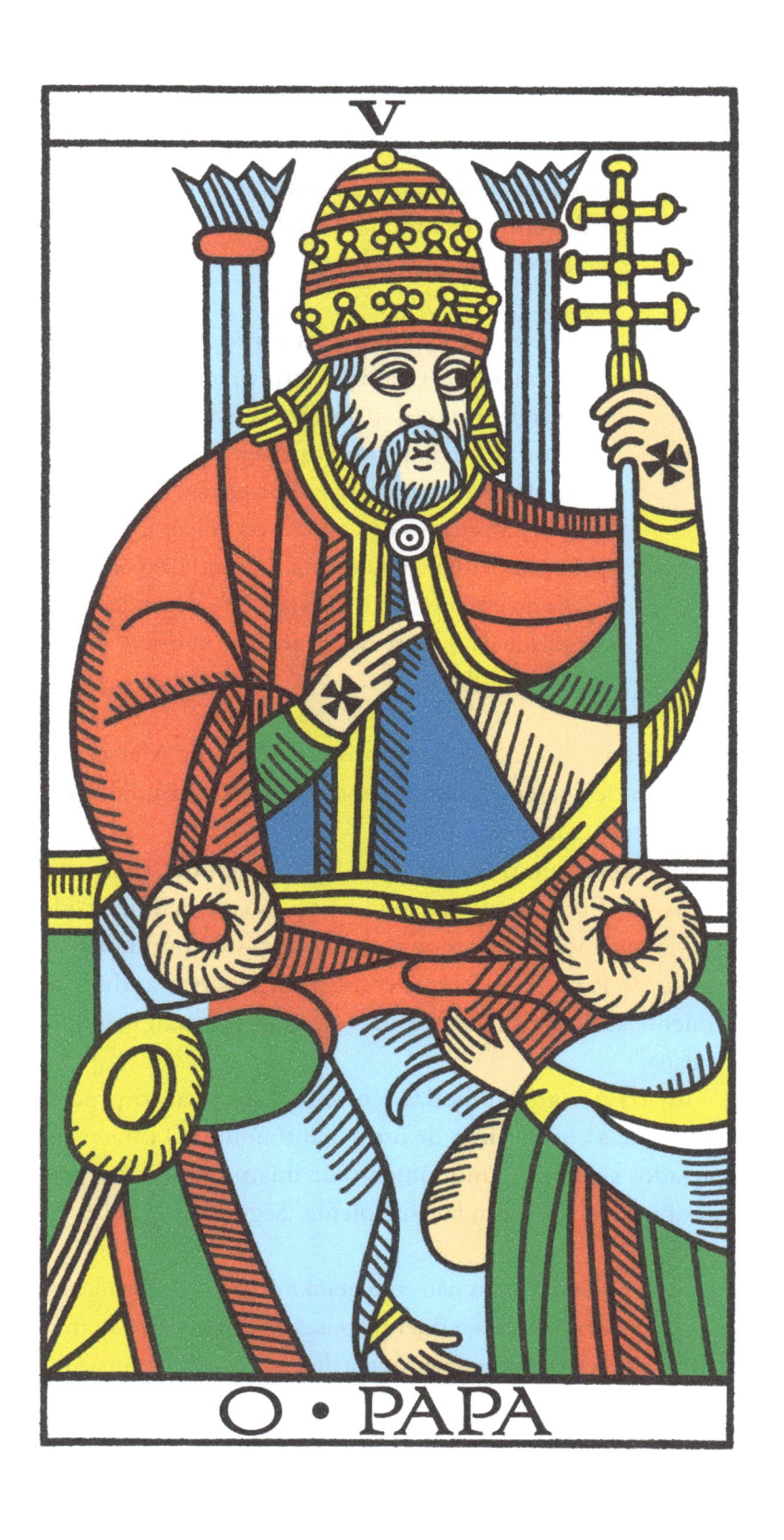

O · PAPA

íntimo e pessoal com o divino que representa A Papisa. Neste momento se torna necessária a figura do Papa — o próximo arcano —, que agirá como um mediador entre o ser humano e o Cosmos. Assim o descreve Sallie Nichols no livro *Jung e o tarô*:

> Mas com o Imperador, essa *participation mystique* entre os humanos e a natureza principiou a enfraquecer-se. A energia era necessariamente liberada para abater florestas e construir um império. Na paisagem interior, igualmente, ilhas de percepção do ego principiaram a elevar-se acima da massa primeva da consciência tribal. Quanto mais o homem perdia contato com a própria experiência imediata do espírito, tanto mais passou a depender do dogma destilado da mística experiência dos outros. (NICHOLS, 1988, p. 128)

Um dos aspectos mais maravilhosos do Tarô de Marselha é que numa figura de aparência simples encontram-se escondidos os mais complexos ensinamentos.

Quando observamos a imagem do Papa, vemos que ele se encontra aconselhando duas figuras. Porém muitas pessoas têm dificuldade para enxergá-las de imediato, porque as duas cabeças se confundem com as roupagens do Papa. Aqueles que conseguem observar as duas pessoas comumente as descrevem como crianças, pois parecem bem menores que o Papa.

A jornada do tarô simboliza, entre outras coisas, o processo de individuação, a constituição de um ser autônomo. O caráter inferior dos prelados simboliza um momento de imaturidade a esse respeito, em que a individuação ainda é incipiente. Segundo Nichols:

> Os prelados não enfrentam os conflitos diretamente; voltam-se para o Papa em busca de orientação. Confrontados com a imponente figura do pontífice, parecem pequenos e

fracos. Inclinam-se diante da autoridade. Quase idênticos nos trajes e na postura, ainda não têm um ponto de vista individual. O seu título, "irmãos", indica que ainda são funções de uma unidade familiar maior, filhos da Igreja Mãe e, no entanto, estão começando a ensaiar-se como indivíduos com questões e problemas pessoais. (NICHOLS, 1988, p. 129)

O fato de que eles possam inadvertidamente se transformar em enfeites das roupas do Papa simboliza que a individuação do aluno é também um desafio para o professor. O Papa nada mais é do que uma ponte entre o Cosmos e os homens. Logicamente, os alunos irão atribuir ao Papa um poder sobre-humano e, por conta disso, enxergá-lo como alguém maior que eles. Como os alunos não conseguem se comunicar sozinhos com o Cosmos, o Papa se torna uma divindade aos seus olhos.

Porém é trabalho do Papa lembrar que ele é só uma *ponte* entre o Cosmos e os seres humanos, e não a própria divindade encarnada. Isso é mais desafiador do que parece, porque os próprios alunos lhe expressam uma permanente admiração. Manter a humildade quando aqueles que nos rodeiam nos botam num lugar magnânimo é uma tarefa árdua. O Papa deve lembrar diariamente que é um ser humano, mesmo quando todos ao seu redor o tratarem como um Deus. Como adverte Nichols: "A sombra da autoridade religiosa pode ser, de fato, diabólica, como a história já mostrou, figurando o dogmatismo e o fanatismo entre as suas manifestações mais óbvias" (NICHOLS, 1988, p. 131).

Caso ele esqueça desse fato, o professor confundirá seus alunos com partes de si mesmo. Ao invés de desejar que seus alunos o superem algum dia, ensina que, sem ele, não passam de um simples enfeite.

Se o Papa faz bem seu trabalho, ele ensinará seus alunos a ir ao encontro do divino de forma pessoal. Esse momento de autonomia é retratado pelo arcano O Eremita, um velho sábio que já não necessita de dogmas nem de Papas para ir ao encontro do divino. Nichols distingue a ambos arquétipos no seguinte parágrafo:

VIIII

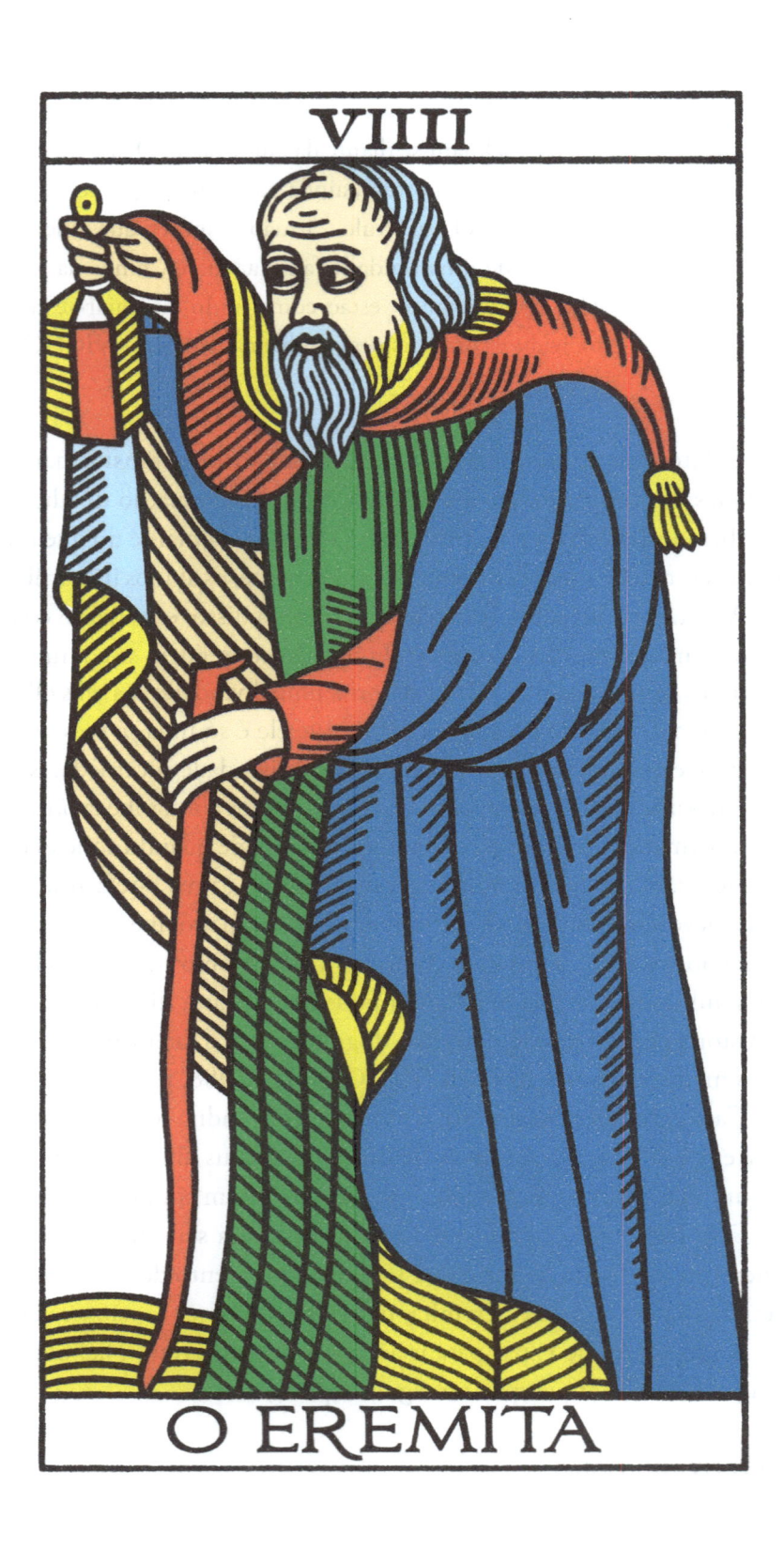

O EREMITA

> Enquanto a ênfase principal do Papa reside na experiência religiosa sob as condições prescritas pela Igreja, o Eremita nos oferece a possibilidade da iluminação individual como potencial humano universal, uma experiência não limitada a santos canonizados, mas colocada, até certo ponto, ao alcance de toda a espécie humana. (NICHOLS, 1988, p. 169)

A imagem do Eremita nos apresenta um velho que percorre um caminho sozinho, acompanhado somente por uma lâmpada e uma bengala. A lâmpada simboliza a luz do divino guiando seus passos e a bengala lhe ajuda a manter os pés no chão.

Diferentemente do Papa que se encontra acima de seus alunos, O Eremita caminha pela terra comum e compartilha com os outros o mesmo chão. O Eremita é o aluno do Papa que virou autônomo.

O fato de que ele seja guiado pela chama da lâmpada significa que ele achou o fogo do entusiasmo. Como diz Nichols, o Eremita vem nos lembrar de que não é preciso ser especial para ter acesso ao Cosmos.

> Se não o conseguires de ti mesmo, aonde irás buscá-lo? Essa antiga pergunta soa alto em nossos ouvidos. Talvez, mais do que nunca, precisemos compreender que a luz que procuramos não é uma chama já pronta que, algum dia, nos será trazida do espaço externo num disco voador. Precisamos alimentar a compreensão de que o Espírito Santo não é alguma coisa fora de nós, alguma coisa que, se tivermos sorte, alcançaremos um dia. O Espírito é, antes, uma minúscula chama, criada de novo por cada ser humano em cada geração. Com cada respiração agitamos o pneuma; recriamos o Espírito. O Christus é "gerado, não feito", o que quer dizer que Ele acaba de nascer em todos nós. (NICHOLS, 1988, p. 181)

Porém esse processo todo tem um custo. Não se pode chegar a esse estado de individuação sendo um fanático que concorda com tudo o que a autoridade lhe ensina. O Eremita se permite não só questionar, como inclusive discordar do que lhe é ensinado.

A autonomia tem como condição o pensamento crítico: não é possível tomar decisões por nós mesmos sem pôr em causa o que nos é ensinado como uma verdade. O Eremita não acata simplesmente. Ele critica, questiona, avalia, pondera.

Aquele processo requer coragem porque questionar uma crença pode nos levar ao encontro da incerteza. E, ao criticá-la, estamos questionando também a própria figura de autoridade que a ensina. Sobretudo quando se trata de alguém que todos admiram e reconhecem como superior.

Por isso, o Eremita é o arcano que nos ensina sobre solidão e solitude. Esta reflexão de Nichols nos ajuda a compreender essa questão:

> A arte da individuação, de nos tornarmos o nosso único eu, é (como o nome o implica) uma experiência intensamente pessoal e, por vezes, uma experiência solitária. Não é um fenômeno de grupo. Envolve a tarefa difícil de desenredar nossa própria identidade da massa da espécie humana. Para descobrir quem somos precisamos, finalmente, recolher as partes de nós mesmos que projetamos sem perceber em outros, aprendendo a encontrar, bem no fundo de nossas próprias psiques, os potenciais e deficiências que anteriormente só víamos nos outros. Tal reconhecimento será facilitado se pudermos retirar-nos da sociedade por breves períodos e aprender a receber com agrado a solidão. (NICHOLS, 1988, p. 174)

Se o Eremita anda numa estrada sozinho é porque ele não pertence completamente a nenhum lugar. Ele se detém numa vila, aprende muitas coisas valiosas e continua a caminhar. Quando aprendemos usando o pensamento crítico, dificilmente algum dogma ou guru nos convence completamente, e nem sequer o suficiente para deixar de caminhar e nos unir às filas daquele culto.

Por isso, uma palavra-chave do Eremita é a crítica. E ele não só critica, mas também é criticado. Quando um grupo se encontra totalmente envolvido com uma crença ou aquele que a representa, o Eremita é uma figura que incomoda, porque com seus questionamentos obriga o resto a refletir sobre o que preferiram ignorar.

Outra coisa que esse arcano nos ensina é que a vida não é uma meta, mas um caminho. E esse ensinamento se aplica ao próprio tarô, em que as cartas podem ser lidas como uma história do princípio ao fim. Ao mesmo tempo, nós vivemos cada arcano reiteradas vezes na vida, e, por vezes, vivemos vários arcanos em simultâneo.

Por isso não é possível pensar que alguém já atravessou o desafio dos alunos do Papa e agora se encontra no Eremita, em que permanecerá a vida toda, como quem atingiu a meta da autonomia. Nós podemos ocupar o lugar do Eremita em certas questões e ser alunos do Papa em outras.

Quem abre tarô com frequência sabe que esse é um excelente lembrete de que ninguém na vida chegou à meta e que estamos todos aprendendo desde o nascimento até a morte. O tarô volta a nos mostrar cartas que já tiramos no passado, desestimulando a ideia de que alguém é tão evoluído a ponto de se recusar a continuar aprendendo com as revelações dos arcanos.

Ao mesmo tempo os arcanos — por se tratarem de símbolos — representam várias coisas ao mesmo tempo. Pensando na humanidade, o Imperador simboliza a civilização e, no âmbito pessoal, representa a função da autoridade.

O Imperador é a autoridade máxima de um Estado, mas pode sair numa leitura para qualquer um de nós. Isso não irá significar que vamos ocupar o assento presidencial, mas que iremos encarnar essa energia arquetípica de autoridade (ainda que de forma mais modesta) em nosso cotidiano.

O mesmo se aplica a todos os arcanos — e O Papa não é exceção. Esse arcano não é exclusivo de quem ocupa o lugar de liderança numa instituição religiosa nem de um guru. Numa leitura, pode indicar o espaço do professor perante um aluno, seja de espiritualidade ou literatura, por exemplo.

Se o arcano do Papa tem muito a ensinar a qualquer professor, acredito que seja especialmente importante para aqueles de nós que trabalham com o Cosmos, devido a tudo o que refletimos anteriormente. A diferença entre ensinar sobre literatura ou sobre o Cosmos é que o segundo se refere a algo transcendente e o poder que o aluno transfere ao professor é bem maior.

Em outra parte do livro nos dedicamos especificamente a refletir sobre o conceito de transferência, que se refere ao saber e aos afetos que o agente transfere ao terapeuta (seja esse holístico ou não) e como lidar com aquilo. Aqui eu gostaria de ressaltar que em toda relação assimétrica (professor-aluno, ou terapeuta-agente) há uma transferência de autoridade e o fato de lidar com o transcendente pode, inclusive, intensificá-la.

O terapeuta holístico exerce o lugar do Papa toda vez que ocupa o lugar de professor (quando um tarólogo faz um curso de tarô, por exemplo). Mas também quando ocupa o lugar de acompanhar alguém no seu processo espiritual.

Além de o Papa ser um professor, ele simboliza o momento em que nos conectamos com a totalidade para orientar alguém. A Papisa e O Eremita se comunicam com o divino na solitude. Em troca, o Papa tem duas pessoas à sua frente.

Seria fácil para nós projetar os desafios do Papa ao sumo pontífice ou ao líder de um culto espiritual. Mas a verdade é que incluem todas as pessoas que tenham por ofício acompanhar alguém a se aproximar de uma experiência com o Cosmos.

Por isso, O Papa é um arquétipo fundamental para ajudar o terapeuta holístico a lidar com os desafios de seu ofício. Quando um tarólogo abre as cartas e o consulente se deslumbra com a sincronicidade entre a mensagem do arcano e a sua vivência cotidiana, ele possivelmente irá nos expressar sua admiração. Aquela sincronicidade que maravilha o consulente não provém de nós, mas tão somente do Cosmos. Porém o agente nem sempre irá fazer essa distinção. Cabe a nós fazê-la, essa é a nossa responsabilidade.

É preciso lembrar — e lembrar ao agente — que o objetivo é que ele vire um Eremita. E, para isso, é essencial que o terapeuta não entregue respostas prontas, deterministas e literais. Primeiro, porque estas não provêm do Cosmos. E segundo porque, ao fazer isso, criamos vínculos de dependência ao invés de motivar a autonomia de nossos consulentes. O terapeuta deveria incentivar o agente a criticar, a discordar — inclusive dele — e continuar caminhando. Segundo Nichols, esta é a mensagem do Eremita:

> Talvez a escuridão esteja começando a dissipar-se de modo que a mensagem silenciosa do Eremita pode brilhar, mais clara, para todos nós: "Cada um de nós tem de descobrir a própria luz interior. No momento em que entregarmos nossa introvisão e responsabilidade a algum imaginado Grande Irmão — seja líder político, praticante de algum culto, psicólogo ou guru — teremos perdido a nós mesmos, a nossa identidade cultural e a nossa própria humanidade". (NICHOLS, 1988, p. 181)

A chave está na palavra *pontífice*, que significa o "construtor de pontes". O Papa é uma ponte, um canal. Como o Cosmos funciona com regras diferentes do campo terrestre, quando procuramos nos abrir para ele é preciso sacrificar o que nos permite existir no campo terrestre, ou seja, baixar as barreiras do ego.

O ego é a nossa personalidade, o acúmulo de vivências culturais que nos fazem ser quem somos. A nossa identidade é o que nos permite nos diferenciar do resto, ser únicos e nos separar, da totalidade. Se queremos ir ao encontro com o todo, precisamos baixar o volume do que nos faz ser quem somos.

Por isso, quem aplica reiki ou abre tarô antes reza para se tornar um canal e que seu ego fique de lado. É preciso sacrificar o que somos para nos tornar um canal — nem que seja por alguns segundos — e traçar uma ponte entre esse plano e o outro.

Quando o reikiano aplica reiki com as mãos, ele não está curando com a sua energia, mas está deixando a energia do Cosmos passar através dele. Quando um tarólogo abre as cartas para um consulente, a sincronicidade das cartas não provém dele, mas do Cosmos. Até porque o tarólogo disponibiliza as cartas viradas para baixo e não faz ideia da carta que será escolhida.

Para que aconteça a sincronicidade é preciso que a nossa *persona* fique de lado. A magia não é um produto de nossa genialidade. Muito pelo contrário, é o produto de que a nossa identidade tenha saído da cena.

Como já dissemos, somos uma ponte, um canal. Se a condição para a magia acontecer é suspender o ego, nossa única parte envolvida nesse processo é aquela que está tão diluída com a totalidade que não é possível separá-la. A parte de nós que não se chama por nome e sobrenome, que não se pode diferenciar do todo.

Quando O Papa se disponibiliza como um canal, ele vive a experiência mística de encontro com a totalidade. E, nesse momento, ele pode também extrair um significado do Cosmos.

Esse significado que O Papa extrai é um arquétipo universal porque pertence ao tempo da totalidade: o infinito. Mas os prelados vêm se consultar com ele a respeito de assuntos do nosso tempo finito: questões práticas a respeito de relacionamento ou do trabalho.

As nossas preocupações são a respeito de nosso passado, presente e futuro. Por isso, O Papa age também como uma ponte no sentido de interpretar um arquétipo universal em função de uma situação singular. Ou, em outras palavras, uma ponte entre o infinito e o finito.

Como diz Nichols, esse processo de procurar uma interação entre o humano e o transcendente é fundamental para nossa evolução:

> Não fora, diz Jung, o diálogo continuado entre o ego e o arquétipo, e o homem nunca seria capaz de desenredar sua identidade do ventre arquetípico e libertar-se da força cega dos próprios instintos. Como Jung assinalou, sem essa espécie de interação entre o humano e o transcendente, nem a consciência do homem nem o mesmo espírito poderiam evoluir e amadurecer. (NICHOLS, 1988, p. 130)

Porém trata-se de uma operação complexa, porque tanto O Papa quanto os alunos podem confundir uma coisa com a outra. E, nesse caso, O Papa acaba usando arquétipos universais para justificar seu moralismo. Nichols adverte a respeito dessa ambivalência:

> Como já observamos, o Papa enfeixa poderes, a um tempo, salutares e destrutivos. Num aspecto, o Papa interior é a função em nós mesmos que nos governa o bem-estar espiritual, a consciência inata que nos diz quando pecamos contra o Espírito; e, como o Papa, essa voz interior pode ser tão merecedora de confiança que se torna virtualmente infalível. Mas, como todos sabemos, o Papa interior também pode projetar uma sombra demoníaca. Toda vez que a antiga "voz da consciência" dentro de nós se põe a gritar, histérica, denunciando o mundo em geral e os amigos e vizinhos em particular, devemos acautelar-nos. E se a iluminação for adequada também poderemos ver-lhe claramente a sombra cornuda na parede. (NICHOLS, 1988, p. 135)

É possível, porém, utilizar os símbolos do Cosmos como recursos para que o agente ganhe autonomia. É justamente a respeito disso que gostaria de refletir nesta parte do livro.

CONCLUSÃO

A minha postura é que a *experiência mística*, ou seja, os momentos em que efetivamente nos sentimos conectados com a totalidade — experiências de ampliação de consciência ou de nirvana —, gera um sentimento.

Dessa experiência não é possível extrair uma crença nem um dogma, e também não depende de uma pessoa ou instituição, mas se trata de um sentimento tão universal quanto o amor, que todos podemos experienciar.

Em segundo lugar, quando se estabelece essa conexão com a totalidade é possível também extrair um *significado*. Porém esse significado é sempre um arquétipo universal e nunca uma receita de conduta moral.

Muitos se apropriam da experiência mística e a usam como argumento coercitivo para impor uma moral ou demandar um fanatismo devoto.

A experiência mística nos fornece um sentimento que chamamos de fé. E, por se tratar de um sentimento transcendente, tendemos a transferir grande autoridade às pessoas que nos acompanham naquele processo de encontro com a totalidade.

As mensagens que provêm do Cosmos são significados universais dos quais não se pode deduzir o que vai acontecer amanhã nem o que temos que fazer.

Esses são fardos com os quais o ser humano deve lidar, mas que procura evitar. Por isso, quando aparece um suposto emissário do Cosmos que parece ter todas as respostas, nos vemos tentados a acreditar nele[7].

Evitar o dogmatismo e a dependência é um desafio de todos aqueles que se dispõem a acompanhar alguém em sua jornada cósmica.

---

[7] Como vimos anteriormente, além dessas questões, há considerações históricas que nos fazem procurar no Cosmos uma doutrina moral ou, ainda, que pensemos nesse como um homem de barba branca.

Alguns dos professores que tive me ensinaram um conjunto de crenças culturais que nada têm a ver com o Cosmos. E ainda procuravam se apropriar da experiência da fé, criando vínculos de dependência com seus alunos.

Outros me ajudaram a criar aquela ponte entre o mundo terrestre (abaixo) e o Cosmos (acima). E, mais que isso, deram-me recursos para que eu possa fazê-lo de forma independente.

Esses professores são os que contribuíram com o entendimento da experiência mística que tenho hoje: uma experiência que tem o potencial de fornecer autonomia e liberdade.

Cabe a nós escolher que tipo de professor queremos ser.

CAPÍTULO 3
A ILUSÃO CARTESIANA

Neste capítulo, quero refletir sobre as visões que pretendem equiparar o Cosmos a uma ciência. As mensagens que o Cosmos emite seguem uma sequência lógica que pode ser testada através do método científico?

FALSAS VERDADES

Quando ficou inegável para mim que era possível extrair um significado do Cosmos, procurei autores que pudessem me ensinar sobre a totalidade de forma "objetiva". Eu sabia que essas mensagens não podiam ser interpretadas de forma dogmática nem determinista.

Foi aí que comecei a estudar com biólogos, físicos quânticos, médicos e científicos de outras áreas que tinham pesquisas dedicadas a comprovar os fenômenos espirituais cientificamente.

Deparei-me com experimentos muito interessantes, mas também vi que, por vezes, se apresentavam com muita leveza supostas evidências que não necessariamente seguem os parâmetros científicos. E, sobretudo, percebi que, muitas vezes, aqueles autores que apresentam uma comprovação a respeito de um só fenômeno acabavam inferindo uma teoria inteira, mesmo que para o resto da exposição não houvesse evidência alguma.

Quando alguém diz que um experimento valida suas conclusões não necessariamente significa que aquilo possa ser considerado uma verdade científica. Assim como não é garantia o fato de que um autor provenha do campo da ciência nem mesmo que seja autor de *best-sellers*.

Uma vez estava assistindo a uma aula em que um cientista trouxe dados da neurociência a partir dos quais concluí que as mulheres têm naturalmente menos habilidades para tarefas racionais do que os homens[8].

Pois bem, aquilo não é o entendimento dentro da própria área de neurociência[9]. Atualmente, dentro das ciências humanas e das exatas, há consenso a respeito de que não é possível hierarquizar os seres humanos de acordo com suas características biológicas (como os órgãos sexuais).

Os discursos que defendem que os seres humanos são intrinsecamente diferentes, além de falsos, são para justificar a discriminação social. De fato, no início do século XX surgiram teorias pseudocientíficas[10] segundo as quais certa etnia ou certo gênero estavam "condenados" biologicamente a ter uma certa personalidade. O nazismo usou dessas falsas verdades para justificar o genocídio daqueles que não pertenciam à "raça ariana".

Do ponto de vista científico — tanto das ciências humanas como das exatas —, não há diferenças significativas no âmbito biológico entre os seres humanos que possam separar os indivíduos em função dos órgãos genitais, assim como nenhuma outra característica.

Quando questionei o palestrante, nem ele nem os ouvintes pareciam querer refletir a respeito. Todos os que estavam no auditório — médicos, psicólogos, biólogos, físicos — saíram da sala convencidos de

---

8 O correto seria que o estudo tivesse sido apresentado como "pessoas com vagina" e "pessoas com pênis" já que ser mulher não depende das características biológicas.

9 Disponível em: https://saude.abril.com.br/mente-saudavel/o-mito-dos-cerebros-masculino-e-feminino/. Acesso em: 2 jan. 2023.

10 Nos referimos ao racialismo-positivista, uma escola de pensamento pseudocientífico que se origina na Itália com Cesare Lombroso e resulta fundamental na construção de Estados oligárquicos na América Latina, como forma de justificar o privilégio colonial. Carlos Octavio Bunge foi um de seus defensores na Argentina. Para mais informações, ver: ANSALDI, Waldo (coord.). *Calidoscopio latinoamericano: Imágenes históricas para un debate vigente*. Buenos Aires: Ariel, 2004.

que seus próprios preconceitos tinham agora um suposto embasamento científico.

O que pode acontecer quando uma mulher chega ao consultório de um psicólogo ou um médico que esteve nessa aula? Ela provavelmente irá escutar que está biologicamente determinada a ser menos racional que os homens com que convive. E que ainda se encontra intrinsecamente fadada às tarefas vinculadas ao cuidado.

Afirmar que essa declaração tem caráter científico é delicado porque podemos reproduzir afirmações falsas como se fossem verdades científicas, trazendo consequências para os agentes que tratamos.

O NEGACIONISMO

Em segundo lugar, essa postura que relativiza o que pode ser considerado científico acaba motivando o negacionismo.

Atualmente nos encontramos no que tem se chamado de "era da pós-verdade", um momento em que uma opinião tem mais peso que fatos. Há pessoas defendendo, por exemplo, que a terra é plana, mesmo quando sobram evidências de que é redonda.

Há uma grande diferença entre uma opinião e uma verdade científica. A ciência tem desenvolvido um conjunto de padrões rígidos que nos ajudam a estabelecer essa diferença. Se um avião consegue voar é porque foi construído considerando a lei da gravidade. Quem gostaria de subir num avião que não siga esses parâmetros?

O contexto de pandemia tem favorecido o negacionismo científico: lidar com os limites da realidade é um grande desafio, sobretudo quando esses nos enfrentam com a possibilidade da morte.

Como explica o sociólogo Daniel Feierstein, frente à incerteza se ativam nossos mecanismos psíquicos de proteção, como a negação e a projeção. Por isso podemos observar ao longo da história que em momentos de profunda crise uma parcela da sociedade tende a lidar com a realidade dessa forma[11].

Isso explica por que muitas pessoas procuraram negar a própria existência do coronavírus, não usavam máscara e eram antivacinas. É muito difícil para a nossa psique lidar com o fato de que um vírus pode nos matar e que as máximas autoridades sanitárias e políticas do mundo não tenham encontrado uma cura.

Alguns criaram mecanismos inconscientes que permitiam uma sensação de controle. Um exemplo são frases como "eu não vou me contaminar porque tenho imunidade alta", "se eu comer saudavelmente não preciso me vacinar".

Outros chegaram a projetar a culpa da infecção nos contaminados, criando assim um mecanismo para se sentir a salvo da doença. Isso é ilustrado por frases como "ele contraiu o vírus porque não é tão evoluído espiritualmente quanto eu" ou "se contamina quem precisa 'aprender' alguma coisa".

O negacionismo não é exclusivo da área holística. Há médicos brasileiros recomendando medicamentos desaprovados pela ciência[12]. Porém não é coincidência que tenha se observado uma correlação entre o segmento antivacinas e o esoterismo[13].

Se o agente nega a realidade porque esta não condiz com suas expectativas, o terapeuta deveria lhe ajudar a observá-la para lidar com esta de forma saudável. Mas se o próprio terapeuta se encontra preso a uma postura negacionista, poderá reforçar esse comportamento no agente, fazendo com que este persiga empreitadas destinadas ao fracasso e ponha em risco a própria vida e a de outros.

---

11 Disponível em: https://www.pagina12.com.ar/295167-daniel-feierstein-en-poblaciones-que-lidiaron-con-crisis-fue. Acesso em: 2 jan. 2023.

12 Disponível em: https://www.bbc.com/portuguese/brasil-53994532. Acesso em: 2 jan. 2023.

13 Disponível em: https://oglobo.globo.com/mundo/movimento-esoterico-pode-explicar-alto-indice-de-covid-19-em-paises-germanicos-25288491. Acesso em: 2 jan. 2023.

Uma agente chegou assustada a uma sessão, pois tinha encontrado uma terapeuta holística com a qual se consultava às vezes. Quando chegou, a terapeuta, que não estava usando máscara, lhe sugeriu que tirasse a sua. A agente obedeceu, porque tinha grande admiração por ela.

A terapeuta lhe disse que não usava máscara porque "ia acontecer o que fosse para acontecer". Esse argumento comumente é usado na área holística para justificar praticamente qualquer omissão de responsabilidade individual.

Porém esse tipo de atitude não se pode deduzir dos ensinamentos das tradições espirituais às quais tive acesso. Estas falam da existência de um plano, mas também a respeito do livre-arbítrio. As duas noções convivem sem que uma anule a outra.

Adicionalmente, essas frases que justificam o não uso do livre-arbítrio são extremamente seletivas. Essa terapeuta se alimenta? Ela olha para os dois lados antes de atravessar a rua? Se ela realmente considera que não é preciso usar máscara porque seu destino está fadado, então com o mesmo critério poderia prescindir de qualquer outro cuidado.

O terapeuta, assim como o resto dos mortais, pertence a um tempo histórico e tem uma responsabilidade a respeito do que acontece à sua volta. Um terapeuta holístico negacionista pode ser muito prejudicial aos seus agentes.

O SABIÁ NO MEU QUINTAL

Porém há também terapeutas que, mesmo não sendo negacionistas, acabam reproduzindo falsas verdades. Isso acontece porque muitos não vêm da área científica e, ao desconhecer o método científico, acabam confiando na palavra daqueles que apresentam esse tipo de evidência.

Então, como fazer para discriminar dentre tantas evidências as que sejam verdadeiras para poder agir com responsabilidade ética?

A ciência, por exemplo, usa o método científico, um conjunto de procedimentos destinados a comprovar se uma hipótese a respeito de um fenômeno é verdadeira.

Vamos dizer que eu jantei no meu quintal e um sabiá veio comer o arroz que sobrou no prato. Aquilo me faz pensar que todos os passarinhos comem arroz cozido. Essa suposição é o que na ciência chamamos de *hipótese*. É uma ideia a respeito de um assunto que pode ser verificada.

Se há 428 milhões de pássaros no mundo não basta que eu observe só alguns. Também não posso observar todos os pássaros do mundo, então devo criar uma amostra suficientemente grande que me permita fazer inferências.

E, ainda, essa amostra deve ser representativa da população de pássaros. Se eu observasse muitos pássaros, mas só da espécie sabiá, poderia afirmar que todos comem arroz cozido, quando, na verdade, há espécies que nem comem grãos.

Se do total de pássaros há 10% de uma espécie, 5% de outra e assim por diante, a minha amostra deveria ter as mesmas características que a população total. E, ainda, deve considerar outras características como hábitat, idade etc.

Comprovar uma hipótese é ainda mais complicado quando queremos afirmar que determinada questão causa certo resultado. Se vem um sabiá doente ao meu quintal para comer uma planta específica e, dias depois, melhora, eu posso supor que aquela planta cura a doença do sabiá.

Porém fazendo mais averiguações vou descobrir que aquela planta está num vaso que tem uma terra diferente da do resto do meu quintal — por exemplo, com certos minerais que aumentam o sistema imunológico do sabiá. Ou seja, não é a planta que causa a melhora, mas outra variável que eu não tinha considerado: os minerais na terra. Mesmo quando duas variáveis se correlacionam, não necessariamente implica causa e efeito.

Talvez eu tenha a hipótese de que a aplicação de reiki em sabiás doentes ajuda na cura deles. Para isso, eu devo comparar a recuperação desses sabiás àqueles que não receberam reiki. De outra forma, não tenho como saber se essa melhora se deve ao reiki ou a outro fator.

Nesses casos se elabora o que chamamos de grupo de controle. Terei dois grupos de sabiás com exatamente as mesmas características (idade, tipo de doença, tipo de tratamento alopático etc.). E só irei aplicar reiki em um desses grupos.

Finalmente, irei apresentar os resultados a meus colegas cientistas que irão revisar os resultados e criticá-los. Essa instância é fundamental, não só porque eu posso ter cometido algum erro no meio do caminho, mas também porque especialistas em outras áreas da ciência podem fornecer informações valiosas.

Vamos dizer que eu tenha comprovado que os sabiás da cidade de São Paulo realmente comem arroz cozido. Elaborei a hipótese de que o arroz cozido é bom para a saúde do sabiá. Porém quando falo com um ornitólogo, ele me explica que o sabiá come arroz cozido na cidade, apesar de não ser bom para a sua saúde, porque não encontra grãos crus, como acontece em seu hábitat natural.

Essa explicação não tem o intuito de fazer com que o leitor consiga, a partir dela, diferenciar uma verdade científica de uma mera hipótese. Senão justamente que *entenda que não pode*.

Não só porque o método científico não é abordado aqui de forma acabada, mas também porque mesmo um cientista não consegue fazê-lo de forma individual.

Se um biólogo me apresenta um experimento sobre o efeito do reiki nas células, eu, por não ser dessa área de estudo, não tenho nenhuma base para fazer perguntas relevantes a respeito. Mesmo se eu fosse bióloga teria que me especializar naquela área. E, mesmo assim, seria difícil. Eu deveria ter acesso ao próprio experimento para poder checar se de fato foi realizado o grupo de controle de forma correta, se existiu um viés na hora de escolher os candidatos, se o método alopático que ambos os grupos receberam foi igual etc.

Finalmente, a afirmação desse biólogo deve sempre estar inserida no debate atual dentro do mundo acadêmico ao redor dessa temática. Isso se chama estado da arte — e garante que o cientista não desconsidere evidências de outras áreas que podem afetar suas conclusões (há doenças que têm componentes psicológicos ou socioambientais). Isso lhe permite conhecer as informações mais atuais. Caso contrário, corre o risco de apresentar conclusões que a ciência já provou incorretas anos atrás.

A questão principal é que nós, de forma individual, não podemos definir o que é uma verdade científica e o que não é. Nem é suficiente que o palestrante seja um cientista, mesmo que reconhecido. Para que algo seja considerado científico, deve ter o aval da própria comunidade científica.

FONTES CONFIÁVEIS

Como podemos saber se um experimento foi ou não feito de forma correta, envolvendo tudo o que isso implica? Considero como válidos somente aqueles que provêm de uma fonte confiável, reconhecida pela comunidade científica.

Por exemplo, a Organização Mundial da Saúde tem reunido evidências científicas suficientes a respeito do efeito de técnicas alternativas na saúde, para afirmar que elas são benéficas. Tanto é assim que recentemente recomendaram aos países incluí-las nos sistemas de saúde[14]. Por isso, o sistema público do Brasil (SUS) tem incorporado

---

[14] Disponível em: https://aps.saude.gov.br/noticia/3152. Acesso em: 3 jan. 2023.

técnicas como a ayurveda, a medicina chinesa, o reiki, a terapia floral e a fitoterapia, entre outras[15].

Sabendo que a OMS é uma referência de saúde de nível mundial, podemos confiar que as evidências apresentadas por ela são de fato científicas. Então, uma coisa que podemos afirmar hoje — na base dessas evidências — é que as terapias holísticas, ou ao menos aquelas técnicas para as quais existem evidências, ajudam a melhorar a saúde. Mas não substituem o tratamento alopático, são apenas complementares.

UM RECORTE, NUNCA O TODO

Também tenho percebido que os cientistas que afirmam que o funcionamento do Cosmos pode ser medido cientificamente só conseguem apresentar evidências a partir de um recorte. Alguns falam de uma molécula; outros, do átomo e outros, a respeito do DNA, mas nunca da totalidade em si mesma.

Isso se deve ao próprio método científico, que, como falamos anteriormente, precisa de um recorte, que seja escolhido um objeto a ser estudado. O que podemos testar cientificamente são hipóteses que se referem a um pedaço delimitado da realidade (por exemplo, o efeito do reiki em agentes com uma doença específica). E justamente por isso, nunca poderemos testar o Cosmos em sua totalidade.

O zodíaco pode nos ajudar a compreender essa questão, porque contém símbolos para representar tanto o Cosmos como a Ciência (BOSIA, 2018).

A ciência no zodíaco se encontra simbolizada por Virgem, um signo de terra. Dos quatro elementos, a terra é aquela com mais massa,

---

[15] Disponível em: https://aps.saude.gov.br/ape/pics. Acesso em: 3 jan. 2023.

ou seja, o mais duro e denso. E, por isso, simboliza as formas (uma parede, o corpo humano, o planeta Terra). As formas são também um limite. Por exemplo, a minha pele é a fronteira do meu corpo e demarca onde ele acaba.

O signo de Virgem simboliza o limite que permite dividir, classificar e organizar. Por isso, a colmeia de abelhas é uma imagem tipicamente virginiana — um grande sistema se encontra dividido e organizado em favos (BOSIA, 2018).

Virgem é o grande construtor de fronteiras, o signo que nos permite criar um sistema eficiente. A agricultura — outra imagem virginiana — ilustra esse processo por meio do qual organizamos os recursos que nos foram dados (a terra fértil) da forma mais eficiente possível (dividimos a terra em linhas, semeamos de acordo com a temporada) para obter os melhores resultados (um plantio maior) (BOSIA, 2018).

A ciência observa e classifica os fenômenos do nosso mundo para poder dizer quais leis regem o seu funcionamento. A lei da gravidade explica, por exemplo, por que uma maçã sempre cai da árvore.

A diferença de outras formas de conhecimento segue um conjunto de regras específicas que possam garantir o objetivo final do pensamento científico: a verdade. Nesse sentido, é possível dizer que a ciência é binária, já que procura discernir entre duas opções: verdadeiro e falso (BOSIA, 2018).

Se um cientista supõe que certo fenômeno funciona de certa maneira, aquilo não irá se converter numa verdade simplesmente porque ele quer. Ele terá que criar uma hipótese: uma suposição a respeito de algo que possa ser verificada. Irá afirmar que um objeto da realidade funciona de certa forma. E depois, irá observar aquilo, registrar os resultados detalhadamente, até poder comprovar se esse fenômeno se comporta ou não da forma que supôs.

Por isso, a ciência necessariamente trabalha com objetos de estudo, um pedaço da realidade que pode ser observada. Trata-se sempre de um recorte do todo e nunca a totalidade em si mesma.

O Cosmos é a própria totalidade: tudo o que existe, existiu e virá a existir. Não é possível criar uma hipótese da totalidade porque seria impossível sua verificação.

A terra divide, ordena, classifica, diferencia, delimita. E a totalidade, justamente pelo fato de ser tudo ao mesmo tempo, prescinde de divisões.

A totalidade corresponde ao signo de Peixes, que não é só o último signo de água, como, inclusive, o último signo do zodíaco. A água não tem limites. Se na terra encontramos as formas sólidas e duradouras das montanhas, na água estão as correntezas, as ondas do mar, um rio que transborda.

Cada signo do zodíaco tem seu oposto complementar. Ou seja, símbolos que são tão diferentes, que se opõem. E, ao mesmo tempo, justamente por se encontrar em extremos, podem se completar. Por exemplo, Gêmeos é a pergunta e Sagitário é a resposta.

Esse é o caso de Virgem e Peixes. Em Virgem, trabalhamos com limites que nos permitem classificar o mundo material. Nesse signo definimos um objeto a ser estudado e recortamos um pedaço desse todo para observá-lo.

A ciência se encarrega de estudar pedaços. Ou seja, não estuda a totalidade. Mesmo quando a ciência vai acumulando cada vez mais conhecimento sobre mais e mais objetos, sempre acumula mais pedaços e nunca alcançará o todo.

O PEIXE NÃO ENXERGA O OCEANO

Se não podemos compreender o completo funcionamento do Cosmos é justamente porque nós mesmos somos intracósmicos.

Somos como um peixe nadando no oceano. Sabemos que ele existe, podemos senti-lo permeando nosso corpo e intuímos que a nossa vida se encontra afetada por suas águas, mas não podemos abrangê-lo.

Para poder medir seu funcionamento, deveríamos estar fora do Cosmos para observá-lo. Como já sabemos, isso é impossível. Nas palavras de Bosia:

> Pelo fato de ser parte do tudo, ao ser intracósmicos, somos incapazes de abrangê-lo. O Tudo (com maiúsculas), o Cosmos, não é conceitualizável. A mente é incapaz de chegar a pensá-lo. Para isso, teríamos que estar fora do Cosmos e isso é impossível. (BOSIA, 2017a, p. 22 e 38; tradução livre)

Por ser uma parte de Tudo é impossível conceitualizá-lo, não podemos definir exatamente como funciona. Trata-se do próprio Cosmos. Quão arrogante é assumir que podemos medi-lo como se fosse um objeto? Como poderíamos defini-lo nesse nível de detalhe?

Se realmente acreditamos na existência de tal entidade, então devemos aceitar que seu funcionamento sempre será, pelo menos em parte, um mistério. Quem trabalha com algo superior a si mesmo entende com humildade a sua pequenez.

Mesmo que a totalidade não possa ser medida cientificamente, não quer dizer que não possamos experienciá-la e interagir com ela de alguma forma. Só significa que não é possível conhecer a totalidade a partir do sistema de pensamento científico, que funciona com limites. Porém como sabemos, o ser humano se comunica com o Cosmos há milhares de anos e simplesmente o faz através de outro sistema de pensamento: o simbólico.

Se tentarmos compreender a totalidade a partir do pensamento científico, não chegaremos a nenhum lugar. E como esse é o pensamento dominante de nosso tempo, é a isto que estamos acostumados. É preciso primeiro conhecer as diferenças entre ambos para só depois compreender o pensamento simbólico como uma forma *sui generis* de ir ao encontro da totalidade.

A DIFERENÇA ENTRE O PENSAMENTO CIENTÍFICO E O SIMBÓLICO

Para Bosia, o pensamento científico é binário, no sentido de que funciona com o número 2:

> O pensamento dominante (ou seja, o científico tradicional) funciona sobre a base do número 2. É binário. As coisas são boas ou más, cheias ou vazias, verdadeiras ou falsas, zero ou um, são ou não são. E não existe uma terceira possibilidade. (BOSIA, 2017a, p. 8-9; tradução livre)

Para poder discriminar entre verdadeiro e falso, e excluir uma terceira possibilidade, a ciência trabalha com quantidades, lógica e conceitos.

A ciência trabalha com a lógica, ou seja, sempre que acontecer x, o resultado será y. Pela lei da gravidade sabemos que o planeta Terra exerce um efeito que atrai os objetos até si mesma. Então, podemos dizer que sempre que uma árvore se encontra no planeta Terra, suas maçãs irão cair no chão.

As artes simbólicas não trabalham com a lógica. Não é possível dizer que sempre que sai a carta x, vai acontecer y.

A ciência trabalha também com conceitos: um conceito é uma representação mental de um objeto. A palavra *cadeira* não faz referência só à cadeira que uso para me sentar, mas a todas as cadeiras que existem no mundo.

Um conceito serve para poder classificar tudo o que tem as mesmas características. Se alguém fala em cadeira, eu sei que se refere a um objeto usado para se sentar. Eu, inclusive, posso imaginar uma cadeira com todas as suas características.

Um conceito consegue classificar objetos diferentes — porque sua cadeira e a minha não são a mesma —, mas ambas têm certas características em comum que as categorizam em um mesmo grupo.

Sem conceitos não há ciência. Para todos os médicos o ferro deve significar a mesma coisa. Caso contrário, cada um interpretará algo diferente do mesmo exame de sangue.

Pensar que as artes simbólicas possam trabalhar com conceitos é o que nos leva a fazer interpretações literais e reducionistas. Seria como deduzir, por exemplo, que o agente vai conhecer um homem de barba e cabelo cacheado toda vez que sair a carta do Imperador (como a figura que ilustra a carta).

Por último, a ciência trabalha com quantidades. Einstein nos ensinou que a luz viaja a 299.792.458 metros por segundo. De um trânsito astrológico não é possível deduzir quais são os números do bilhete de loteria premiado. As quantidades são do âmbito da ciência e não das artes simbólicas.

Porém como o nosso pensamento dominante é científico, tendemos a interpretar as artes simbólicas de forma binária, o que nos leva a interpretações literais e visões reducionistas, que levam ao determinismo.

O tarô, o zodíaco ou o I Ching não são ciências, mas artes simbólicas. E a chave para compreendê-las é evitar o uso do pensamento científico ao que estamos acostumados. E aprender em troca a respeito do pensamento simbólico.

Como dizíamos anteriormente, quem trabalha com o holístico considera que o Cosmos é uma variável na hora de compreender o agente, já que o influencia. Ao mesmo tempo, sabe que não pode mensurar o Cosmos, como o faria com um objeto.

Por isso, para Bosia, a arte de interpretar símbolos responde ao pensamento simbólico ou trinário: "A importância do três — portador, nada menos, que da possibilidade do vínculo entre o um e o dois — nos convida a chamar trinário ao pensar que vai além do binário excludente" (BOSIA, 2018, p. 21; tradução livre).

A ciência procura distinguir entre duas variáveis: verdadeiro e falso. Qualquer outra opção é excluída. Já as artes simbólicas, pelo fato de lidar com o Cosmos, devem pensar para além do binário excludente.

A chave para compreender essa questão está na relação entre destino e livre-arbítrio. Como muitas tradições espirituais vêm nos ensinando há milhares de anos, não se trata de escolher entre uma das duas opções: o nosso destino não está fadado a acontecer. Se assim fosse, não teríamos nenhum tipo de livre-arbítrio.

Ao mesmo tempo, não é um conjunto de eventos totalmente aleatório e sem sentido. O Cosmos nos influencia e temos também a capacidade de fazer escolhas. Ambas as noções convivem, mesmo que possam parecer contraditórias.

As artes simbólicas trabalham com o número três porque devem lidar com a contradição. Se nós tentarmos converter as artes simbólicas a uma lógica binária, deve-se em parte a questões históricas, e em parte à nossa necessidade de ter a ilusão de controle.

A ideia de poder deduzir de uma carta de tarô exatamente o que vai acontecer amanhã pode ser muito tranquilizador, porque nos dá a falsa ilusão de controlar o destino.

A RODA DA FORTUNA

Esse ensinamento se encontra também no arcano A Roda da Fortuna. Nesta carta observamos uma grande roda girando e duas figuras animalescas que tentam controlar seu movimento. A figura que está indo para baixo está apavorada, procurando impedir a queda sem perceber que a descida é só momentânea e que o próprio movimento da roda irá levá-lo para cima novamente. Quem está subindo se segura para garantir sua posição nas alturas, o que também de nada adianta, visto que vai descer em breve.

A·RODA·DA·FORTUNA

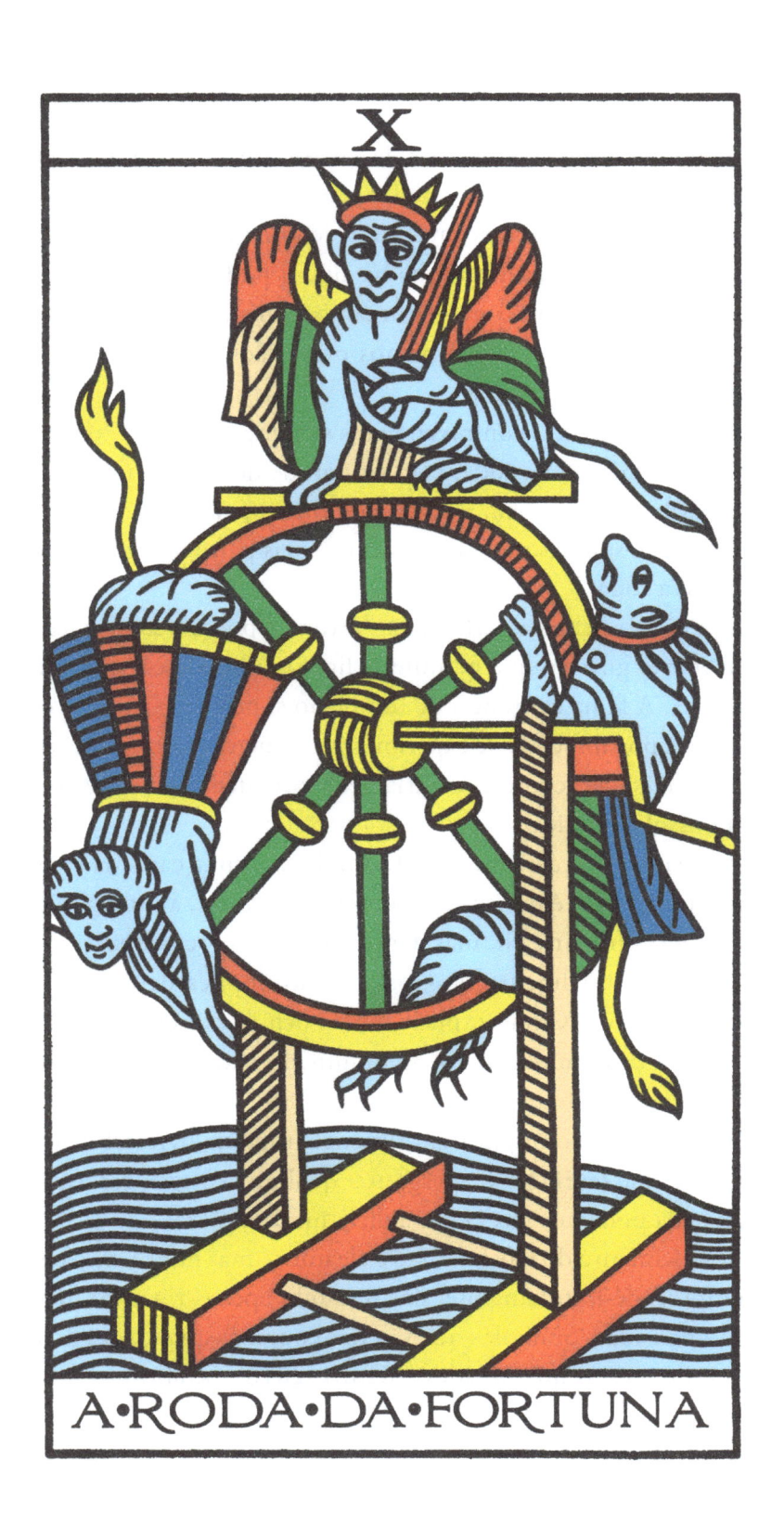

As figuras estão convencidas de que seu agir lhes garante algum controle da situação, mas são elas que acabam sendo controladas pela esfinge que as observa na parte de cima da roda. A coroa e a espada desta figura indicam que há algum poder sobre os dois que estão na roda. Quando nos esforçamos para controlar os acontecimentos ao nosso redor acabamos presos aos nossos mecanismos de controle.

Quando as figuras compreendem a sua impotência, se rendem ao eterno movimento da roda. Não só porque de fato não conseguem controlá-la, mas também porque percebem, pela primeira vez, que as descidas e subidas não são aleatórias, mas parte de algo maior do que elas: a roda.

Se a carta se chama A Roda da Fortuna é porque confiar na roda e seu eterno giro é o que permite às figuras animalescas perceberem a fortuna. A fé na existência de um plano superior ao nosso é o que nos abre à possibilidade de experimentar a sincronia: as coincidências significativas que acontecem diariamente orientam a nossa ação como uma bússola cósmica.

A roda reaparece no arcano O Mundo, a última carta da jornada. Mas agora, a roda é uma grinalda. Nesta instância, a protagonista já não reluta com o ir e vir, mas dança entregue ao seu ritmo.

Ter fé no movimento do Cosmos não implica deixar tudo nas mãos do destino. Como explica Sallie Nichols no seu livro *Jung e o tarô*, a crença num destino predeterminado não é um conceito que se possa deduzir do tarô (NICHOLS, 1988).

A predestinação implicaria a ausência total de livre-arbítrio e, se assim for, que sentido teria perguntar qualquer coisa às cartas, se, ao final, nada podemos fazer com aquela informação?

O movimento do Cosmos não é aleatório, mas nunca chegaremos a compreendê-lo totalmente, nos restando apenas trazer arquétipos dessa imensidão. Símbolos que vão nos contar as qualidades do tempo, mas nunca as quantidades (BOSIA, 2018). Se abrimos um tarô

XXI

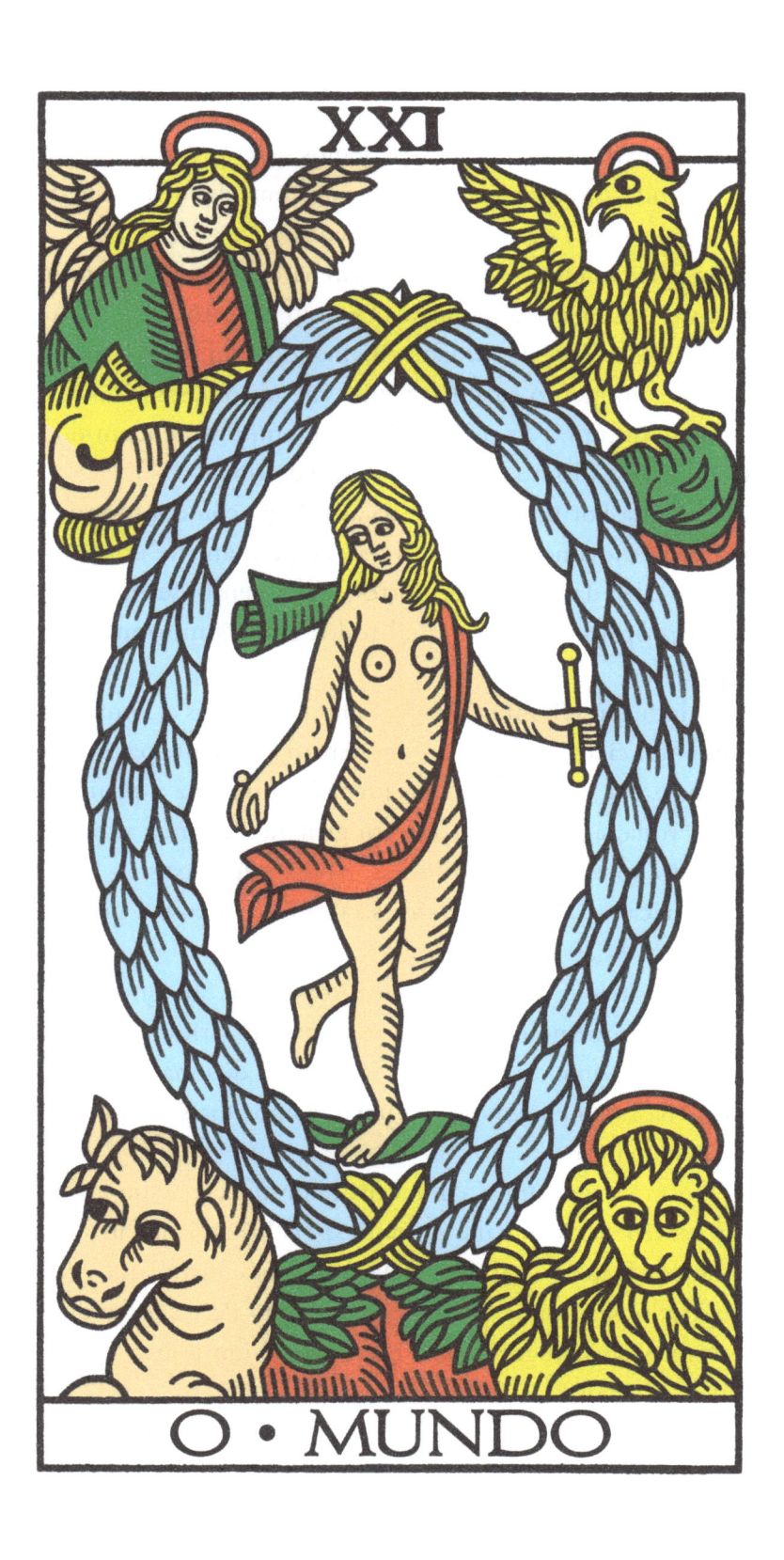

O · MUNDO

e aparecer o arcano O Amante, podemos saber que aquela pessoa se encontra indecisa entre duas opções, e que uma das duas é um desafio que o Cosmos está lhe propondo aprender.

Mas não podemos saber quais são as duas opções nem qual a pessoa vai escolher. Não é possível extrair do tarô se aquela pessoa está decidindo entre continuar trabalhando com seu pai ou realizar um empreendimento sozinha. Muito menos podemos saber o que finalmente decidirá. As quantidades do tempo dependem do livre-arbítrio e, esse último, não pode ser predestinado.

A Roda da Fortuna presente na astrologia como a própria Roda Zodiacal, o movimento do Universo de permanente criação e destruição, o ciclo da vida (vida-morte-renascimento) se encontra também no próprio corpo, no qual todos os dias morrem e nascem novas células.

No hinduísmo Brahma, o ciclo significa Cosmos e, também, Ovo. Quando um ciclo acaba já contêm dentro a semente para um novo. O Mundo é a última carta da jornada, que traz a promessa do novo. A roda, agora convertida em grinalda, contêm uma mulher grávida do porvir. De igual forma, o signo de Peixes — último da roda zodiacal — simboliza a dissolução do ciclo e a gravidez do novo (BOSIA, 2018).

Cada vez que o calendário marca o final do Sol em Peixes sabemos também que no outro dia o Sol entra em Áries. E, mesmo que pareça um movimento circular, trata-se mais de uma espiral. A cada ano que passa aprendemos algo novo, somos mais velhos, vivemos novas experiências.

O Cosmos não é um círculo fechado porque, se assim for, a nossa história se repetiria como um eterno *déjà-vu*. Não existiria livre-arbítrio nem novidade, pelo contrário, uma espiral ascendente que permite o aprendizado paulatino e a evolução. Quando Peixes fecha um ciclo, logo vem Áries inaugurar uma nova espiral um pouco mais ampla do que a anterior.

Porém se observamos a carta A Roda da Fortuna, vamos ver que, de fato, parece um círculo. As figuras que estão na roda parecem dois ratos desesperados para sair, sem perceber que não vão a nenhum lugar. Só giram e giram numa repetição entediante.

Os protagonistas da cena estão presos em mecanismos de controle inconsciente e acabam criando padrões de conduta que os levam a uma cansativa repetição de eventos. Quando confiam no movimento da roda, se libertam da repetição.

A imagem da Roda da Fortuna ilustra a nossa percepção do Cosmos, quando nos encontramos tomados pelo controle. Na carta O Mundo a percepção muda: a Roda é agora uma grinalda e o círculo é ovalado. E, ao invés de nos encontrar aprisionados, correndo a nenhum lugar, agora dançamos fluidamente.

A dança simboliza o livre-arbítrio, as quantidades do tempo. A grinalda, o plano cósmico, as qualidades do tempo. Agora, a protagonista já não procura controlar o destino, nem o ignora. Ter saído daquela dualidade lhe permite dançar, mas ao ritmo do Cosmos. O movimento que ela realiza com seu corpo é a liberdade de ação que ela tem dentro da grinalda.

No zodíaco, encontramos um ensinamento similar. O último signo do zodíaco é Peixes, que simboliza a abertura ao todo. O signo anterior, Aquário, é a possibilidade de pegar um significado do Cosmos (acima) para compreender os fenômenos do mundo terrestre (abaixo). Por isso, Peixes simboliza o ritmo e Aquário, a dança. Quando compreendemos o abaixo, com o significado do acima, dançamos no seu ritmo.

Na Roda da Fortuna, os protagonistas lutam com a ideia de destino predestinado e repetitivo, tentando lhe opor a ideia de um livre-arbítrio onipotente. A dançarina despreza a ideia de predestinação e vive em troca da fé. Esta última não se opõe ao livre-arbítrio, mas o inclui como parte necessária de um jogo a dois, entre ela e o Cosmos.

A dançarina já aprendeu que há uma inteligência superior a ela e que, portanto, nunca poderá ser apreendida nem abarcada em sua totalidade. São os animais da roda os que tentam se posicionar no papel de um juiz cósmico que consegue afirmar categoricamente o que vai acontecer e fracassaram profundamente.

A dançarina tem a humildade de se saber tão pequena no Cosmos, como uma formiga em relação a um humano. Aceitar que não tem controle lhe permite confiar, mas não lhe impede de agir.

As artes simbólicas como o tarô, quando lidas com cuidado, não nos eximem da nossa responsabilidade nesse mundo. Muito pelo contrário. Nos motivam a dançar, mesmo que não tenhamos nenhum controle sobre o som que o DJ vai colocar na pista. Esse é o desafio e, também, a dádiva de estar vivo.

CONCLUSÃO

O Cosmos não é uma ciência. Isso não deve ser algo que lhe tire a seriedade. Pelo contrário. Compreender seu caráter *sui generis* é o único meio que nos permite trabalhar com seriedade e ética.

Aqueles que defendem que o holístico é científico têm tanto medo de que seu trabalho seja considerado uma mera opinião ou uma superstição que acabam fazendo exatamente o que procuram evitar: apresentam meras opiniões como verdades científicas.

Aquilo lhes faz perder a oportunidade de realmente compreender o sistema de pensamento particular ao que o Cosmos responde. E mais importante: as faz colaborar com um negacionismo científico extremamente perigoso.

Há dois sistemas de pensamento, duas estradas paralelas, cada uma com suas regras e sua validade. Podemos andar pelas duas, sem nenhum conflito. A ciência e as artes simbólicas podem perfeitamente conviver: enquanto a ciência procura entender os fenômenos do mundo, o simbólico procura dar sentido e propósito à nossa vida.

A ciência precisa ser binária, mas quando convertemos a mensagem dos Cosmos em verdadeiro ou falso, procuramos ter um controle absoluto sobre o Cosmos. E isso já sabemos que está fora de nosso alcance.

As tradições espirituais nos lembram sobre a existência de um plano, mas também do livre-arbítrio. Por isso, o que podemos trazer do Cosmos é sempre uma qualidade, um tom que o céu toma. Se sair a carta O Carro no meu futuro, sei que atravessarei uma etapa em que irei aprender sobre autonomia. Mas não posso saber se vou viajar ou abrir uma empresa. Saber disso implicaria que não temos livre-arbítrio. Significaria que nosso futuro está fadado a acontecer. E, se esse for o caso, de nada adianta abrir um tarô.

A ciência pode nos dizer exatamente o tempo que um objeto demora para atravessar uma certa distância e onde o objeto vai se posicionar. Nunca poderemos extrair esse nível de exatidão do Cosmos. E isso não depende de nosso nível de conhecimento e nem de nossa evolução espiritual, mas das próprias características do Cosmos, que funciona, como todas essas correntes nos lembram, com essa mistura de plano e livre-arbítrio.

Se pudéssemos traduzir uma carta de tarô ou um trânsito astrológico ao sistema binário, isso implicaria saber exatamente o que vai acontecer amanhã. E, então, não teríamos livre-arbítrio.

O intuito de traduzir o pensamento trinário ao binário, responde, entre outras coisas, à nossa necessidade de controle, à nossa busca de evitar lidar com a incerteza que implica estar vivo.

Temos que evitar tornar o trinário em binário, porque isso nos impede de compreender o significado simbólico que se pode extrair do Cosmos. E, ainda, porque assumir que o holístico e o científico podem trazer consequências negativas a um nível ético.

Quando tentamos reduzir um sistema a outro, tendemos a afrouxar o método científico para poder dizer que o Cosmos tem comprovação científica. Ou então, reduzimos a imensidão do Cosmos e a complexidade dos símbolos a uma interpretação literal, para que caibam no método científico.

Não é possível medir o Cosmos com o método científico porque esse último trabalha com objetos de estudo e recortes. E o Cosmos é a própria totalidade. Dito isso, só é possível medir algumas questões, como o efeito de uma técnica holística nos agentes.

Mas nós, individualmente, não temos a capacidade para discriminar o que é uma verdade científica e o que não é. Portanto, recomendo em primeiro lugar que esqueçamos da obsessão de tentar provar que o Cosmos é mensurável. E, em segundo lugar, que ao buscar evidências sobre algum assunto — e, portanto, um recorte — as pessoas procurem exclusivamente naquelas instituições que têm respaldo científico em âmbito global.

CAPÍTULO 4
AS ARTES SIMBÓLICAS

As mensagens que provêm do Cosmos não são dogmáticas nem podem ser mensuradas através do método científico. São símbolos que contêm significados universais e, para poder interpretá-los, é preciso compreender as artes simbólicas como um sistema de pensamento *sui generis*.

A ciência trabalha com quantidades, conceitos e lógica, enquanto as artes simbólicas trabalham com qualidades, símbolos e analogias.

O COSMOS E SUAS QUALIDADES

Entendemos aqui o Cosmos não como um conjunto de eventos aleatórios e sem sentido — nem com um olhar antropocentrista — como uma pessoa que nos olha de cima. Olhamos como um organismo vivo no qual estamos imersos. E, justamente por isso, nunca conseguiremos compreendê-lo de forma acabada.

O Cosmos é a totalidade: todas as coisas, desde o micro atômico até o mais macro, inclusive as coisas que desconhecemos e nem imaginamos que possam existir. Tudo o que existe, existiu e existirá, até uma noção de tempo que está além de nosso entendimento.

Pensamos no Cosmos como uma ordem que tem qualidades — por isso é possível dizer que é belo — e que estrutura tudo o que existe. Bosia descreve o Cosmos da seguinte maneira:

> Os pensadores da Era de Áries cunharam o termo "Cosmos" para se referir ao que agora chamamos de "universo",

dando-nos assim uma pista para entender que na Era de Áries a realidade era considerada uma "ordem que era apreciada como bela", que é o que se entende pelo termo "Cosmos". É uma bela ordem que estrutura tudo o que é e à qual os deuses também estão sujeitos. A tal ponto que os deuses antigos representam de fato as diferentes qualidades essenciais do Cosmos. Apesar de sua aparência, eles não são sujeitos; são qualidades e, portanto, algo muito diferente do deus singular da Era de Peixes, que é um sujeito possuidor de vontade, intelecto e liberdade. Os mortais, por outro lado, estão integrados à ordem do Cosmos, na qual devem viver seu destino. É uma ordem que inclui qualidade — daí a beleza. (BOSIA, 2018, p. 43-44; tradução livre)

Essas qualidades também podem ser chamadas de arquétipos. São significados universais transversais ao espaço-tempo porque justamente abordam as qualidades do Cosmos, que é infinito.

As tradições desta concepção têm criado um sistema para simbolizar o Cosmos e suas qualidades. O zodíaco é um sistema simbólico em que a roda zodiacal simboliza o seu movimento, e, cada um dos signos do zodíaco, como uma das qualidades do Cosmos. Como tudo o que existe se encontra estruturado através dessas qualidades, o zodíaco nos permite pensar em toda a existência[16].

---

[16] A interpretação simbólica não é exclusiva do tarô e da astrologia, pois está presente até nas terapias que focam mais no aspecto energético ou vibracional, como reiki, acupuntura, homeopatia, terapia floral, alquimia etc.

Para esses terapeutas, compreender o pensamento simbólico é tão importante quanto para um astrólogo e tarólogo. Isso porque há sempre uma leitura a ser feita, que se realiza através de símbolos. O reikiano escuta o agente falar sobre uma questão de autoestima ou sobre uma gastrite e pensa no chakra plexo solar. Porque aquelas palavras pertencem ao núcleo de significado desse símbolo.

Por exemplo, os chakras são também símbolos que se referem a certas emoções e seus correlatos no corpo físico. E, assim como o zodíaco e o tarô, representam uma jornada do herói que vai desde os assuntos mais básicos da vida (simbolizados pelo primeiro chakra: base) até o final dela, quando nos dedicamos aos assuntos mais abstratos (representados pelo sétimo chakra coronário).

Se as ciências trabalham com quantidades (ou seja, com o que pode ser medido) as artes simbólicas trabalham com qualidades. Isso quer dizer que se dedicam a descobrir com quais arquétipos o Cosmos tem estruturado um aspecto da realidade.

Ao interpretar um mapa astral, o astrólogo está observando as qualidades com as quais o Cosmos tem carimbado aquela pessoa. E, da mesma forma, quando um tarólogo abre o baralho para compreender os arcanos que regem os próximos meses, está interpretando as qualidades do Cosmos para um contexto específico.

Da mesma forma, quando um agente se encontra atravessando um trânsito astrológico cheio de energia ariana, é possível interpretar que aquele agente irá experimentar as qualidades que aquele símbolo representa.

No caso de Áries, pode-se dizer, por exemplo, que essa pessoa irá viver grandes começos. Se Áries estiver vinculado a outros símbolos, é possível dizer a área da vida a que esses começos estão referidos. De Áries na casa 10 se pode interpretar começos na área vocacional.

Eu nunca poderei extrair daquele símbolo informações literais ou lógicas: de Áries na casa 10 não é possível deduzir que a pessoa vai ter um empreendimento de indumentária para bebês chamado *Roupinhas* localizado na Rua Serpentina.

Se não podemos abranger o Cosmos na sua totalidade, podemos trazer dele um significado universal, um arquétipo que expressa uma qualidade. E, para pensar esse significado, criamos um símbolo — uma imagem ou palavra que nos permite pensá-lo.

O mesmo se aplica para um acupunturista e o terapeuta ayurveda que usam símbolos da medicina chinesa (como a madeira) ou dos doshas (como pitta). E, ainda, para aqueles que trabalham com plantas, por exemplo, a arruda geralmente é vinculada ao elemento fogo, ao chakra base, e aos órgãos sexuais etc. Portanto, esse terapeuta também faz o trabalho de compreender o significado que a planta simboliza para poder compreender que planta precisa um agente.

Inclusive, é interessante como a simbologia dos quatro elementos encontra-se presentes em praticamente todas as técnicas holísticas, desde a astrologia, o Tarô, a ayurveda, os chakras etc.

Justamente por isso os símbolos trabalham com analogias: imagens que aludem a um significado. Por exemplo, Áries, por ser o primeiro signo do zodíaco, simboliza o começo: o impulso vital que dá início às coisas. E por esse motivo podemos pensar em Áries como o parto: a ação pela qual se quebra a bolsa amniótica e se corta o cordão umbilical. O momento em que saímos ao mundo, quando deixamos de ser um feto e passamos a ter um nome.

Ou, ainda, o *Big Bang*: a passagem do puro vazio à criação do Universo; o colapso que converte o não manifesto em manifesto; a ação de Brahma ao quebrar o ovo cósmico para dar início ao Universo.

E, inclusive, fazer analogias com outros símbolos que aludem ao mesmo significado. Por exemplo, no tarô, O Louco representa a nossa chegada ao mundo, a criação de algo novo.

Aquilo não significa que Áries seja literalmente o *Big Bang*, nem que seja igual ao arcano O Louco. São apenas imagens para falar a respeito da mesma qualidade arquetípica: o começo.

O terceiro quarteto

O próprio zodíaco pode nos ensinar a respeito da arte de interpretar símbolos. A roda zodiacal — assim como o tarô — pode ser analisada de forma sincrônica (ou seja, observando cada signo em particular), mas também de forma diacrônica, ou seja, como uma jornada que vai desde o primeiro signo até o último, criando uma história que descreve a nossa passagem por esta terra e as aprendizagens universais pelas quais o ser humano atravessa.

Os doze signos do zodíaco podem ser divididos em três quartetos. O primeiro, que vai desde Áries até Câncer, simboliza o pré-singular: Áries pode ser interpretado como o parto, o impulso que nos traz a esta terra. Touro como a constituição de um corpo com forma própria. Gêmeos simboliza a etapa quando a criança aprende a se comunicar e, finalmente, Câncer, o núcleo familiar no qual a criança cresce. O primeiro quarteto representa a aprendizagem a respeito dos princípios básicos da vida, que possibilitam que o ser humano seja um ser autossustentável.

Já o segundo quarteto simboliza a identidade e os vínculos. Em Leão, a criança aprende que tem uma identidade para além do núcleo familiar e começa a expressar seu eu singular (poderia significar a etapa da adolescência). Em Virgem, aprende que pertence a uma comunidade à qual deve ser útil (começa então a trabalhar). Em Libra, cria uma parceria harmoniosa com um outro (um casal, por exemplo). Escorpião é o resultado dessa parceria (por exemplo, um filho).

Quando chegamos ao último quarteto, a experiência singular está completa e estamos prontos para aprender os assuntos vinculados ao coletivo e ao cósmico. Em Sagitário olhamos o céu pela primeira vez, experimentamos a fé e criamos um símbolo que nos permite pensar no divino. Em Capricórnio, aprendemos que o nosso tempo na terra é finito e que temos uma vocação a realizar.

Quando nossos assuntos estão em ordem é momento de Aquário. E agora, assim, podemos também pensar fora do tempo. Aquário é simbolizado por duas ondas. A de baixo simboliza o nosso tempo do relógio (o tempo finito). A onda de cima simboliza o tempo fora do tempo, a eternidade (ou infinito): é o tempo do Cosmos. A função de Aquário é trazer um significado de cima para baixo.

Finalmente, Peixes simboliza o final da jornada e, portanto, a dissolução dos limites que nos separam com a totalidade. Se em Aquário trazemos um significado de cima, quem possibilita esse encontro com o Cosmos é Peixes. Em Peixes está representada a experiência mística e a alma, que é a parte nossa que pulsa ao ritmo do Cosmos (BOSIA, 2018).

O Símbolo[17]

O signo de Sagitário, simbolizado com a ação de jogar uma flecha no céu, representa o momento em que apontamos para cima. Pela primeira vez realizamos o exercício de nos abstrair para pensar em algo longe de nós e de nosso cotidiano. Nesse signo experimentamos a fé, um sentimento que nos permite acreditar em algo além de nós, mesmo que não possamos comprová-la.

Em Sagitário aprendemos também a simbolizar. Ou seja, a criar um vaso para conter o que temos experimentado naquele exercício de abstração.

O símbolo é qualquer coisa que usamos para representar um significado: pode ser uma palavra (como Áries) ou uma imagem (por exemplo, o carneiro de Áries).

> Nossa parte sagitariana tem outra capacidade muito interessante: a de produzir símbolos. Quando falamos aqui de símbolos, não estamos nos referindo a certos tipos de objetos especiais, mas a qualquer coisa, na medida em que suporte um encargo extra significativo que lhe atribuímos, e que tenha o efeito de referi-lo a algo mais. (BOSIA, 2018, p. 413; tradução livre)

Se em Sagitário se cria o símbolo, em Aquário se canaliza o significado dessa imagem. Sagitário cria o vaso, o Aquário o enche de conteúdo. Porém antes de chegar a Aquário, é necessário compreender melhor o conceito de tempo.

---

[17] É importante deixar claro que os símbolos não são exclusivos das técnicas que visam interpretar a mensagens do Cosmos, mas outras áreas consideram símbolos porque esses últimos estão presentes também nas construções sociais. Por exemplo, é possível também pensar na bandeira de um país como um símbolo. Mas aqui, nesse texto, vamos analisar os símbolos em mensagens do Cosmos.

O tempo

Em Capricórnio aprendemos a respeito dos limites do tempo. O nosso tempo nesta terra se encontra limitado por uma quantidade de tempo: o nosso corpo envelhece.

A nossa vida é finita, e, portanto, é preciso culminar nossos assuntos aqui porque em Capricórnio a nossa jornada está prestes a terminar. Por isso, esse signo simboliza a vocação, a nossa forma de colaborar com o mundo — a semente que iremos deixar.

Essa é a noção de tempo a que estamos mais acostumados. Mas o tempo tem duas direções: horizontal e vertical.

Em Capricórnio ganhamos a compreensão total do tempo horizontal. Isso é o tempo do relógio, um instante sempre vem após o outro. O dia de hoje é diferente de ontem. É um tempo linear, uma acumulação de eventos sucessivos.

Já em Aquário aprendemos sobre o tempo vertical, o tempo da eternidade. Muitos lhe dão o nome de não tempo ou de tempo fora do tempo.

O Cosmos é também chamado de totalidade, porque se trata do todo, ou seja, onde não há nenhum tipo de separação, e, portanto, nenhum tipo de limite. Isso também inclui a noção de tempo.

O nosso tempo sucessivo separa o dia da noite, o ontem de amanhã. É um limite concreto: a fruta que está madura hoje estará podre amanhã.

O tempo da totalidade não tem limite algum e, por isso, também prescinde de realidade concreta. Lá a fruta não está verde, madura e nem podre. Ou está de todas as formas ao mesmo tempo ou de forma nenhuma. E o tempo em que tudo é em potência, mas nada é concreto em existência.

A experiência mística demanda o sacrifício do ego, de tudo o que nos separa da totalidade. E isso inclui também a noção do tempo. Ou, pelo menos, do nosso tempo: o tempo da consciência, que é o tempo do relógio.

O relógio separa o passado do presente e do futuro: um dia passa após o outro, o segundo que vivemos agora se converte em passado no momento que o próximo segundo se converte em presente. A agulhinha do relógio nos lembra dessa separação entre passado, presente e futuro. A totalidade não tem esse tempo, porque é o todo, em que passado, presente e futuro são um só.

Essa noção está presente em muitas tradições espirituais. Quando nos conectamos com o Cosmos nos conectamos também com o tempo da eternidade ou o infinito, que não responde à finitude de nosso tempo, é um tempo sem limites.

O significado

Aquário é simbolizado por duas ondas, a de baixo simboliza o tempo horizontal (o tempo finito) e a de cima simboliza o vertical (o tempo infinito). Desse signo extraímos um significado do tempo vertical para trazê-lo ao tempo horizontal.

Esse significado é universal, no sentido de que corresponde ao tempo da eternidade. Por isso, Jung chama esse significado de arquétipo.

Da ondinha de cima não podemos extrair uma fórmula concreta que nos fale o que devemos fazer, quando e com quem. Isso implicaria tirar de cima algo que responde ao tempo finito. Não podemos extrair daí uma receita moral, pois a moral é composta de códigos culturais, que dependem de um tempo histórico. A moral é finita e muda através do tempo.

O que extraímos de cima é um arquétipo universal. E nós teremos o trabalho de interpretar esse arquétipo de acordo com o nosso contexto histórico, com a nossa conjuntura. Trazemos algo da onda de cima para aplicar o significado na onda de baixo.

Quando alguém equipara espiritualidade e ciência, esquece que o binário responde ao tempo finito. Do Cosmos não podemos extrair informações quantitativas como aquelas que a ciência usa. Como dizíamos anteriormente, a ciência pode nos dizer exatamente a que hora um avião vai chegar em determinada cidade (em função da velocidade em que anda, o peso, os quilômetros etc.).

Da totalidade, não podemos extrair esse conteúdo. Do Cosmos não é possível extrair uma conclusão a respeito do que vai acontecer amanhã.

E, da mesma forma, do Cosmos não se pode extrair uma receita a respeito do que nós temos que fazer exatamente. O dogma não provém do Cosmos, ele é criado pelas pessoas.

Somos nós que procuramos evitar a incerteza de estar vivos e queremos converter o infinito ao finito (o trinário em binário). E somos nós que não queremos lidar com as nossas escolhas morais e procuramos projetar no céu (ou em um dogma ou em um guru) aquela responsabilidade.

O Cosmos justamente nos ensina a lidar com a incerteza, com o fato de não termos controle nenhum sobre os acontecimentos. E, ainda, a desenvolver a nossa autonomia para tomar nossas próprias decisões.

O que podemos extrair do Cosmos são arquétipos que contêm um ensinamento a respeito da existência. E esses ensinamentos são universais, no sentido de que estão incluídos na nossa passagem pela terra, independentemente da época, do gênero, da etnia etc.

Por exemplo, o signo de Câncer significa cuidar, que é o ato de proteger e nutrir. Podemos pensar em Áries (o primeiro signo) como o impulso inicial da criação do ser humano, o espermatozoide indo até o óvulo. Touro (o segundo) pode significar o óvulo que o recebe. E Gêmeos (o terceiro), o processo por meio do qual óvulo e espermatozoide se relacionam.

Até agora, o espermatozoide e o óvulo eram entidades separadas, mas em Câncer aparece pela primeira vez uma célula com vida autônoma. E essa célula vai se multiplicar pelo processo de se subdividir a si mesma, até criar o que conhecemos como uma pessoa.

O que torna essa célula uma vida autônoma é o fato de estar separada do resto por uma membrana que a protege, mas que também se abre para permitir a nutrição da célula.

Da mesma forma, podemos pensar nesses arquétipos como etapas da vida, sendo Áries o parto (a chegada); Touro, a constituição de um corpo autônomo que percebe o mundo com cinco sentidos; Gêmeos, a criança que aprende a criar relações entre conceitos e palavras; e Câncer, a criança fazendo parte de um núcleo familiar que a abriga.

Câncer simboliza a função de cuidar (nutrir e proteger), comumente chamada de função materna, mas que pode ser exercida por qualquer pessoa na família. O adulto que cuida dessa criança terá o desafio de compreender quando protegê-la (fechando a membrana) e quando nutri-la (abrindo a membrana) (BOSIA, 2018).

A nutrição não implica apenas o alimento, mas a possibilidade de que a criança se nutra de experiências diferentes para poder crescer de forma saudável. Se a membrana está muito fechada, a criança será superprotegida e não aprenderá as experiências necessárias para uma vida autônoma. Se a membrana ficar muito aberta a criança não recebe a proteção necessária e poderá ser negligenciada (BOSIA, 2018).

Como se vê, há uma aprendizagem universal em Câncer que é cuidar de uma vida para que se torne autônoma. O que implica aprender a proteger e nutrir de forma saudável.

Esse arquétipo é universal e a função de cuidar pode ser exercida por qualquer pessoa. Muitos astrólogos equiparam Câncer com a maternidade. Sendo que, na verdade, o signo de Câncer é a função universal de cuidar e a maternidade é um conceito cultural. Aquela função de cuidar recai na mulher devido ao modelo do patriarcado. Mas, mesmo num casal cis heterossexual, o pai muitas vezes cuida da criança (quando a abraça, a acolhe, faz uma refeição etc.).

Há, inclusive, astrólogos que equiparam Capricórnio, que simboliza a função da autoridade (por limites que possam estruturar a criança), também com a maternidade. Isso não tem nada a ver com o arquétipo universal, mas com o patriarcado, que produz pais ausentes e a mãe muitas vezes acaba acumulando funções, cuidando e ensinando limites.

O grande desafio daqueles que trabalham com artes simbólicas é compreender o arquétipo universal sem procurar convertê-lo na nossa "versão" cultural. Porque esta última é limitada.

Porém como nós somos seres sociais, estamos imersos numa cultura e olhamos o mundo com aquela cosmovisão. Portanto, quando tentamos traduzir esses significados universais a símbolos, usamos os códigos da nossa cultura e, por vezes, erramos no seu significado.

Por exemplo, no Tarô de Marselha, a Imperatriz é análoga a Câncer e o Imperador análogo a Capricórnio. Aqueles que desenharam as cartas traduziram a função de cuidar de acordo com os códigos de sua cultura e, portanto, deram esse papel a uma mulher. E a autoridade foi atribuída a um homem.

Hoje, para nós, é mais fácil pensar em mulheres ocupando lugares de autoridade, porque isso é, felizmente, uma realidade em nossa sociedade. Porém como o doutor em filosofia Yoav Ben-Dov alerta, há preconceitos culturais e étnicos presentes no tarô (os símbolos religiosos são cristãos, as figuras são cis e brancas, e os casais são heterossexuais) e é parte de nosso trabalho interpretar os símbolos, procurar seu significado universal.

> Antes de continuarmos, quero fazer um comentário sobre preconceitos culturais e étnicos. O Tarô de Marselha é um produto do Renascimento e da Europa moderna. Como tal, suas ilustrações refletem os vieses e limitações típicos dessa cultura em particular. Por exemplo, símbolos religiosos são católicos, os relacionamentos dos casais são heterossexuais, a "cor da pele" é um tom avermelhado de bege, figuras de guerreiros são masculinas e assim por diante. [...] No entanto, ao usar as cartas, devemos procurar o significado mais amplo por trás delas e adaptá-lo às circunstâncias particulares do consulente. Por exemplo, podemos interpretar os símbolos católicos como representando as aspirações religiosas ou espirituais do consulente, qualquer que seja sua afligião religiosa. (BEN-DOV, 2020, p. 86)

Todos nós realizamos a função de cuidar de nós e de outros e de limitar e estruturar a nossa vida diariamente. Portanto, aqueles são ensinamentos sobre nossa existência que todos realizamos independentemente de nossa identidade e nosso estilo de vida.

Compreender o arquétipo universal é extremamente valioso. Nos ajuda a entender que, por exemplo, cuidar — seja de um filho, de um amigo ou de um projeto — traz consigo o desafio de criar um balanço entre proteção e nutrição, ou seja, de não superproteger nem negligenciar.

Como o terapeuta também se encontra construído pela sua história, para compreender o significado universal de cada símbolo é importante também estudá-los em paralelo a um processo terapêutico. Quando comecei a estudar tarô tinha muitas dificuldades a respeito do arcano O Papa, porque ele me lembrava a minha educação católica. Foi justamente observar essas associações pessoais com o arcano que me permitiu diferenciá-lo entre um viés pessoal e o significado universal do arquétipo.

Da mesma forma, alguém que tem conflitos com a figura do pai pode observar o arcano O Imperador com desprezo. Como dizia Jung, os arcanos do tarô conseguem nos mostrar questões inconscientes a respeito desses arquétipos que precisam ser trabalhados (NICHOLS, 1988). Isso não é exclusivo do agente e também afeta o terapeuta.

O terapeuta deve estudar o sistema simbólico que for escolher (o tarô, chakras, zodíaco) de forma teórica, mas também terapêutica. Caso contrário, quando faz uma leitura no consultório pode misturar o seu viés pessoal e realizar interpretações errôneas.

O núcleo de significado

Hoje há releituras do baralho de Marselha nas quais a carta da Imperatriz e do Imperador é simbolizada por pessoas de diferentes gêneros, pertença étnico-racial etc. Eu celebro esse tipo de reversão porque procuram eliminar os vieses culturais da versão original. Uso muitas dessas versões no consultório, porque me permitem que os agentes se sintam representados pelas imagens do baralho.

Mas gostaria de usar esse tema das reversões do tarô para refletir sobre um assunto importante para compreender as artes simbólicas.

VI

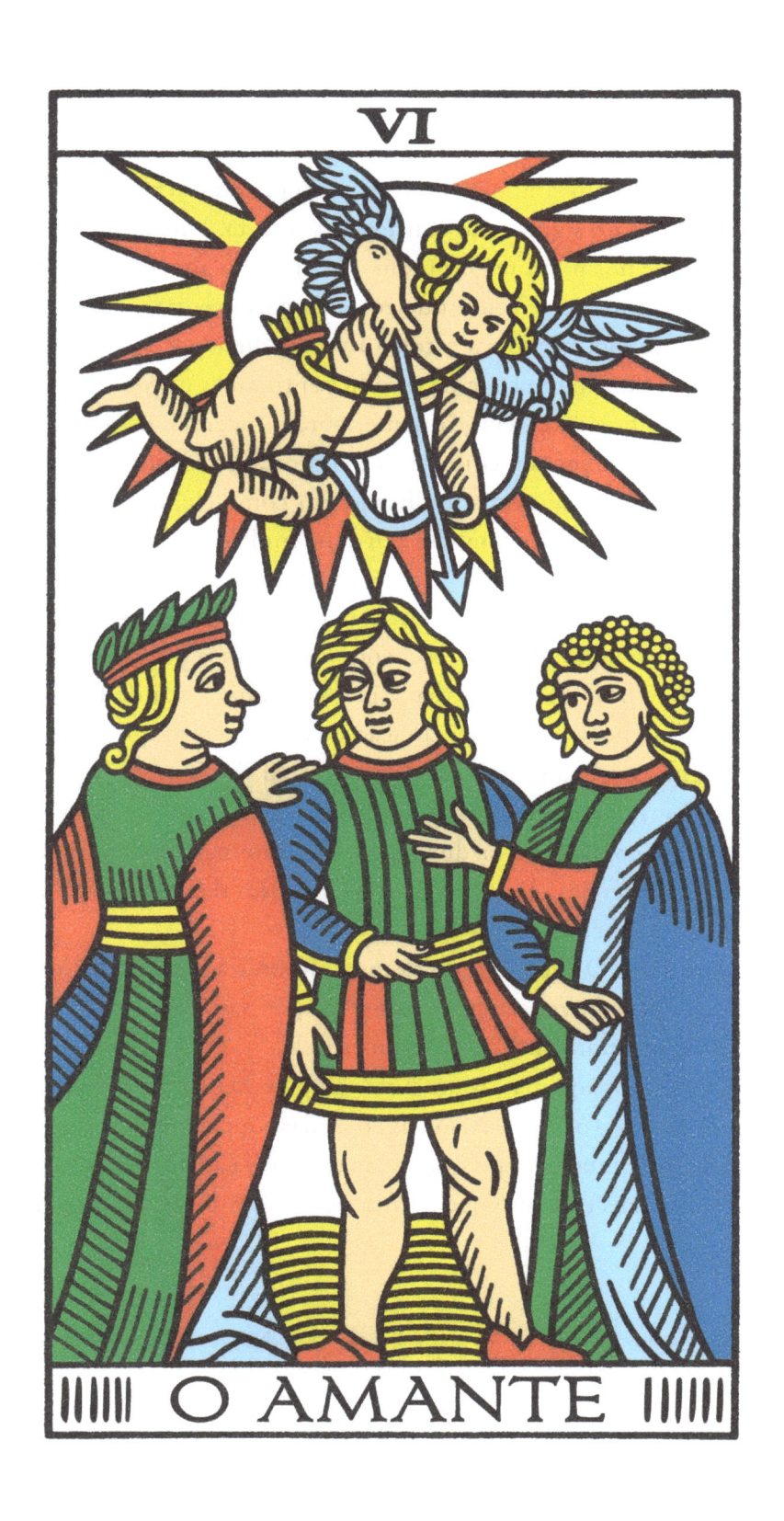

O AMANTE

O símbolo é um vaso que contêm um significado. Por exemplo, a carta O Amante[18] é um símbolo. Tanto a imagem como o nome da carta são símbolos do significado contido nessa carta. Um símbolo é um recurso que nos permite entrar em contato com aquele significado.

Esse significado tem um núcleo, uma parte central. Nesse caso, o núcleo de significado é a escolha frente à dúvida.

A carta O Amante trata de escolher entre duas opções, uma que apresenta a novidade, emocionante, porém incerta e desafiadora, e outra, que representa o conhecido e confortável. O protagonista se encontra puxado por uma mulher jovem como ele, que representa o primeiro amor. Mas também por uma mulher velha que poderia representar a mãe.

O protagonista pode ficar em casa com a mamãe, ouvindo que ele é o moço mais bonito e recebendo os carinhos e a proteção materna. Pode ficar no assimétrico e incondicional lugar de filho para sempre. Ou pode seguir seu coração e viver a paixão que o levará à sua primeira relação simétrica e condicional.

As duas mulheres exercem uma influência. Ao tocá-lo, ele mesmo se encontra conflituado na dúvida. Ele está internamente puxado por estas duas energias. Tanto é assim que o rosto dele olha para uma, e o corpo se inclina para a outra.

O que fará O Amante? O Cosmos, simbolizado por um Cupido que aponta os jovens apaixonados, propõe sair da casa da mãe e escolher a namorada. Mas a escolha é dele.

Poderíamos aqui passar um bom tempo refletindo sobre os detalhes da carta — os raios do sol, as cores das roupas etc. E tudo isso é informação simbólica interessante, mas de nada adianta se perdemos de vista o mais evidente que a carta nos está mostrando: o conflito

---

[18] O Arcano número 6 leva o nome "O Amante" em singular. Para mais informações, ver: JODOROWSKY, Alejandro; COSTA, Marianne. *O caminho do tarot*. São Paulo: Chave, 2004.

de alguém que precisa escolher entre duas opções. E ainda que se faça responsável por essa escolha.

Na versão do Amante de Aleister Crowley, o protagonista já escolheu. Não tem dúvida, porque a mãe nem aparece. Não tem uma pessoa conflituosa, duvidando entre duas energias que lhe atraem, mas mostra dois namorados casados e felizes. A carta, ainda por cima, não se chama "O Amante", mas "Os Amantes" (The Lovers) no plural.

O núcleo de significado desse arcano (a escolha) foi eliminado da versão de Crowley. Nessa imagem a aprendizagem que nos propõe o Cosmos nessa etapa da jornada não se encontra presente. Em troca, O Amante vive a doce vida da união harmoniosa de casal. Porém essa etapa é bem posterior na jornada (no arcano O Sol, vemos o casamento de duas figuras simétricas). Portanto, ele atinge esse estágio sem ter atravessado o desafio de individuação que implica escolher e se fazer responsável de suas escolhas.

Essa reversão acaba eliminando uma aprendizagem da existência sem a qual não é possível passar a outras etapas da vida. E isso não se aplica só com respeito a vínculos afetivos. Uma pessoa pode estar no mesmo trabalho há vinte anos. E embora seja em um lugar confortável, sente-se entediada e frustrada.

Naquela hora recebe uma proposta para um trabalho totalmente diferente, de um assunto que lhe atrai profundamente. Essa opção lhe arrebata (a flecha de cupido aparece novamente), mas ao mesmo tempo gera incertezas. No trabalho anterior, a pessoa já tem estabilidade, tem um bom conceito entre os empregadores e pode fazer o seu trabalho até com os olhos fechados, por conta da prática adquirida.

Quando um agente chega ao consultório apresentando essa cena — dúvida entre duas opções, uma confortável e conhecida, e outra apaixonante, mas incerta —, é muito comum que apareça a carta O Amante na tiragem de tarô.

Agora, se eu for usar o Tarô de Crowley, pode ser que eu, como taróloga, perca a oportunidade de contar ao agente qual desafio ele tem pela frente. Aqui, eu estou dando um exemplo com os baralhos de tarô. Mas a verdade é que isso pode acontecer com os símbolos em geral e isso tem a ver com o seu funcionamento. Em palavras de Bosia:

> A palavra "símbolo" significa "co-articulado". O co-articulado é um feixe de significados que, no entanto, são enroscados juntos no mesmo fio significativo pendurado em um significante hegemônico. Tal significante também pode ser chamado de "arquétipo", ou seja: "significante (týpo) que governa (arkhé)". (BOSIA, 2018, p. 319; tradução livre)

As analogias

O símbolo é uma forma de representar um significado, um arquétipo universal. Cada símbolo tem um núcleo de significado, mas funciona com analogias. É um arquétipo só — e não vários.

> Muitos elementos análogos pendem dele, por assim dizer, como se estivessem pendurados por um fio. O símbolo será qualquer elemento que "pendurar" daquele significante que chamamos de arquétipo. Conhecer o significado de qualquer coisa é perceber qual é o fio que o relaciona com todas aquelas outras coisas que estão penduradas no mesmo arquétipo. O fio é a relação de analogia. (BOSIA, 2018, p. 320; tradução livre)

Ou seja, o símbolo de Câncer significa cuidar e eu posso fazer analogias com a célula, com a função materna etc. O arquétipo de Câncer é um só. Mas eu posso fazer quantas analogias quiser, desde que respeite esse núcleo de significado.

O que muitas vezes acontece com as artes simbólicas é que esquecemos do núcleo de significado e o confundimos com as analogias, que são simplesmente imagens simbólicas para ilustrá-lo. Se fizermos aquilo, perdemos a oportunidade de compreender o símbolo em profundidade e qual desafio ele nos apresenta (no caso de Câncer, a alternância entre proteger e nutrir), e passamos a fazer interpretações literais. Por exemplo, alguém passa a confundir o Câncer com a mãe.

O núcleo de significado do signo de Libra é a harmonia. Libra é simbolizado por um balanço, com dois pratinhos. Quando esses pratos se encontram em perfeito equilíbrio, vivemos em harmonia.

Podemos pensar em Libra como o momento na etapa evolutiva de uma pessoa, no qual ela se encontra pronta para se vincular com um outro. Ela, por exemplo, quer namorar. Um pratinho simboliza o seu desejo individual e o outro, o desejo de seu potencial parceiro. A relação harmoniosa é o produto do acordo entre o desejo individual e o alheio. Se ela impõe seu desejo ao outro, um prato pesa mais e o balanço se desequilibra. O mesmo acontece se ela suprime seu desejo para conseguir o acordo.

É necessário que ela possa expressar o seu desejo e receber o desejo alheio. Aí será preciso uma negociação para conseguir um acordo, que não será 100% o que um quer, nem 100% o que quer o outro. Mas certamente incluirá o desejo de ambos, pelo menos em uma porcentagem. Os dois terão que ceder algo de seu desejo, para poder contemplar o desejo alheio. E os dois, de alguma forma, assistirão seus desejos contemplados.

Se a negociação permite um acordo, os pratinhos alcançam o equilíbrio, ou seja, a harmonia. Então, o núcleo de significado é a harmonia, resultado do equilíbrio entre dois desejos. Eu posso fazer muitas analogias. A mais comum é o namoro e o casamento. O casamento nada mais é do que um contrato que formaliza aquele acordo harmonioso entre desejos.

Libra é o contrato que representa aquele acordo. Pode ser romântico, de trabalho ou de qualquer outra índole. Libra pode se manifestar como a criação de uma empresa entre dois sócios ou a celebração de um casamento entre dois amantes. Mas esses são só dois exemplos de múltiplas formas nas quais se manifesta o acordo harmônico.

Essa harmonia pode ser também artística, e, por isso, Libra também significa a beleza, o equilíbrio entre objetos físicos que tem como resultado algo belo. Por isso, quem tem Libra em determinado lugar no mapa tem facilidade para organizar os objetos e criar uma imagem bela (por exemplo, uma fotografia). Se entende também porque Libra também representa a justiça e a paz.

O importante é compreender o núcleo de significado. Mas, muitas vezes, o que tendemos a fazer é estudar as palavras-chave: namoro, casamento, sociedade de trabalho, beleza, justiça, paz. Ao fazer isso, caímos em interpretações incorretas porque reduzimos o símbolo a um conjunto de palavras-chave. Assim, perdemos de vista o significado central e a aprendizagem que nos propõe.

Essa forma incorreta de pensar o símbolo é o que nos leva a interpretações literais, como aquelas que reduzem Libra ao casamento. Mas Libra não é o casamento, aquilo é simplesmente uma analogia.

Libra é a difícil tarefa de conseguir um acordo entre o meu desejo e o desejo do outro. É possível fazer uma analogia com o casamento, mas é importante não perder de vista que um casamento (ou qualquer outro contrato), para ser harmônico, requer primeiro que eu expresse meu desejo e, ainda, esteja aberta a realmente receber o do outro.

Um símbolo tem um núcleo de significado — no caso de Libra, o acordo justo. E ao mesmo tempo, várias analogias que nos permitem pensar esse significado — casamento, contrato de trabalho, justiça, harmonia artística.

Todas as analogias se desprendem do núcleo central. A harmonia é produto da criação de um acordo equilibrado entre partes, entre opostos complementares, cada um com seu desejo individual.

Por isso, não devemos estudar os símbolos como se fossem uma lista de palavras que precisamos memorizar, mas mergulhar no símbolo profundamente para compreendê-lo. Se fizermos isso, veremos que todas as analogias se desprendem desse núcleo de significado.

O símbolo funciona de forma diferente de um conceito. Dentro de um símbolo há palavras que podem parecer não ter relação alguma, mas todas se extraem de um núcleo básico de significado. Justamente por isso, de nada adianta aprender aquelas palavras se não aprendemos o núcleo. O símbolo não se pode memorizar, como faríamos na escola para aprender os países no mapa-múndi. O símbolo precisa ser compreendido profundamente.

É fundamental compreender o núcleo de significado de cada símbolo, para, depois, poder fazer todas as analogias que queremos. Analogias funcionam como uma forma de ilustrar aquele núcleo de significado.

O sistema simbólico

Para aprender esse núcleo, é necessário compreender o símbolo como parte de um sistema. Não é possível entender Libra sem entender os outros onze signos. Cada signo significa um estágio evolutivo, uma energia específica. Se não entendermos os outros onze, acontece de alguém confundir Libra, que é o acordo, com a relação, que é parte do núcleo de Gêmeos.

Cada pedaço dessa jornada só se entende olhando a jornada completa. Não se pode compreender um símbolo isoladamente. Ele só existe como parte de um sistema, uma história, uma jornada do herói que contêm dentro todas as etapas da existência.

Essa história é o sistema onde o símbolo se encontra contido. Como falamos anteriormente, as artes simbólicas trabalham com o Cosmos, que é a totalidade. O zodíaco é a roda da existência, que contêm todas as etapas desta. Essa roda pode ser dividida em doze etapas e cada uma implica uma aprendizagem diferente, uma etapa evolutiva na qual enfrentamos um novo desafio.

Como diz Bosia, quando procuramos compreender um símbolo como parte de uma história maior, estamos usando o que se chama de um olhar diacrônico, o pedaço, dentro do todo:

> É importante ter em mente que esta relação só pode ser estabelecida dentro de um sistema simbólico. Sinais ou significantes não podem ficar sozinhos, eles são sempre parte de uma estrutura simbólica que os contêm. Por exemplo, o zodíaco. O zodíaco contêm doze significantes e qualquer um deles pode permanecer como hegemônico, dependendo do contexto. (BOSIA, 2018, p. 321; tradução livre)

Quando nos dedicamos a interpretar um mapa astral específico, estamos usando o olhar sincrônico. Por exemplo, o agente tem o Sol em Libra e iremos interpretar o que significa o símbolo do Sol e por que se encontra no signo de Libra. Porém não é possível fazer o segundo de forma adequada sem antes aprender o primeiro.

O mesmo olhar se aplica aos chakras, aos doshas, ao tarô e a qualquer outra arte simbólica. Quando um agente escolhe uma carta, estamos usando o olhar sincrônico — ou seja, estamos falando especificamente do arcano que saiu, por exemplo, O Louco. Porém para realmente poder compreender esse arcano é necessário entendê-lo como parte de uma jornada.

Por isso, é fundamental o olhar diacrônico (a parte do Louco, dentro da jornada do tarô), já que sem ele não se pode compreender nenhum símbolo. Sem a compreensão do símbolo como parte de um sistema, não é possível a compreensão profunda do núcleo de significado que posteriormente nos permitirá fazer analogias.

O olhar diacrônico nos serve não só para compreender o símbolo, mas também como uma ferramenta para explicar certas situações. Por exemplo, um agente pode vir ao consultório para abrir um tarô. O motivo de consulta é compreender a sua relação com outra pessoa. Mas antes de abrir as cartas, só ouvindo o relato do agente, eu percebo que este se encontra lidando com o símbolo de Libra.

Por exemplo, nas cenas que ele narra, ele suprime o seu desejo com a finalidade de manter o acordo. Ele simplesmente se adapta ao desejo do outro, para poder manter a relação. Se eu conheço em profundidade o sistema simbólico e tenho uma escuta atenta, irei perceber que o motivo de consulta do agente sempre se encontra representado em algum símbolo do sistema (porque este inclui a existência toda!). E então, antes mesmo de abrir o tarô, poderei lhe contar a respeito do signo de Libra e da importância de incluir ambos os desejos para conseguir uma relação harmoniosa.

Se ignorarmos que o símbolo é parte de um sistema, iremos fazer interpretações rasas. Por outro lado, se compreendemos o sistema simbólico, teremos acesso a uma sabedoria profunda e completa sobre a existência.

A alma

Até agora, falamos dos símbolos de Sagitário (o símbolo) e Aquário (o significado contido nesse símbolo).

Peixes é o último signo, quando estamos prontos para nos reunificar com o Cosmos, para deixar de ser uma identidade separada do resto (algo que Áries permitiu com o parto) e nos tornar novamente uma parte unificada do todo. Por isso, o signo de Peixes simboliza a dissolução de todas as barreiras: a morte, o final da vida quando deixamos de ser um indivíduo que tem o corpo como uma fronteira que o separa do resto.

Mas também simboliza todas aquelas outras formas de baixar as barreiras que nos separam da totalidade. Aqui aprendemos a sacrificar o ego para nos conectar com o Cosmos. Se Aquário simboliza a ação de canalizar um significado do Cosmos e trazê-lo para o mundo terrestre, quem possibilita esse movimento é Peixes. É esse signo que abre as portas do Cosmos. E por isso, para Bosia, também representa a alma:

> Agora, essa conexão entre o finito e o Infinito é aquela instância elusiva que a tradição veio a chamar de alma, aquela parte de nós que é responsável por invocar os deuses.

> Podemos também dizer que é a parte através da qual o Infinito desce e age no mundo. (BOSIA, 2018, p. 413; tradução livre)

A alma é a nossa parte que existe para além do corpo, e, portanto, para além dos limites do tempo finito. É o que sobrevive à morte, que corresponde ao tempo da eternidade. Para Jung, a alma é o centro organizador da psiquê:

> O centro organizador de onde emana esta ação reguladora parece ser uma espécie de "núcleo atômico" do nosso sistema psíquico. Poder-se-ia denominá-lo também de inventor, organizador ou fonte das imagens oníricas. Jung chamou a este centro o self e o descreveu como a totalidade absoluta da psique, para diferenciá-lo do ego, que constitui apenas uma pequena parte da psique. (JUNG, 2008, p. 161)

O outro que nos separa da totalidade é o ego, que nada mais é do que a nossa personalidade, aquela que com tanto trabalho construímos nos dois primeiros quartetos do zodíaco. Para Nichols o ego é justamente o que nos permite falar de nós como "eu": "O ego é tecnicamente definido como o centro da consciência. É quem, em nós, pensa e fala de si mesmo como "eu"" (NICHOLS, 1988, p. 31).

A nossa personalidade nos faz ser seres singulares e, portanto, também nos diferencia do resto, nos separa. Por isso, Peixes simboliza aquele momento em que baixamos as barreiras do ego e nos conectamos com a totalidade: quando somos pura alma. Para M.-L. Von Franz, os seres humanos sempre intuíram a existência de tal entidade:

> Através dos tempos, os homens, por intuição, estiveram sempre conscientes deste centro. Os gregos chamavam-lhe

> daimon, o interior do homem; no Egito estava expresso no conceito da alma-Ba; e os romanos adoravam-no como o "gênio" inato em cada indivíduo. Em sociedades mais primitivas imaginavam-no muitas vezes como um espírito protetor, encarnado em um animal ou um fetiche. (JUNG, 2008, p. 161)

Nesse sentido, Peixes também simboliza o ritmo, ou seja, o pulsar do Cosmos. A vibração que se encontra em tudo, até nos átomos. A energia que atravessa tudo permeia tudo. Nas palavras de Bosia:

> O ritmo, no entanto, é a realidade básica do Cosmos. Tudo pulsa; tudo, absolutamente tudo pulsa. O ritmo tem uma presença incrível em nosso mundo, ele está em tudo. Se você mergulhar na ideia de ritmo, você estará imerso na essência de Peixes. (BOSIA, 2017a, p. 38; tradução livre)

Dessa ideia de Peixes como aquele signo pelo qual nos conectamos com a nossa parte que vibra, podemos compreender aquelas técnicas que trabalham com energia. Por exemplo, os reikianos. Reiki significa energia universal (rei) e energia vital (ki). O reikiano, usando seu lado pisciano, se conecta com o Cosmos e canaliza energia universal, no corpo vital da pessoa que está deitada na maca.

Peixes nos permite conectar com a alma, aquela parte nossa que é vibração. Desde então, não há separação com o todo e, então, é possível canalizar a energia que passa através das mãos do reikiano para o corpo do agente.

O reikiano não aplica reiki no corpo físico da pessoa, mas nessa parte dela que é pura vibração também. A esse corpo que vibra, muitos têm dado o nome de corpo vital ou corpo energético.

Esse corpo vital tem um correlato com o físico, por isso as terapias como o reiki colaboram com a saúde. E, por isso, a técnica de imposição de mãos está presente através do tempo e das culturas (presente desde a Bíblia até o Hinduísmo). Os chakras são pontos onde a energia desse corpo vital se concentra. A acupuntura, que trabalha de forma similar, deu-lhe o nome de meridianos àqueles centros energéticos.

Aqueles que trabalham com plantas, seja homeopatia, florais, ayurveda ou alquimia, também compartilham a noção de corpo vital. Só que em vez de canalizar energia do Cosmos, usam a energia das plantas. Se entende que as plantas também têm um corpo vital, também vibram. E, portanto, é possível usá-las para equilibrar o corpo vital da pessoa.

A experiência mística: união e sentido

O ego é o que nos permite viver as aventuras do mundo terrestre, mas é também o que nos separa do resto. Quando a personalidade se forma, podemos falar com segurança: eu sou eu. E, portanto, não sou aquele outro.

Quando baixamos as barreiras de ego, conseguimos nos abrir ao Cosmos. Nesse momento nos sentimos unidos com a totalidade, ou "com o todo". Exemplos desses momentos são os estados que atingimos com a meditação, a reza, a ayahuasca etc.

A experiência mística é chamada por muitos de estado de "ampliação de consciência" porque, no momento em que o Cosmos se abre para nós, conseguimos canalizar um *significado* que vai nos ajudar a compreender o mundo terrestre. A experiência mística permite que a consciência se amplie, porque o significado que extraímos do Cosmos dá sentido à nossa vida.

Há sempre uma correspondência entre aquele significado que vem do Cosmos e os eventos do meu cotidiano. Isto é o que Jung chamava de *sincronicidade* e pode ser entendido como um sinal daquela presença do Cosmos. Por isso, quando escolhemos uma carta do tarô, percebemos que ela faz sentido no nosso momento atual. Porque, de fato, aquele significado do Cosmos nos permite dar sentido ao nosso mundo.

E, inclusive, porque a carta coincide significativamente com os eventos de nosso cotidiano. Por exemplo, o agente diz se sentir estagnado e sai O Enforcado, que ilustra essa sensação. Se tivesse saído outra carta, como O Carro, que ilustra ação e aceleração, não teria sido sincrônica com a vivência do agente.

Podemos dizer então que o significado que vem do Cosmos — do tempo da eternidade — é sincrônico com o tempo do mundo terrestre — o tempo finito.

O sacrifício e o sagrado

Como fazemos para nos abrir ao Cosmos? Se o que nos separa é o nosso ego, procuramos suspendê-lo. Para nos abrir ao Cosmos, precisamos de um sacrifício: sacrificar a nossa experiência do ego, do mundo terrestre, por um momento, mesmo que seja só um milésimo de segundo.

Esse sacrifício do ego se faz através de algum ato ritualístico que para nós serve como portal. Alguns usam um chá sagrado, outros uma prece, outros simplesmente fecham os olhos e intencionam aquilo. Mas deve existir algo que nos serve como ponte entre abaixo e acima, entre o Cosmos e o mundo terrestre.

Quando dou um curso de tarô, as pessoas me perguntam qual é a forma certa de fazer esse ritual. Elas comparam o aprendizado de um professor a outro, procurando uma verdade definitiva. Mas não existe uma fórmula única.

Sacrifício significa simplesmente fazer algo sagrado. Qualquer coisa pode ser sagrada, desde um objeto até uma palavra. O que torna algo sagrado? Que tenhamos lhe dado esse significado. Que seja algo que usamos para nos abrir ao Cosmos.

Um baralho de tarô numa livraria não é mais do que um monte de cartas. Mas quando esse mesmo baralho é usado para se abrir ao Cosmos, então ele é sagrado. Ao menos para aquele que o utiliza. Igualmente pode ser uma reza, uma planta, um cristal. Assim o define

Bosia: "O sagrado se aplica, em última instância, ao que merece respeito ou veneração, pois tem uma conexão com o que está 'acima'" (BOSIA, 2017a, p. 24; tradução livre).

Quando realizamos o ofício sagrado, nos abrimos ao "acima". E o sacrifício é justamente suspender o ego. Por isso muitas culturas usam plantas que permitem a suspensão das barreiras do ego.

E por isso também rezamos antes de começar o trabalho com reiki ou com Tarô. Trata-se de um ofício, uma ação consciente na qual nos conectamos com o acima, rezando e pedindo para suspender o ego para que o Cosmos se canalize através de nós. A pessoa sacrifica seu ego porque, a partir daquele momento, sabe que as cartas escolhidas são o significado canalizado pelo Cosmos.

Esse ato, além de ter a função de nos abrir ao acima, também funciona como um ótimo lembrete psíquico para o terapeuta: se a *condição* para abrir uma carta é a suspensão do ego (a personalidade individual), então o terapeuta não pode se vangloriar depois daquele significado como um produto de sua genialidade.

O ato de sacrifício é muito importante, porque ajuda o terapeuta a se lembrar de que ele é um canal do divino, não a divindade em si.

E, de fato, não depende de quantos gramas de certa erva a pessoa use no seu ritual. O importante é a intencionalidade que se dá àquele ritual.

Se pensamos no "acima" como essa metáfora de um organismo vivo ao qual pertencemos, é possível pensar nesse processo de conexão com o Cosmos como uma relação tão orgânica e íntima quanto nos permitimos estabelecer.

Tanto o sentimento da fé como o sentido que encontramos nas mensagens que vêm do acima são sinais dessa comunicação. E isso nos permite experimentar um cotidiano preenchido de magia, de pequenos sinais que são sutis e simbólicos e nos permitem viver uma vida "abaixo" enquanto dialogamos com o "acima".

As qualidades do Cosmos

No meu ponto de vista, para poder realizar uma boa interpretação simbólica é necessário evitar transformar o pensamento trinário em binário. Por isso lhe dedicamos um tempo no início para entender a diferença entre o Cosmos e a ciência. Porém como o pensamento dominante é o binário, isso representa um desafio no consultório, na hora de interpretar. O arcano A Roda da Fortuna nos ensina muito sobre essa questão.

Em segundo lugar, é importante também distinguir entre o significado (um arquétipo universal) e os nossos códigos morais. Caso contrário, caímos em interpretações dogmáticas. Nesse sentido, os arcanos O Papa e O Eremita têm muito a nos ensinar.

Para fazer uma boa interpretação simbólica, é preciso dominar a nossa ferramenta de trabalho. Ou seja, compreender os símbolos em profundidade, mas sem tentar convertê-los em outras coisas.

Algumas pessoas pensam que um tarólogo é bom porque diz às pessoas o que vai acontecer ou o que precisam fazer. Para mim é o contrário. Se um terapeuta holístico faz isso, ele não está realizando interpretações simbólicas, porque os símbolos não nos eximem da incerteza de estarmos vivos, nem da responsabilidade por nossas escolhas.

Se uma parte nossa ainda acha que se evoluirmos ou estudarmos chegaremos ao nível de dizer ao outro o que vai acontecer, é porque ainda nos encontramos demasiado presos pelo pensamento dominante.

Por isso, a meu entender, a primeira condição para poder realizar uma boa interpretação simbólica é evitar reduzir as mensagens do Cosmos a quantidades ou à literalidade.

Os tons do céu

O que podemos extrair é um significado de Cosmos que nos permite compreender os acontecimentos do mundo terrestre. São qualidades do tempo, os tons que o céu toma. E nunca as quantidades.

Um exemplo disso são as previsões astrológicas a respeito do ano de 2020. Muitos astrólogos tinham falado (inclusive anos antes) que esse ano seria extremamente desafiador devido a acontecimentos que afetariam o globo em seu conjunto.

Isso ocorreu porque, observando os trânsitos astrológicos para aquele ano, foi possível interpretar aquela qualidade do tempo.

Porém quando os astrólogos tentaram dizer exatamente o que iria acontecer, erraram na sua análise. Alguns previram uma guerra mundial e outros, uma crise climática. Isso porque do símbolo não se pode extrair as quantidades do tempo.

A astrologia — assim como qualquer arte que procura extrair significados do Cosmos — não nos permite deduzir informações lógicas nem literais. Ninguém pode saber exatamente que iria se tratar de uma doença causada por um vírus, chamada covid-19, e, mesmo se alguém tivesse acertado nesse nível de detalhe, seria apenas sorte.

Ao mesmo tempo, era possível interpretar o significado do símbolo: para qualquer astrólogo entendido em trânsitos astrológicos era claro que 2020 ia ser um ano bem desafiador. Alguns, inclusive, procuraram analisar o que aconteceu em outros momentos da história em que se repetia aquele mesmo trânsito.

Alguns pensam que isso tem a ver com a qualidade dos astrólogos. Ou então, pensam que se a gente melhorasse o nosso conhecimento sobre a astrologia chegaria o dia em que poderia se falar com exatidão sobre o que vai acontecer amanhã.

Não, o Cosmos simplesmente funciona com outras regras. E nós ficamos exigindo que o bode dê leite[19].

---

[19] Tenho ouvido de pesquisas acadêmicas que estão procurando relações entre o mapa astral e a escolha de carreiras. Porém eu vejo algumas limitações. O tipo de carreira se encontra no ascendente. Porém é necessário entender que nos referimos a um símbolo e ele pode se manifestar de diversas formas. Um ascendente em Câncer é propenso a estudar cursos relativos ao cuidado porque o representa (entre outras coisas). Mas o cuidado pode tomar diversas formas na hora de escolher um curso. E, ainda, precisamos ver se aquela pessoa está de fato conseguindo viver o seu ascendente. O ascendente simboliza as decisões que

Quando o Cosmos nos falar sobre as qualidades do tempo, significa que é possível trazer o tom do céu. Essa informação é muito valiosa, porque me permite aproveitar melhor as energias ao meu redor.

Mas nunca poderemos saber exatamente o que irá acontecer. Se isso fosse possível, não existiria o livre-arbítrio. Como Bosia explica, o Cosmos nos permite conhecer as qualidades do tempo. Mas as quantidades, ou seja, os fatos, dependem do livre-arbítrio. Das minhas decisões, e inclusive, das dos outros!

Sallie Nichols reflete sobre esta questão quando conta que um consulente queria saber a respeito de que ações deveria comprar na bolsa de valores.

> Enquanto eu remoía o assunto, pareceu-me que a falha óbvia era esta: se as atividades futuras do mercado de ações fossem, de fato, predeterminadas e se informações exatas sobre o mercado do dia seguinte estivessem hoje à nossa disposição através do tarô, nossos atos individuais em relação ao mercado de ações (e de tudo o mais) estariam, por força, programados e predeterminados de maneira semelhante. E, nesse caso, uma previsão do tarô sobre o mercado seria inútil, visto que não possuiríamos a necessária liberdade de escolha para agir de acordo com os conselhos das cartas. (NICHOLS, 1988, p. 365)

Se o tarô pudesse nos dizer exatamente o que vai acontecer amanhã, não faria nenhum sentido abrir um tarô para averiguá-lo! Se as coisas

---

tomamos de forma autônoma, quando podemos sair um pouco do funcionamento familiar. Por isso há pessoas que manifestam muito pouco o ascendente e outras que podem apresentar as suas características. Isso dependerá do quanto aquela pessoa tenha conseguido trabalhar em sua autonomia. O mapa fala de tendências, mas temos o livre-arbítrio e a escolha de sair do conhecido e ir à procura do novo, ou de ficar naquele lugar confortável (mesmo que insatisfatório) do condicionamento familiar.

acontecessem de qualquer forma, para que precisaríamos saber? Se o destino fosse algo predeterminado, não teria nenhuma relevância saber o que vai acontecer, porque, de qualquer forma, não poderíamos fazer nada para mudá-lo.

Mas então, o que podemos extrair do tarô? Uma qualidade, um clima. Isso nos permite exercer o nosso livre-arbítrio de forma mais consciente.

Do literal ao simbólico, ou do condicionamento à liberdade

O Cosmos funciona com regras diferentes do mundo terrestre e nos transmite significados que compreendemos através de símbolos. Tudo isso, e nada mais do que isso.

Sempre que tentamos distorcer a forma pela qual o Cosmos se comunica, estamos com problemas. Entramos no mundo do literal, que nada tem a ver com o simbólico.

Quando traduzimos um símbolo da literalidade, acontecem duas coisas: a primeira é que nós voltamos deterministas. Reduzimos o símbolo, que nada mais é que um significado, a um evento concreto. Quando na verdade este poderia se manifestar de diversas formas.

Quando um astrólogo quer traduzir literalmente um símbolo, ele tende a inferir da presença de um trânsito de Libra que o agente vai se casar. Ele tem perdido de vista a complexidade do que o símbolo de Libra significa e simplesmente o reduz à sua manifestação mais literal.

Quando o astrólogo age dessa forma, ele não só está propenso a errar na sua orientação, mas acaba condicionando o próprio agente que estará pensando durante o ano todo que irá se casar e agirá de acordo com aquela previsão. Ele poderia fazer uma profecia autocumprida, sugestionado pela orientação recebida, e acabar se casando mesmo que se trate de uma união em que não existe o acordo harmonioso que Libra propõe. Ou seja, acabará perdendo a oportunidade de aprender o que esse símbolo estava lhe propondo atravessar.

Sallie Nichols alerta que, além de gerar uma profecia autocumprida, quando interpretamos um símbolo de forma literal, tendemos a cair em projeções.

> Você talvez seja uma dessas pessoas que encara o Cavaleiro de Espadas de maneira positiva. Você talvez imagine que isso "significa" que algum "cavaleiro" em seu meio exterior está prestes a salvá-lo de qualquer apuro em que você pode encontrar-se no momento. Pois imaginá-lo seria improdutivo de várias maneiras. Primeiro, porque a sua expectativa poderá não se cumprir e, segundo, porque, confiar a alguém o papel de salvador está automaticamente confiando a si mesmo papel de "vítima indefesa das circunstâncias", de alguém que pede a outros que salvem, em lugar de procurar a própria solução aos seus problemas. (NICHOLS, 1988, p. 363)

Uma pessoa que interpreta o Cavaleiro de Espadas de forma literal irá buscar seu salvador. Esperará conhecer uma pessoa que resolva seus problemas. A mesma carta, interpretada de forma simbólica, implica que a pessoa está pronta para desenvolver essa energia arquetípica.

O terapeuta teria que ajudar o agente a observar as suas projeções para poder desarmá-las e construir uma maior autonomia, se fazendo responsável por sua vida. E, ironicamente, quando o terapeuta interpreta de forma literal, acaba fazendo o contrário: cria projeções que eximem o agente de sua autonomia. E, inclusive, o fazem perder a oportunidade de aprendizagem que o Cosmos está lhe propondo com aquele arcano.

Em segundo lugar, algo muito comum que tendemos a fazer é interpretar esses símbolos de acordo com a nossa moral. Falávamos anteriormente que, quando nos conectamos ao Cosmos, trazemos um significado do não tempo ou da eternidade. E justamente por isso o que podemos trazer de lá é um arquétipo universal, algo que está além de nosso tempo histórico. Porém quando procuramos traduzir algo do não tempo para o tempo, tendemos a usar nossos códigos culturais. E aí reduzimos um arquétipo universal à nossa moral temporal e histórica.

Um casamento simplesmente é uma parceria romântica que se formaliza num contrato. Porém culturalmente, o casamento significa muitas outras coisas. Se o astrólogo interpreta Libra de forma literal, ele pode cair no erro de interpretar esse símbolo em função do que significa essa palavra para ele pessoalmente. Então, para um astrólogo com uma moral tradicional, trata-se de um casamento monogâmico e heterossexual. Quando, na verdade, desse símbolo o único que permite inferir é uma união harmoniosa de duas pessoas. Mas de jeito nenhum é possível extrair de Libra se essas pessoas terão uma relação monogâmica ou poliamorosa, heterossexual ou LGBTQIA+.

> Seguindo algumas técnicas aqui descritas, você descobrirá por si mesmo que, se se aproximar das cartas simbólica e não literalmente, provocará mudanças práticas e com os pés no chão, em sua vida de todos os dias. Quando projetamos uma qualidade arquetípica em outra pessoa e/ou nós mesmos reagimos a alguma situação inconsciente, arquetípica, o tarô nos oferece uma técnica para separar o arquétipo pessoal e ajudar todos os que estão envolvidos em sua própria humanidade. (NICHOLS, 1988, p. 362)

Uma interpretação literal nos leva a projeções evitando o desafio de individuação que é tão próprio da jornada do herói. Bem como a usar o Cosmos como desculpa ou argumento para impor aos outros a nossa moral, quando a jornada do herói se trata da libertação das amarras normativas.

A Lua no mapa astral: um exemplo de interpretação simbólica

Muitas vezes eu não vejo o mapa astral do agente logo na primeira sessão. Inicialmente me dedico a escutar o agente, compreender o que lhe trouxe ao consultório. Escrevo nas minhas notas o que a pessoa vai compartilhando. E, geralmente, escrevo ao lado as minhas conjecturas a respeito.

O zodíaco já se encontra agindo dentro do agente e, portanto, os símbolos já irão aparecendo no seu relato.

Prefiro, ao invés de lhe dizer quem é — em função das disposições dos astros —, deixar que ele mesmo me conte. E eu, como um detetive, irei interpretar os símbolos aos quais pertencem os significados que o agente vai trazendo no seu discurso.

Essa técnica me permite, por um lado, exercitar a arte da interpretação e evitar transformar os símbolos do zodíaco em rótulos deterministas. E, adicionalmente, ir testando na prática a eficácia interpretativa das diversas escolas de astrologia das quais fui me aproximando.

O agente se encontra condicionado por aspectos familiares e, sobretudo, sociais, econômicos e políticos. Esses aspectos correspondem às quantidades do tempo. Ou seja, o conteúdo concreto que preenche a narrativa do agente.

Ao mesmo tempo, a narrativa do agente toma uma qualidade, uma forma que corresponde aos símbolos de seu mapa astral.

As pessoas terão narrativas diferentes em função de seu pertencimento a segmentos sociais. Por exemplo, uma mulher narra no consultório o seu desejo de resolver questões de autoestima. O conteúdo desse relato se encontra atravessado por narrativas do patriarcado, como o estereótipo de beleza. Já no caso do homem, o motivo de consulta é outro.

Agora, se ambos têm a mesma Lua (ou seja, localizada no mesmo signo e casa e com o mesmo planeta em conjunção) o que iremos observar é uma qualidade presente em ambos. Os dois lidam com aquele sofrimento usando um mecanismo de defesa que toma uma forma similar[20].

A Lua simboliza — entre outras coisas — a nossa capacidade de cuidar. Simboliza como inconscientemente tendemos a nos proteger. Trata-se de um mecanismo conservador que procura nos preservar de perigos. O mecanismo lunar é o que nos dá uma sensação de estar a salvo quando estamos angustiados frente à adversidade (BOSIA, 2017b).

Esses mecanismos estão sempre agindo, já que sempre necessitamos de nos proteger psiquicamente, mas se encontram especialmente ativos quando nos sentimos ameaçados, inseguros. Portanto, não se trata de um mecanismo de defesa que necessariamente faça sentido no âmbito racional, mas que psiquicamente nos faz sentir a salvo.

Essa capacidade de cuidar tomará as qualidades do signo onde a Lua se encontra[21]. Quando, por exemplo, ela estiver em Capricórnio, o mecanismo de proteção toma a forma desse signo. De forma muito resumida, trata-se de cumprir, realizar, bater a meta.

Trata-se de pessoas que tendem a se responsabilizar por suas mochilas e também pelas alheias. Em parte, porque são grandes realizadores. Mas, sobretudo, porque quando cumprem com o que deve ser feito, se sentem a salvo.

As pessoas com essa Lua[22] narram — geralmente na primeira consulta — que se sentem exaustos, sobrecarregados de tarefas e atividades. É muito comum a queixa de ser aqueles que recebem uma demanda por parte da família, que delega a eles a resolução de questões práticas, estruturais, financeiras.

---

[20] Para ajudar o agente a diminuir o sofrimento, precisamos dar relevância não só às qualidades cósmicas, como também aos condicionamentos sociais que constroem o agente. Nos dedicaremos a isso na segunda parte deste livro.

[21] E também as qualidades da casa e o planeta em conjunção, mas com o intuito didático nos dedicaremos a observar unicamente o signo.

[22] Pessoas com a Lua na casa 10 (análoga à Capricórnio) ou em conjunção com Saturno (regente de Capricórnio) compartilham o mesmo mecanismo lunar.

Se um familiar está no hospital, essas pessoas tendem — antes de deitar e chorar — a fazer uma lista do que deve ser feito. São aqueles que pesquisam a respeito dos melhores médicos, conversam com o plano de saúde, compram os medicamentos etc. O resto da família os observa como uma autoridade e lhes consulta. E eles, mesmo que esgotados, têm dificuldades para delegar essas responsabilidades para outros porque não estão seguros de que os outros possam solucionar o problema de forma eficiente e porque, resolvendo, se sentem a salvo.

É uma Lua com dificuldades para desfrutar e ficar de braços cruzados lhes dá uma sensação de insegurança. Inclusive nos momentos de lazer se encontram preenchidos de atividades produtivas. Por exemplo, um agente com essa Lua narra ter levado para suas férias uma dezena de livros que tinha se proposto a ler durante o ano. As férias devem de alguma forma ser produtivas — a pessoa se encontra riscando de sua lista o livro pendente, anota quantas páginas avançou etc.

A Lua tem uma função diferente daquela do Sol ou Ascendente. Portanto, ao prestar atenção na fala do agente é possível reconhecê-la. E, inclusive, como esse mecanismo conservador e protetor briga com outros planetas.

Por exemplo, para pessoas com Sol ou ascendente em Sagitário, viajar constitui um desejo que os preenche de vitalidade. Se esses agentes têm a Lua em Capricórnio é comum um debate entre uma parte que planeja uma viagem e outra que a detém porque há demasiadas responsabilidades a serem cumpridas.

Inclusive, tenho observado que agentes com essa configuração têm um sonho recorrente em que se encontram prestes a viajar (caminho ao aeroporto etc.) e são detidos por suas responsabilidades (esquecem as malas, carregam tantas mochilas que não cabem no carro etc.).

Quando um agente compartilha esse tipo de situação, eu tenho a conjectura de que há de ter a Lua em Capricórnio[23]. Isso porque a narrativa corresponde a mecanismos de preservação (Lua) que tomam a qualidade capricorniana.

É muito interessante como é possível em muitos casos (e após escutar o mesmo agente falar a respeito de questões muito íntimas por longas horas) deduzir onde se encontra a sua Lua e aquilo se confirma ao abrir o mapa.

Tem me acontecido, por exemplo, ouvir na narrativa de uma agente um mecanismo muito característico da Lua em conjunção com Marte (nesse caso, uma briga permanente em todos os âmbitos de trabalho, especialmente com autoridades). Porém logo no início da sessão a própria pessoa me diz onde tinha a Lua e aquela conjunção não foi mencionada.

Em minhas notas, Marte está escrito como conjectura mesmo assim, porque o símbolo se encontra presente na narrativa. Quando finalmente calculei o seu mapa, Marte de fato estava em conjunção com a Lua.

Essas qualidades já estão agindo dentro de nós de qualquer forma e conhecê-las nos ajuda a nos compreender. Cada Lua tem um mecanismo que faz o agente se sentir a salvo, mas que em excesso lhe proporciona sofrimento. Para cada Lua há um trabalho do herói, ou seja, algo que podemos fazer para desconstruir aquele condicionamento. Por exemplo, no caso de uma Lua em Capricórnio, trata-se de delegar[24]!

Esse é um exemplo do quão valioso pode ser conhecer as qualidades do tempo. A arte de interpretar símbolos do Cosmos pode servir para ajudar o agente a compreender como lida com a realidade, quais mecanismos lhe causam sofrimento e como se libertar.

---

[23] Ou em Saturno ou na casa 10.

[24] A pessoa com Lua em Capricórnio tem que observar também em que casa, conjunção e planeta se encontra a sua Lua e desconstruir todos esses mecanismos em simultâneo.

O significado universal

Uma dica que pode servir para distinguir o que é próprio do que vem do Cosmos é a diferença entre a intuição, a dedução e o símbolo.

Anteriormente, comentei a respeito de pessoas que dizem que as mensagens do Cosmos podem ser interpretadas de forma completamente subjetiva. Acredito que agora já tenha ficado clara a diferença entre opinião e símbolo.

O núcleo de significado de um símbolo é universal e, por isso, é imutável. Aquele significado é sempre melhor compreendido dentro de um sistema simbólico onde cada pedaço ocupa um lugar específico e, portanto, não pode ocupar outro. Escorpião fala sobre o produto de uma relação a dois (o sexo, a criação de um filho entre dois parceiros etc.). E, por isso, vem logo depois de Libra, que significa o acordo.

A roda zodiacal envolve todos os desafios da nossa existência, sendo cada signo do Zodíaco uma qualidade a ser aprendida. E isso, obviamente, não varia de acordo com as nossas associações pessoais. Como iria fazê-lo se é universal?

Porém como as artes simbólicas são formas de ir ao encontro do inconsciente, por vezes podemos cair em armadilhas. E, com isso, não quero dizer que necessariamente o terapeuta tem a intenção de enganar o agente, mas que muitas vezes ele mesmo se engana na pressa de processos inconscientes.

Um exemplo disso seria um tarólogo que escuta um consulente falar de sua relação amorosa. Segundo a narrativa do consulente, trata-se de uma relação que carece de paixão. Então o tarólogo pensa que o mais adequado seria o consulente se separar, dado que o vínculo está desgastado. Porém finalmente se dispõem as cartas e sai o arcano A Força, do qual não se pode interpretar uma ruptura, mas a necessidade de ir ao encontro das paixões reprimidas.

Nesse momento, o tarólogo em vez de interpretar o correto significado do arcano, continua insistindo numa ruptura simplesmente porque sua "intuição" assim o indica. Não há nada de errado em expressar a um agente as nossas considerações em função do que estamos deduzindo. Mas se aquela pessoa se aproxima de nós para entender uma mensagem do Cosmos, é nossa responsabilidade poder diferenciar o que vem do Cosmos e o que vem da nossa subjetividade.

O correto seria dizer ao agente: — Olha, do meu ponto de vista o melhor seria vocês se separarem. Porém a orientação do tarô é outra.

Mas esse tipo de atuação não é a mais comum. Na área holística, usamos muito a desculpa da intuição para camuflar nossas opiniões por significados universais. Então, a partir disso, gostaria de diferenciar símbolo, intuição e opinião.

O símbolo é um vaso de significado. Pode ser uma imagem, um mantra ou até um nome. Uma carta de tarô é um símbolo que contêm dentro um significado. Esse significado não muda de acordo com o contexto nem com a nossa opinião a respeito. O arcano A Força significa tudo o que este simboliza e nada mais que isso. Não é possível extrair da força o significado de ruptura ou final, dado por outros arcanos.

Já uma dedução é tirar uma conclusão por meio do raciocínio, uma reflexão que se desprende do que o agente narra.

Finalmente, para Jung, a intuição é uma ideia a *priori*, uma conclusão que não se desprende de ideias racionais nem de sentimentos morais. É uma clara certeza a respeito de uma situação que, ao mesmo tempo, não se pode explicar racionalmente (JUNG, 2008).

Por exemplo, todos os dias eu saio para caminhar pelo bairro. Porém uma manhã tive a intuição de não sair aquele dia. Não posso explicar por quê, trata-se do mesmo passeio que faço sempre. Não há nenhuma explicação racional (não está chovendo), não há também um sentimento nem uma sensação que o explique (me sinto com vontade de caminhar e seria bonito observar o caminho). Porém *algo* me diz que hoje não tenho que sair.

A intuição também é uma forma de extrair significado do Cosmos, porque se trata de uma certeza que não se explica, não se desprende de nosso raciocínio, como uma dedução. Porém mesmo quando se extrai significado do Cosmos, é diferente de um símbolo. As intuições são como uma bússola que nos orienta na vida cotidiana a respeito de questões contextuais.

Os símbolos que usamos nas artes simbólicas correspondem às qualidades do Cosmos e, portanto, cada símbolo faz parte de um *sistema* que contêm todas as formas de existência. Cada símbolo tem um significado específico e não outro (Áries não significa o mesmo que Leão, e o primeiro não pode ser interpretado como o segundo). São arquétipos universais que *coletivamente* temos convertido em imagens e analogias para poder imaginá-los. O signo de Áries significa sempre o começo, o impulso, a criação, o *Big Bang*. O nome Áries e a imagem do carneiro são as formas que encontramos para simbolizar que estamos nos referindo a todo o significado que está contido nesse símbolo.

Durante uma consulta podemos usar as três coisas. A questão é poder diferenciar — tanto para nós como para o agente na nossa frente — quando se trata de um ou dos outros.

A intuição é tão importante que Jung a considera uma das quatro funções através das quais percebemos a experiência, junto com a sensação, o sentimento e o pensamento:

> A sensação (isto é, a percepção sensorial) nos diz que alguma coisa existe; o pensamento mostra-nos o que é esta coisa; o sentimento revela se ela é agradável ou não; e a intuição dir-nos-á de onde vem e para onde vai. (JUNG, 2008, p. 61)

Se a intuição é uma das quatro formas através das quais o terapeuta enxerga a experiência, irá com certeza ser usada durante a consulta. Porém para Jung a intuição pode também se tornar perigosa...

> A intuição é um elemento quase indispensável na interpretação dos símbolos que, graças a ela, são muitas vezes imediatamente percebidos pelo sonhador. Mas enquanto, do ponto de vista subjetivo, este "palpite" feliz pode ser muito convincente, também poderá revelar-se bastante perigoso. É capaz de levar o paciente, com facilidade, a um falso sentimento de segurança. Pode estimular, por exemplo, tanto quem sonha como quem interpreta o sonho, a prolongar uma relação agradável e relativamente fácil, encaminhando-a para uma espécie de sonho mútuo. A base sólida de um conhecimento intelectual verdadeiro e de uma compreensão moral autêntica perde a sua força se o analista contentar-se com a vaga satisfação que lhe vai dar o "palpite" certo. (JUNG, 2008, p. 92)

Às vezes o terapeuta tem um palpite, uma intuição a respeito do que deveria dizer numa consulta. Mas, às vezes, o que parece um palpite é um sentimento em função de sua moral ou, ainda, uma dedução feita de forma rápida. Isso porque nem sempre é possível para nós mesmos diferenciar a intuição de uma conclusão racional ou até de um preconceito inconsciente.

Ou seja, é comum que o próprio terapeuta confunda intuição com outros processos de pensamento. E o perigo disso é que podemos passar ao agente uma orientação com o peso cósmico de uma intuição, quando, na verdade, nada mais é do que a nossa opinião.

E a questão com a intuição é que, ao se tratar de uma certeza que não pode ser explicada, também não pode ser argumentada. Portanto, não pode ser debatida. Uma vez uma astróloga olhou meu mapa astral e me falou que eu teria que mudar os meus comportamentos para me tornar mais feminina. Eu perguntei de que símbolo do meu mapa astral ela estava interpretando isso. "De nenhum", ela falou, "é uma intuição".

Há dois problemas aí. O primeiro é não fazer a distinção entre a sua intuição e o símbolo. Eu tive que perguntar. Portanto, ela está atribuindo o peso da astrologia a algo que nada tem a ver com isso. Outra pessoa poderia ter saído da consulta convencida a mudar seu comportamento porque isso está "escrito nas estrelas", quando, na verdade, não se pode interpretar aquilo do mapa astral.

O segundo problema é chamar de intuição algo que ela simplesmente deduziu com base em suas próprias convicções. A minha forma de falar pode ser direta e assertiva e o patriarcado ensina as meninas a falar suave e indiretamente. Ao me escutar falar, a astróloga rapidamente concluiu que tem algo de errado com minha fala e que precisa ser corrigido.

Isso não significa que precisamos prescindir da intuição, que pode ser muito valiosa no consultório. Porém é necessário discriminá-la do símbolo e, ainda, de uma dedução. Caso contrário, podemos acordar à sombra moralista do Papa.

Vou dar um exemplo de como eu procuro trabalhar com as três questões no consultório. Uma agente me conta que não sai com amigos porque o marido fica com ciúmes toda vez que ela quer marcar alguma saída. Já desistiu de usar vestido, porque quando o marido a viu disse que ela parecia uma vadia, o que a fez se sentir inibida.

Ao ouvir o relato eu vou deduzir que aquela mulher se encontra numa relação abusiva. Como tenho estudado a respeito, a minha mente rapidamente junta o relato com aqueles indicadores que nos ensinam a identificar esse tipo de relação.

Eu vou compartilhar a minha dedução com aquela pessoa, porque se meu objetivo como terapeuta é o bem-estar da minha agente, tenho inclusive a responsabilidade ética de fazê-lo. Claro que irei introduzir o tema com muito cuidado, falando o que ela estiver preparada para ouvir. Mas de nenhum jeito farei de conta que aquela relação é saudável. Pode até ser que lhe sugira visitar um centro especializado nessa temática.

Numa sessão de tarô, no geral eu escuto o agente e compartilho as minhas deduções. Trago conceitos de sociologia para explicar certos modelos normativos do patriarcado etc. Dessa forma, eu consigo falar o que eu considero que devo compartilhar com o agente. Porém sou muito clara com o agente a respeito de que as minhas considerações vêm de certos autores que tenho lido e não de uma intuição ou de um símbolo.

Posteriormente, eu abro o tarô para ver o que ele tem a dizer a respeito. Aí, explico ao agente o significado contido no símbolo em questão e depois passo a interpretá-lo em função da pergunta que a consulente fez ao baralho. A carta do tarô pode ter um significado diferente das minhas deduções. Eu procuro explicar ao agente o que disse o Cosmos e mantenho também a minha postura. Simplesmente me encarrego de deixar claro para o agente o que provém do símbolo e o vem das minhas deduções.

Finalmente é possível também que durante a sessão eu tenha alguma intuição. Posso intuir que tenho que orientar o agente a fazer uma meditação todos os dias. Não consigo explicar por que seria bom ela fazer aquele exercício em particular, mas aquilo veio para mim no meio da consulta. Eu compartilharei aquilo com a agente também. Mas não falarei que aquilo se extrai de um conceito de sociologia, nem se interpreta do arcano que ela escolheu no tarô. Direi simplesmente que foi uma intuição.

CONCLUSÃO:
O ARTISTA

As artes simbólicas não são ciência, nem dogma, nem dependem de nosso olhar subjetivo. Trata-se de um sistema de pensamento específico — como diversas tradições vêm nos ensinando há milhares de anos —, com suas próprias regras de funcionamento.

O significado do símbolo nunca nos dá informações literais simplesmente porque não funciona dessa forma, e sim com analogias. Mas o fato de que usamos metáforas e imagens não significa que o simbólico é um mero conto. O significado que vem de cima é sincrônico com o de baixo e aquilo é sinal de estar trazendo uma mensagem do Cosmos.

Se oscilamos entre opinião e ciência é devido a preconceitos que circulam no senso comum, que têm sua causa em processos históricos. Mas para fazer uma interpretação adequada é preciso evitar reduzir o símbolo ao pensamento binário, que nos leva a interpretações literais e deterministas.

Em troca, devemos nos entregar a um tipo de pensamento totalmente diferente: o trinário, ou seja, aquele que procura pensar no Cosmos. A condição é aceitar que a vida envolve incertezas e não há como saber o que vai acontecer. Do Cosmos se interpretam qualidades, nunca quantidades.

Temos que nos responsabilizar por nossas escolhas morais, ao invés de terceirizar as decisões. De um símbolo não se extrai um dogma e nem uma receita moral. Um símbolo não nos diz o que devemos fazer, mas nos propõe um estágio de aprendizagem, que podemos escolher atravessar ou não.

Os significados desses símbolos são universais porque esses aprendizados fazem parte de um sistema que envolve a própria existência em sua totalidade. O que se extrai do não tempo é eterno. E a nossa moral é finita e temporalmente limitada.

O terapeuta holístico não é um cientista nem um mero opinólogo. É um artista que se dedica a interpretar o significado universal contido num sistema simbólico. Perceber a complexidade de um símbolo nos permite compreender também quão bonito e desafiador é o nosso trabalho. Trata-se de um ofício *sui generis* tão maravilhoso quanto complexo, e é preciso compreendê-lo em sua especificidade.

SOPRANDO ARES DE LIBERDADE

PARTE II

CAPÍTULO 5

TIJOLOS NORMATIVOS: A CONSTRUÇÃO DO EGO

Na primeira parte refletimos a respeito dos símbolos do Cosmos, que podem ser interpretados como significados universais. Nesta segunda parte, gostaria de refletir a respeito de nossos condicionamentos culturais.

Ou, em outras palavras, o ego. O que é? Como se constrói? Ele pode se desconstruir?

POR QUE VOCÊ DEIXA QUE ELA FALE ASSIM?

Quando eu era criança, a minha família costumava se reunir aos domingos para almoçar. Quando os adultos mandavam as crianças se sentarem, alguns de meus primos obedeciam e outros faziam birra. Eu questionava.

— Por que tenho que me sentar na cadeira?

— Porque dessa forma você fica confortável para comer.

— Mas então, se eu estiver à vontade no chão, posso ficar aqui?

A resposta era negativa, claro. Eu teria que me sentar na cadeira de qualquer jeito. Porém o meu pai se dava ao trabalho de responder a cada uma das minhas perguntas.

Quando se esgotavam os argumentos, ele respondia: — Nos sentamos na cadeira porque é o que todo mundo faz. — E, naquele momento, era muito claro (para os dois!) que era um costume arbitrário.

Se fosse o conforto o único critério para se sentar na cadeira, possivelmente iríamos encontrar comensais sentados nas cerâmicas dos restaurantes. Alguns, ainda, que preferem a privacidade, pegariam seus pratos e se sentariam debaixo da mesa, aproveitando a toalha de mesa como uma espécie de cortina.

Porém se um comensal escolhe se sentar no chão para comer num restaurante, o mais provável é que chegue um garçom para lhe convidar a se sentar à mesa. E se ele se negar a obedecer, possivelmente seja expulso do estabelecimento. Inclusive, antes dessa cena ocorrer, os últimos clientes já estariam olhando para o homem sentado no chão, sussurrando entre si, debatendo a respeito se ele é louco ou mal-educado.

Se usamos as cadeiras para nos sentar não é porque sejam mais confortáveis, mas porque se trata de uma convenção social. Um acordo implícito — que ninguém fala em voz alta —, porém, é obrigatório.

Numa das minhas viagens a Delhi, uma amiga me convidou para jantar na casa de sua família. Não tinha cadeiras, mas uma espécie de grande almofada retangular que todos os comensais iriam compartilhar.

Quando eu fui pegar um pedaço de pão, eles se olharam e logo alguém me corrigiu: a comida só se pega com a mão esquerda. Cada cultura tem normas, comportamentos que são esperados. E outros que são logo corrigidos com olhares punitivos que buscam nos encaixar novamente no que é considerado normal.

Quando eu tinha uns 7 anos, estava comendo banana amassada com doce de leite. Eu gostava de enfiar uma colher nesse grude e ver como a massa se estica desde o prato até a minha boca, numa coisa só. Naquele dia, meu tio — que estava de visita em casa — horrorizou-se com aquela monstruosidade e falou: — Come como uma menina, você parece um animal.

Tive uma imediata sensação de vergonha e procurei corrigir meu jeito de comer. Nesse dia aprendi que as meninas, além de ter que se sentar em cadeiras como o resto das pessoas, também precisam comer de um determinado jeito.

Através das normas sociais, aprendemos o que a sociedade espera de nós. Começamos a disciplinar o nosso corpo até a respeito dos movimentos mais ínfimos, para que ele se adapte àquilo que é aceitável, normal, adequado. A nossa identidade é construída através desse processo que envolve milhares de interações cotidianas, quase imperceptíveis, aparentemente insignificantes.

Em cada interação, a nossa identidade recebe um tijolinho a mais em sua construção. Pequenos lembretes recorrentes do papel que devemos cumprir. As pernas vão de um jeito, a saia de outro, o sorriso abre até um ponto, a voz tem que ser suave e baixa. E, definitivamente, nada de comer como um animal.

Todas aquelas correções mínimas confluem na mesma ideia: a menina deve ser delicada. Eu sou menina e hei de me comportar delicadamente.

Com meu tio não se podia questionar, com meu pai, sim. E, talvez por isso, quando estávamos em família, a minha tia se incomodava com meu jeito. Tanto que ela vira e mexe perguntava ao meu pai: "Por que você deixa que ela fale assim?".

Quando eu tinha uns 8 anos, meu pai, às vezes, voltava do trabalho com um presentinho que comprava na banca de jornal. Para mim, costumava ser um adesivo de corações e, para o meu irmão, sempre um carrinho de brinquedo. Achei curioso eu nunca receber um carrinho e lhe perguntei o motivo. Ele me disse que esse era um brinquedo de menino. Porém no outro dia trouxe dois carrinhos.

O questionamento incomoda porque nos obriga a repensar normas que se encontram naturalizadas. Comportamentos que achamos tão óbvios, que nem sequer nos perguntamos a respeito; costumes que reproduzimos sem hesitação, como se fosse aquela a nossa única opção; uma convenção social que consideramos tão natural como o nascer do sol.

O questionamento descobre o arbitrário. Quando indagamos o motivo de uma norma e descobrimos que por trás não há mais do que um "porque as coisas são assim", as nossas construções sociais caem como um castelo de areia atingido pelo vento, os tijolos normativos que cobrem a nossa subjetividade se esfarelam no ar.

O questionamento é o único recurso que pode nos permitir perceber que algo visto como imutável possa ser modificado. E, por isso, quem procura a obediência a qualquer custo, geralmente lhe teme.

O meu pai respondia à minha tia sempre o mesmo: "Eu quero que a minha filha seja livre." Quando eu cresci um pouco mais, ele me contou que no seu tempo teve uma criação tão autoritária que não era necessário apenas obedecer, mas tinha que acatar em silêncio porque só o fato de fazer perguntas já era perigoso.

Os livros do psicanalista Freud estavam proibidos porque permitiam a reflexão a respeito da identidade. Quem queria lê-los tinha que enterrá-los no quintal para evitar desaparecer nas mãos da Ditadura. Nas palavras do general Acdel Vilas, chefe da operação de independência:

> Se os militares permitiram a proliferação de elementos dissolventes — psicanalistas, psiquiatras, freudianos etc. — para agitar as consciências e questionar as raízes nacionais e familiares, nós fomos derrotados [...]. (FEIERSTEIN, 2007, p. 128; tradução livre)

Entre os livros que estavam proibidos, encontravam-se aqueles que ajudavam as crianças a não ter medo da liberdade. O inimigo para o Ministério da Educação argentino era a literatura, que incentivava as crianças a "defender seu eu" contra o eu que queriam lhe impor. Uma peça de comunicação do Ministério de Educação durante a ditadura diz:

> [...] a notória ofensiva na área da literatura infantil que visa entregar uma espécie de mensagem que parte da criança e lhe permite educar-se com base na liberdade e em livros alternativos [...] que acompanham a criança em sua luta para penetrar no mundo das coisas e dos adultos, que o ajudam a não ter medo da liberdade, que o ajudam a querer, a lutar, a afirmar seu ser, a defender-se contra o eu que os pais e as instituições muitas vezes querem impor-lhe. (FEIERSTEIN, 2007, p. 314; tradução livre)

O questionamento é o recurso que permite a liberdade.

O EGO

*Aqueles loucos baixinhos que se incorporam
com os olhos bem abertos,
sem respeitar horários nem costumes
e aqueles que, pelo bem deles (dizem), devem ser domesticados.
Criança,
pare de brincar com a bola.
isso não se fala,
isso não se faz,
isso não se toca.
Eles carregam nossos deuses e a nossa linguagem,
com nossos ressentimentos e o nosso porvir.*
Joan Manuel Serrat
Esos locos bajitos

O ego é o que nos tornamos como resultado da nossa experiência aqui na terra. Constitui todo o conjunto de aprendizados que coletamos desde o nascimento, como resultado da nossa interação social. Trata-se de um conjunto de normas que constroem a nossa identidade, como tijolos que se erguem ao redor da alma e lhe impedem de existir plenamente.

Por isso, para o filósofo Michel Foucault era preciso estudar esses sistemas que nos proíbem a nossa identidade:

> Se a genealogia coloca, por sua vez, a questão do solo que nos viu nascer, da língua que falamos ou das leis que nos

regem, é para clarificar os sistemas heterogêneos que, sob a máscara de nosso eu, nos proíbem toda identidade. (FOUCAULT, 2022, p. 83)

Talvez por isso seja comum ouvir que é necessário destruir o ego. Porém esse entendimento é errôneo. A destruição total do ego é impossível, porque, inclusive, este tem uma função: o ego é tudo o que aprendemos através da socialização[25], o processo mediante o qual um ser que acaba de chegar ao mundo aprende a interagir com outros e a pertencer a uma sociedade.

Sem ego a própria interação social seria impossível. E visto que o ser humano é por definição um ser social, o ego é uma parte fundamental de nós.

Quando a criança chegar a esta terra, irá aprender convenções sociais, acordos implícitos que permitem a convivência. A linguagem, por exemplo, não é mais do que uma convenção social. Se a criança não aprende que a palavra *maçã* corresponde à fruta em questão, ela simplesmente estaria impossibilitada de se comunicar com outros, ou seja, destinada ao isolamento. Foucault descreve a linguagem da seguinte forma:

> A linguagem é, como vocês sabem, o murmúrio de tudo aquilo que é pronunciado, e também é, ao mesmo tempo, esse sistema transparente que faz com que, quando falamos, sejamos compreendidos; em suma, a linguagem é a um só tempo todo o fato das falas acumuladas na história e o próprio sistema da língua. (FOUCAULT, 2016, p. 78)

---

[25] Entendemos por socialização o processo por meio do qual o indivíduo assimila normas, valores e hábitos da sociedade na qual se encontra inserido. Esse processo acontece a partir do momento em que o indivíduo aprende uma linguagem e começa a se relacionar com outros. Trata-se de um processo coercitivo, já a sociedade exerce uma força nos indivíduos para que estes se adéquem ao que se espera deles, e se não fizerem serão punidos. Para mais informações, ver: DURKHEIM, Émile. *Las reglas del método sociológico*. Buenos Aires: Editora Gorla, 2003.

O próprio tarô ilustra a necessidade do ego: no primeiro arcano do tarô, O Louco, assistimos a um momento em que o ser ainda prescinde de ego. A partir daí, a jornada do herói dos arcanos maiores é um jogo de construção e desconstrução do ego até que finalmente chegamos ao arcano O Mundo, o último arcano da jornada.

Neste estágio, o ego não foi destruído. Se assim fosse, o último arcano talvez se chamasse "O Ashram" ou o "Retiro Espiritual" e a protagonista teria esquecido de qualquer convenção social, viveria isolada numa montanha tendo renunciado a qualquer interação com o outro. Nas palavras de Nichols:

> Como Jung enfatizou com frequência, e como o tarô dramatiza, ser um vaso cheio de conflito divino é um privilégio e um fardo especificamente humanos. Não oferece escapatória para "outro mundo", mas nos apresenta o desafio de viver neste mundo de maneira significativa. (NICHOLS, 1988, p. 344)

A carta se chama O Mundo porque a protagonista, longe de fugir da sociedade, encontra-se entre nós. O que tem conseguido, porém, é um diálogo permanente entre o ego e a alma, a parte mais autêntica dentro de nós mesmos, aquela que é eterna. Nichols descreve a protagonista da carta desta forma:

> Para citar Fausset: "Só há um milagre no mundo: o do renascer da divisão para a totalidade." Individuação significa ser totalmente revelado como pessoa total — não perfeita, senão completa. Ser eterno, a dançarina já existia antes que existisse o homem, e representa a essência do homem, não um alvo chamando de fora, mas uma emanação que se desdobra desde o interior. Nela, o espírito está encerrado na carne — carne espiritualizada de tal forma que os dois interagem como um só. Sua presença não se manifesta através da morte do ego, mas através de uma humanização

O · LOUCO

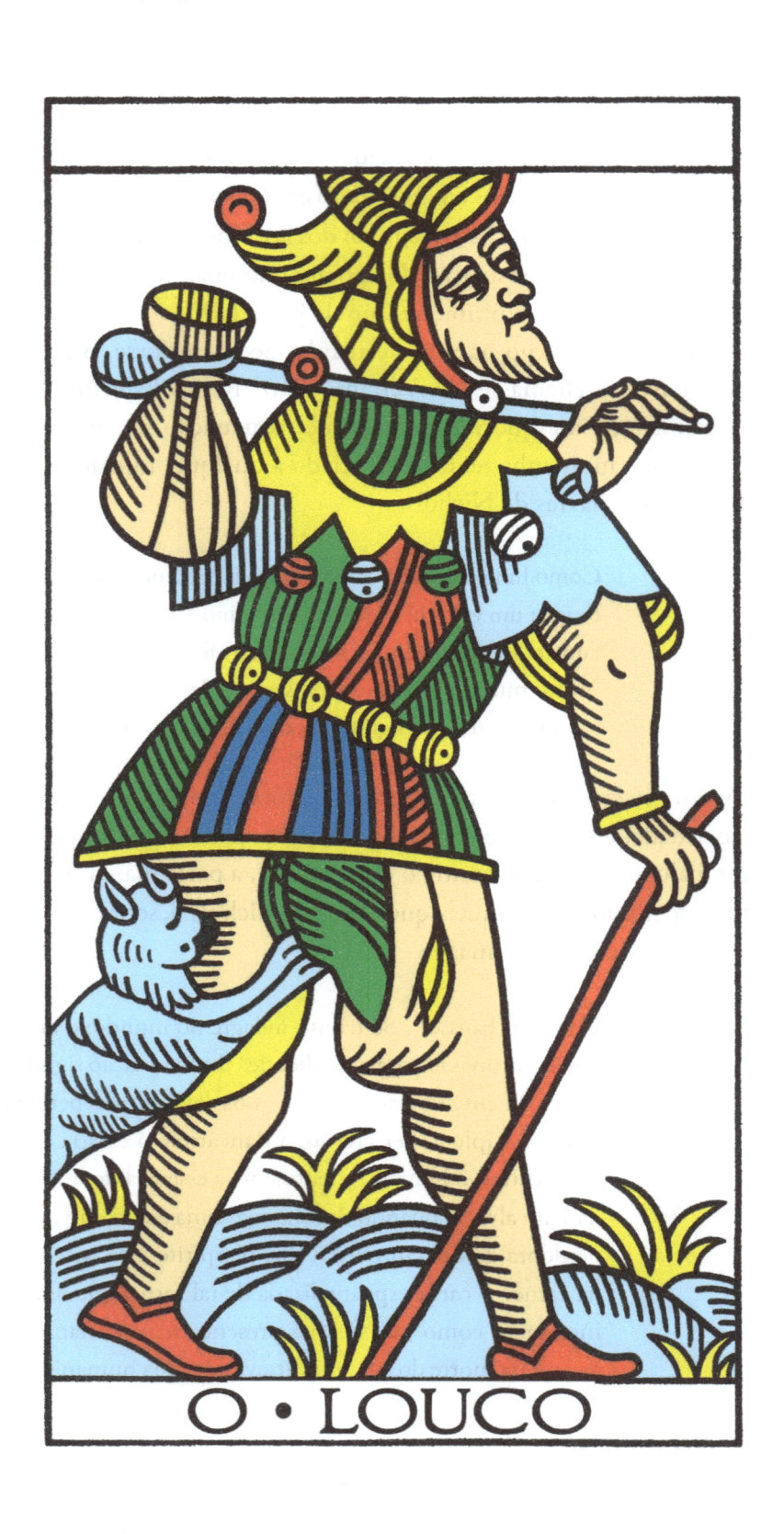

do eu arquetípico. Os seus dois bastões sugerem autofertilização — um diálogo constante entre todos os opostos, com o ego e o eu interagindo em equilíbrio dinâmico. (NICHOLS, 1988, p. 346)

A protagonista desta carta dança num baile fluido entre o ego e a alma. Procura ser autêntica e estar em contato com seu desejo. Porém ao mesmo tempo, usará aquilo socialmente aprendido com a finalidade de conseguir interagir no mundo.

O LOUCO: A ATERRISSAGEM NESTA TERRA

O parto se encontra simbolizado pelo primeiro arcano da jornada: O Louco. Ele representa a nossa aterrissagem nesta terra, a inocência, a criatividade e a liberdade própria daquele que ainda não foi condicionado por nenhum mandato.

Se O Louco pode viver uma vida tão livre é porque não tem ainda aprendido nenhuma norma. Este estado é o que Piaget chama de anomia (PIAGET, 1994), a ausência total de normas que experimentamos quando somos bebês, até os 2 anos de vida.

Um bebê chora quando tem fome e não pensa se aquele momento é adequado, considerando que seus pais estão dormindo. Ele rege a sua ação unicamente orientado por seu instinto. Exatamente igual ao Louco, que caminha pela vida guiado unicamente pelo cachorro, seu guardião instintivo.

Este é o único arcano da jornada onde vivemos o puro instinto. O ser humano — a diferença de outros animais — tem por característica ser social. Ou seja, as nossas ações, pensamentos e até os nossos desejos encontram-se socialmente construídos.

Já o segundo arcano, O Mago, pode ser interpretado como uma criança no jardim de infância, onde irá aprender a se comunicar e se vincular com outros coleguinhas. Inclusive, a imagem do protagonista

I

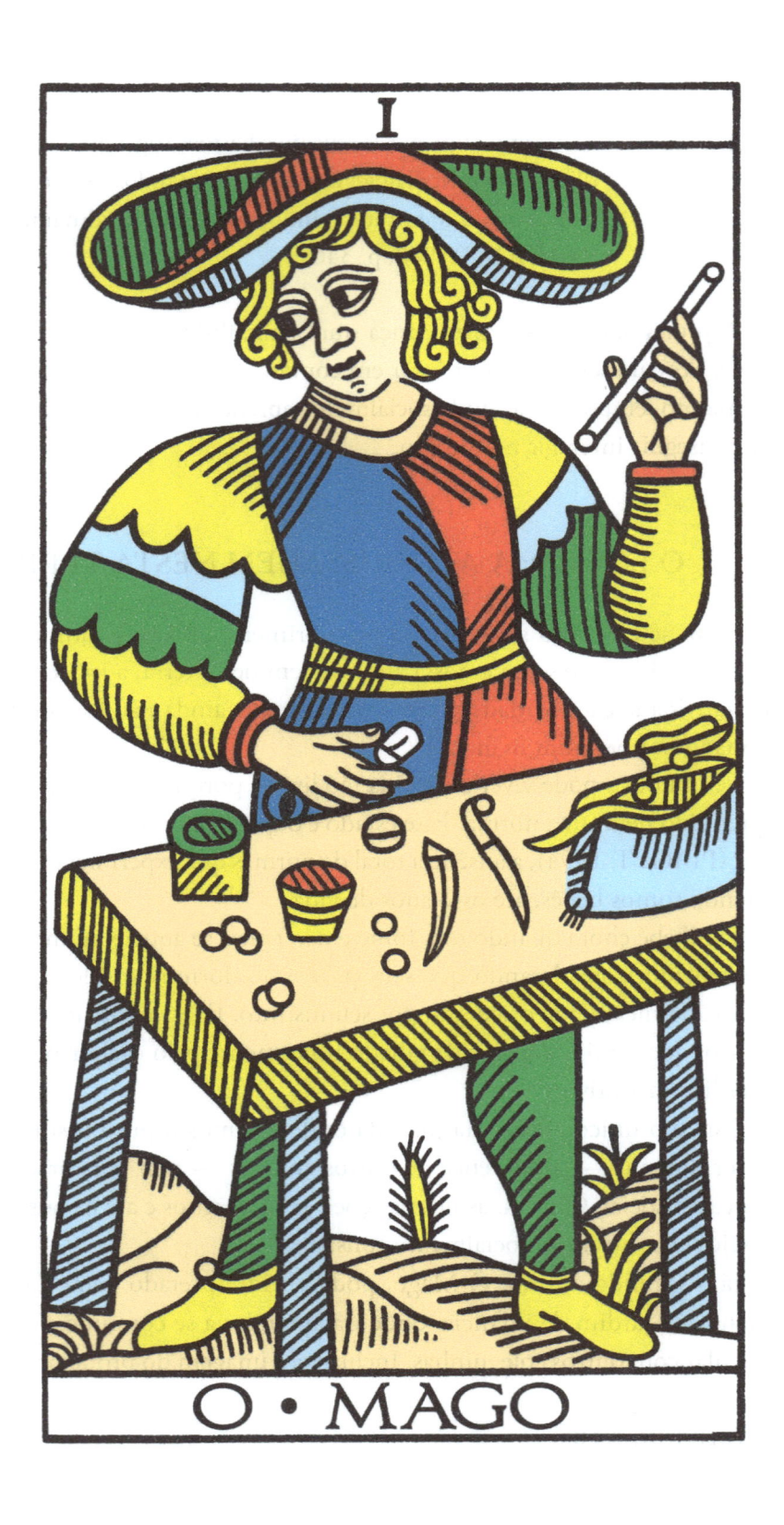

O · MAGO

com seus objetos numa mesa, nos lembra uma criança brincando com massinha na escola.

Esse arcano simboliza a comunicação: aqui a criança já domina a linguagem que, como dissemos anteriormente, é uma convenção social. Quando a criança aprende um idioma, ela é ensinada também que tem palavras proibidas, que não se bate no coleguinha etc.

Agora a criança sabe que é preciso esperar pelo horário do lanche para comer. Ou seja, aprende a limitar o instinto da fome em função de uma norma social. Portanto, já a partir desse momento temos ego e jamais seremos puro instinto outra vez.

A construção do ego é inevitável porque faz parte do processo de socialização. Ou seja, à medida que a criança aprende a interagir com outros, aprenderá a se comportar de acordo com o que a sua sociedade considera aceitável.

O IMPERADOR: A AUTORIDADE E A NORMA

O arcano que simboliza o processo de normalização[26] por meio do qual se constrói a subjetividade é O Imperador.

Esse arcano leva o número quatro, que representa os limites do espaço-tempo. A nossa vida é finita e o tempo limita a nossa existência. O corpo precisa de uma permanente manutenção para continuar vivo — é preciso, por exemplo, comer e dormir.

Esse arcano representa a autoridade, algo que comumente é chamado de "função paterna". Se a função materna é o cuidado, a função

---

[26] Entendemos por "normalização" o processo por meio do qual o sujeito é construído, no sentido de que este começa a receber por parte da sociedade um conjunto de normas de comportamento a ser seguido. Dessa forma, a sociedade normaliza os sujeitos, já que os interpela para que se comportem da mesma maneira. Aqueles que fugirem das normas serão punidos. A punição social funciona como uma forma de coagir os sujeitos, para que estes se adaptem à normatividade hegemônica. Para mais informações, ver: FOUCAULT, Michel. *Vigiar e punir:* nascimento da prisão. Rio de Janeiro: Vozes, 1987.

IIII

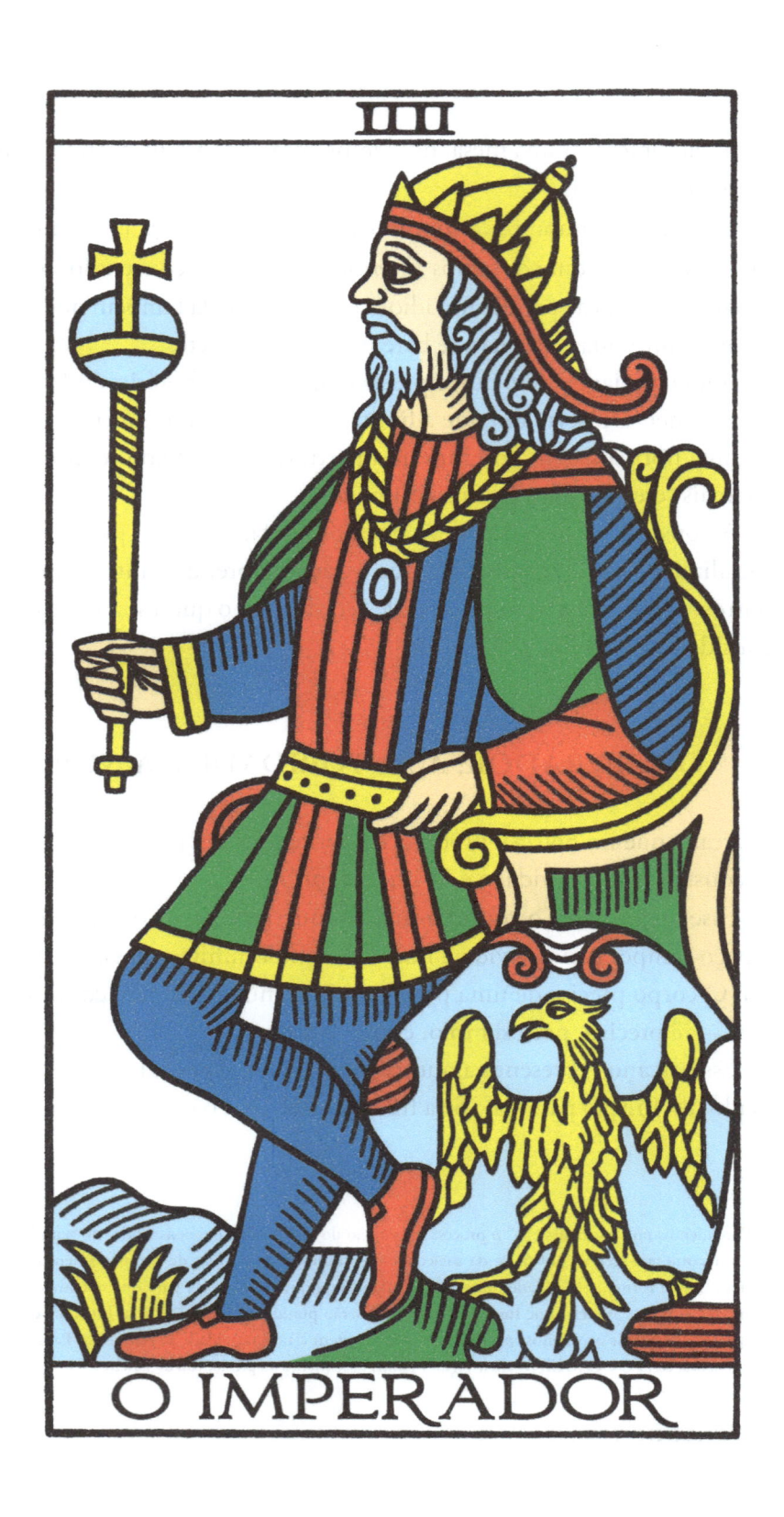

O IMPERADOR

paterna corresponde à autoridade que define os limites que estruturam a nossa personalidade.

Porém a verdade é que a função de autoridade pode ser exercida por qualquer pessoa, independentemente do gênero. E, de fato, as mães também impõem limites aos filhos, dão-lhe estrutura emocional e física (casa, comida). E, ainda, a criança irá conhecer diversas autoridades fora do núcleo familiar que vão desde tios e avós, até professores da escola. E, já adulto, os chefes no trabalho e o governo do país onde reside.

É possível dizer que a autoridade está sempre com a gente, já que é uma função que se internaliza. De adultos, sentimos a voz interna da autoridade toda vez que mesmo que tenhamos muita vontade de fazer alguma coisa, conseguimos nos autolimitar ao enxergar o potencial perigo da nossa ação.

O limite funciona como uma fronteira que se divide: o que se pode e o que não se pode. E deve ser uma parede rígida, se é mole não é um limite. O dedo não se pode mais ou menos pôr na tomada, nem se pode pôr às vezes na tomada. Simplesmente não se põem dedos na tomada!

É um "não" diante de uma vontade. E, de fato, não é possível fazer o tempo inteiro o que desejamos. A nossa existência neste mundo se encontra necessariamente restringida pelos limites que a realidade nos impõe.

Se não compreendemos os limites de nossa existência como seres humanos, não poderemos garantir a nossa sobrevivência de forma autônoma.

O Imperador ensina ao Louco o respeito daqueles limites que são frustrantes quando restringem a liberdade, mas sem os quais não é possível a autonomia. Se uma criança não aprende que deve esperar o farol de trânsito trocar de cor para atravessar a rua, nunca poderá sair para caminhar sozinha.

Se O Louco não aprendesse os limites do Imperador, ele viveria em permanente perigo. Isso está ilustrado no baralho de Rider Waite, no qual O Louco caminha distraído em direção a um precipício.

Num plano maior, o Imperador simboliza também a máxima autoridade na qual a criança está inserida: o Estado. Criador da civilização, a sociedade é organizada através de normas.

Sem normas a convivência não é possível. O desejo individual não é limitado somente por questões de sobrevivência, mas a partir do momento em que o ser humano é um ser social e convive com outros, precisa limitar seu desejo em função do desejo do outro.

Como seres coletivos, acatamos uma série de convenções que são acordos implícitos feitos no âmbito social. Sem normas não existiria sociedade como a conhecemos porque a convivência não seria possível.

Por exemplo, há uma convenção social a respeito do trânsito: quando a luz vermelha se acende, os carros param e as pessoas atravessam a rua. Se não tivéssemos acordo a respeito da cor do farol, os carros não parariam e as pessoas não poderiam atravessar a rua com segurança. As normas sociais sempre cumprem uma função. No caso do farol, um trânsito eficiente.

A luz é vermelha, mas nós poderíamos recombinar num futuro, que a luz seja azul ou roxa. As questões de ordem natural geralmente são imutáveis. O corpo humano precisa de alimento para existir. Precisa de alimento hoje e precisou de alimento há 2 mil anos.

Mas as questões de ordem social são transitórias, no sentido de que mudam de acordo com a sociedade e o tempo histórico.

Dessa forma, o Imperador simboliza também o *status quo*. As normas que são hegemônicas, dominantes num determinado momento histórico. Por se tratar de acordos implícitos, podemos também combinar algo completamente diferente em um futuro. E, de fato, o fazemos. As normas mudam através do tempo. As normas que são hegemônicas na nossa sociedade não são as mesmas daquelas que eram dominantes há um século.

Porém mesmo que se trate de algo transitório, não implica que seja fácil mudá-lo. E se for um acordo implícito, não significa que todos estejamos de acordo no âmbito individual, mas que se trata de um acordo feito de forma coletiva.

Mesmo se individualmente estamos em desacordo com as normas da nossa sociedade, tendemos a respeitá-las. Porque, caso não fizermos, receberemos uma repressão. Por exemplo, se eu avançar o farol vermelho, posso levar uma multa. As normas sociais são coercitivas no sentido de que nos são impostas sob a ameaça de uma punição social.

A norma não pode existir sem pena. Porque, sem pena, cada um seguiria a sua vontade e, portanto, se faz necessário algo que seja coercitivo para que o indivíduo se submeta a algo maior que ele: o coletivo. Nesse sentido, as normas disciplinam o sujeito, procuram que este se adapte.

Aquelas normas não são apenas repressivas, ou seja, não só nos impedem de fazer coisas, mas também nos forçam a fazer outras. Assim como a criança aprende a não gritar, ela também irá aprender, se for menina, a falar de forma feminina. Ou seja, baixinho, suave e delicadamente.

Quando eu era criança, todas as meninas brincavam com os seguintes brinquedos: uma cozinha, um carrinho de bebê, uma boneca com a sua casa ou uma princesa. Os meninos brincavam com caminhões de construção, legos, trens, armas, soldados e super-heróis.

A criança não só aprende o que não deve fazer, mas também o que deve. Ou seja, aprende o comportamento que é esperado dela. Quando uma menina recebe de brinquedo um carrinho de bebê, ela está aprendendo sobre o papel que se espera que ela realize na sua sociedade: ser mãe. Quando um menino recebe um brinquedo de construção, aprende o que se espera dele: ser o provedor.

Por isso, podemos dizer que a nossa identidade é socialmente construída. A menina pratica desde a mais tenra idade a realizar o papel de mãe. E, como adulta, reproduz aquela imposição social como se tratasse de algo que emergiu nela naturalmente. Porém ao invés de ser uma vontade que partiu do indivíduo, trata-se de um mandato socialmente imposto.

O processo de normalização é tão complexo que permeia todo o sujeito: jeitos de falar e até o tom de voz, formas de se vestir e até como carregar o corpo em cada situação. Se ela aprende a cruzar as pernas, ele aprende que não deve chorar. Se a menina aprende a respeito do feminino, o menino aprende a respeito do masculino. Desde criança os meninos ouvem que "homens não choram" e, como adultos, mantêm o corpo rígido e as emoções reprimidas.

Quando dizemos que O Louco é o único arcano que representa o puro instinto é porque desde que o ser humano começa a aprender formas de interagir no mundo, ele será inevitavelmente construído pelas relações nas quais está inserido.

As normas sociais têm o objetivo de que o ser humano se adapte, se molde àquilo que se espera dele. Ou, em outras palavras, estas disciplinam o sujeito. Por exemplo, quando um menino com os olhos cheios de lágrimas engole o choro lembrando as palavras de seu pai — "seja homem!" —, a criança não age por instinto, mas adapta o seu comportamento de acordo com a expectativa.

Se entendemos o poder como a possibilidade de impor algo a um outro, estamos presenciando também uma relação de assimetria. O pai tem poder sobre a criança e lhe impõe um certo comportamento, a disciplina.

E se a criança não obedecer, será punida. Essa punição pode ser a desaprovação do pai ou, inclusive, risadas e piadas acusatórias dos colegas da escola, caso vejam ele chorando. Ao ouvir a desaprovação social e familiar, rapidamente o sujeito procura corrigir seu comportamento para voltar a ser aceito.

Para Foucault, a educação é fundamental nesse processo: "Todo sistema de educação é uma maneira política de manter ou de modificar a apropriação dos discursos, com os saberes e os poderes que eles trazem consigo" (FOUCAULT, 1996, p. 44).

Tendemos a pensar no poder como se fosse uma coisa que se possui, mas o poder mora nas relações. E não só numa relação claramente assimétrica como pai e filho, mas circula em todas as relações. Um colega da escola exerce poder sobre outro, mesmo que ambos tenham a mesma idade. Foucault descreve o poder assim:

> Ora, o estudo desta microfísica supõe que o poder nela exercido não seja concebido como uma propriedade, mas como uma estratégia, que seus efeitos de dominação não sejam atribuídos a uma "apropriação", mas a disposições, a manobras, a táticas, a técnicas, a funcionamentos; que se

> desvende nele antes uma rede de relações sempre tensas, sempre em atividade, que um privilégio que se pudesse deter; que lhe seja dado como modelo antes a batalha perpétua que o contrato que faz uma cessão ou uma conquista que se apodera de um domínio. Temos em suma que admitir que esse poder se exerce mais que se possui, que não é o "privilégio" adquirido ou conservado da classe dominante, mas o efeito de conjunto de suas posições estratégicas — efeito manifestado e às vezes reconduzido pela posição dos que são dominados. (FOUCAULT, 1987, p. 26).

Aprender as normas sociais é inevitável, não importando quem fossem nossos pais ou se frequentamos uma escola tradicional ou progressista. Nós vamos aprender. Isso porque são as normas de nosso tempo histórico.

A construção da nossa identidade se produz através de milhares de estímulos cotidianos. A ideia de que uma mulher deve ser mãe e de que os homens não choram provém do modelo do patriarcado. Mas quando falamos em patriarcado não se trata de um grupo de homens que num lugar se reúnem para conspirar contra as mulheres. Seria bem mais fácil resolver o problema se assim fosse.

O patriarcado é uma narrativa que atravessa a sociedade em seu conjunto. Todos nós somos construídos por essa narrativa e a reproduzimos cotidianamente, muitas vezes sem a menor consciência a respeito.

As normas sociais funcionam como uma teia de aranha invisível que está presente em todas as relações sociais. Quando nos relacionamos, iremos receber essas normas e também reproduzi-las com aqueles que interagimos. Nas palavras de Foucault: "O poder está em toda parte; não porque englobe tudo e sim porque provém de todos os lugares" (FOUCAULT, 1988, p. 89).

E mesmo quando o poder cria relações de assimetria, todos — opressores e oprimidos — reproduzem esse modelo. O patriarcado define que o homem se encontra num lugar de privilégio a respeito da mulher, que também reproduz o patriarcado. Por exemplo, quando uma mulher repete frases como "as mulheres nasceram para ser mães".

Parafraseando Foucault, o poder se exerce em todas as relações sociais, porque está inserido no próprio discurso: "[...] O discurso não é simplesmente aquilo que traduz as lutas ou os sistemas de dominação, mas aquilo por que, pelo que se luta, o poder do qual nos queremos apoderar" (FOUCAULT, 1996, p. 10).

Quando a criança começa a interagir socialmente, ela aprende um conjunto de "verdades". As questões da natureza geralmente não podem ser modificadas e são verdades absolutas e imutáveis: o sol nasce todo dia, independentemente de minha opinião a respeito. E mesmo se toda a sociedade entrasse em acordo a respeito de que seria melhor que o Sol nascesse a cada três dias, isso não iria mudar.

Já as normas sociais são finitas e mutáveis. Por exemplo, o conceito de beleza muda ao longo do tempo. Hoje, as mulheres para serem consideradas belas devem — dentre outras coisas — ser magras. Porém no século XV as mulheres belas eram gordas.

Isso significa também que o estereótipo de beleza atual também pode ser modificado se há outro acordo social. E, de fato, hoje estamos revisando esses estereótipos de beleza. O movimento do corpo livre questiona um modelo de beleza que só inclui alguns corpos e propõe um modelo mais amplo.

As normas sociais não são naturais, porém se naturalizam. Ou seja, as consideramos tão naturais quanto o nascer do sol a cada manhã.

A criança aprende simultaneamente que o sol sai de dia e que as meninas usam rosa. Essas duas "verdades" são ensinadas para ela pelas mesmas figuras de autoridade e afeto e, geralmente, com o mesmo peso. A criança naturaliza ambas e as considera igualmente absolutas.

Caso isso não fosse real, por que uma mulher que se encontra num lugar de opressão dentro do patriarcado reproduziria "verdades" desse modelo? Se ela diz "as mulheres nasceram para ser mães" é porque aquilo tem se convertido para ela em uma verdade tão natural que qualquer outra opção é impensável.

Ao naturalizar uma norma social, tendemos a achar que ela é imutável. Procuramos adaptar a nossa identidade para caber na norma. Isso porque achamos impossível modificá-la.

Imaginemos que temos as chaves do carro nas mãos. De repente, abrimos a mão e as soltamos. O que acontece? As chaves caem no chão. Não importa quantas vezes repetirmos o exercício, o resultado sempre será o mesmo: as chaves nunca vão ficar flutuando no ar. E nunca as veremos subir devagarinho até o teto. A lei da gravidade garante que as chaves sempre caiam em direção ao chão.

Estamos tão seguros de que existe a gravidade que a gente nem se dá ao trabalho de testá-la todos os dias. Não ficamos jogando as chaves no chão para ver se algum dia constatamos que a gravidade tirou um sabático e nossas chaves, ao invés de cair, saíam voando pela janela.

Quando a gente acredita que um consenso social é uma verdade natural, faz exatamente a mesma coisa que com a gravidade: não tenta algo diferente.

Quando uma mulher está convencida de que precisa necessariamente ser mãe, nem se questionará se aquilo coincide ou não com seu desejo. Mas a verdade é que a sentença "toda mulher quer ser mãe" não é uma lei natural, mas um mandato social.

A nossa identidade começa a ser um produto dessa construção. O que achamos bom ou ruim, êxito ou fracasso, verdadeiro e falso, são noções aprendidas socialmente. E, através delas, enxergamos o mundo e agimos. Nesse sentido, afirmamos que o poder não só funciona de forma repressiva, mas também de forma produtiva. Produz corpos, discursos e comportamentos. A esse respeito, Foucault se pergunta:

> Se o poder fosse somente repressivo, se não fizesse outra coisa a não ser dizer não, você acredita que seria obedecido? O que faz com que o poder se mantenha e que seja aceito é simplesmente que ele não pesa só como uma força que diz não, mas que de fato ele permeia, produz coisas, induz ao prazer, forma saber, produz discurso. Deve-se considerá-lo

como uma rede produtiva que atravessa todo o corpo social muito mais do que uma instância negativa que tem por função reprimir. (FOUCAULT, 2022, p. 44-45)

A subjetividade do Louco é socialmente construída. O Imperador bota tijolos normativos ao redor da alma do Louco. Com cada tijolo, O Louco se estrutura, mas também perde liberdade.

A RESISTÊNCIA DO LOUCO

> *No puede ser*
> *que estemos aquí*
> *para no poder ser.*
> **Julio Cortázar**
> **Rayuela**

Porém nem tudo está perdido. Como falamos anteriormente, se olhamos o tarô de forma diacrônica (como uma história desde o começo da existência até a morte), O Louco representa o bebê até os 2 anos de vida. Mas os arcanos também podem ser pensados de forma sincrônica em que cada carta é um arquétipo que está presente ao longo da vida toda.

Como dizia Foucault, onde houver hegemonia, há resistência. Numa sociedade (e num indivíduo) sempre estão regendo as normas dominantes do Imperador e também há a novidade do Louco.

Sallie Nichols fala a respeito desse jogo de energias antagônicas e mutuamente necessárias quando descreve ao Louco como o bufão da corte que está sempre ao lado do rei. Quando s normas do rei ficam obsoletas, o bufão da corte começa a dar risada delas. E, desse jeito irreverente, traz as críticas do povo. Ao ouvi-las, o rei poderá flexibilizar (ou inclusive mudar) as regras que já estiverem obsoletas. Se o Imperador não permite o questionamento do Louco, ele se torna rígido e, posteriormente, o povo se ergue numa revolução.

E esse jogo nos permite ir fazendo mudanças no âmbito social. Sem a resistência que O Louco impõe ao hegemônico viveríamos sempre sob as mesmas normas sociais. Se isso acontecesse, por exemplo, as mulheres ainda não poderiam votar, nem ir à universidade ou trabalhar.

O Louco mora fora do espaço-tempo porque ainda não está inserido nas relações sociais. E, como falamos anteriormente, as normas que O Louco irá aprender através da interação com outros expressam o que é aceito num determinado momento histórico.

O Louco, como um arquétipo presente dentro de cada um de nós, simboliza justamente a possibilidade de — nem que seja por um segundo — nos abstrair de nosso tempo histórico para pensar no que é impossível.

Hoje consideramos normal que as mulheres votem. Porém se isso é possível hoje é porque algumas "loucas" se permitiram pensar nessa opção, quando isso ainda era impensável.

Quando mulheres feministas começaram a sugerir o voto feminino, muitos olharam para elas perplexos. Naquela época, a verdade que estava naturalizada era que as mulheres não eram inteligentes como os homens. E ainda se pensava que não tinham nada que fazer na vida pública, porque a sua natureza as tornava aptas unicamente para cuidar da vida privada (da família e da casa). O homem tinha o domínio completo do racional e a mulher, do emocional. Propor algo diferente era uma loucura.

Como falamos anteriormente, as normas sociais se naturalizam a tal ponto que chegamos a considerar que há apenas um único jeito possível de existir. É O Louco quem nos permite acordar desse sonho profundo.

Esse exercício é mais difícil do que parece: Como pensar algo diferente se o mundo ao nosso redor insiste que estamos equivocados?

O Louco resiste ao hegemônico com uma simples pergunta: É essa a única opção possível? Com seu questionamento a respeito da ordem estabelecida, ele nos faz acordar da naturalização porque nos permite pensar o impensável. O que temos incorporado como uma verdade absoluta num lugar tão inconsciente, que ninguém já se pergunta a respeito.

O Louco tem uma função disruptiva porque propõe uma opção que existe fora da caixa normativa na qual estamos guardados.

Se O Imperador cobre a nossa alma de tijolos normativos que a restringem a circular dentro de um espaço delimitado, O Louco encontra uma pequena fenda para fugir: ele circula no impensável.

Jorge Luis Borges ilustra a ação do Louco maravilhosamente no conto "O idioma analítico de John Wilkins":

> Os animais se dividem em: a) pertencentes ao imperador, b) embalsamados, c) domesticados, d) leitões, e) sereias, f) fabulosos, g) cães em liberdade, h) incluídos na presente classificação, i) que se agitam como loucos, j) inumeráveis, k) desenhados com um pincel muito fino de pêlo de camelo, l) etcétera, m) que acabam de quebrar a bilha, n) que de longe parecem moscas. (FOUCAULT, 2000, p. 9)

Essa classificação é para nós tão absurda quanto ridícula justamente porque desafia o senso comum. Como diz Foucault, Borges propõe uma reunião de elementos que para nós é impensável:

> A monstruosidade que Borges faz circular na sua enumeração consiste, ao contrário, em que o próprio espaço comum dos encontros se acha arruinado. O impossível não é a vizinhança das coisas, é o lugar mesmo onde elas poderiam avizinhar-se. Os animais "i) que se agitam como loucos, j) inumeráveis, k) desenhados com um pincel muito fino de pêlo de camelo" — onde poderiam eles jamais se encontrar, a não ser na voz imaterial que pronuncia sua enumeração, a não ser na página que a transcreve? Onde poderiam eles se justapor, senão no não lugar da linguagem? Mas esta, ao desdobrá-los, não abre mais que um espaço impensável. (FOUCAULT, 2000, p. 11)

Propor algo impossível de se pensar nos põe de frente a uma reflexão: o nosso pensamento não é completamente livre, as nossas classificações não brotam de uma fonte ilimitada de possibilidades, mas elas acontecem dentro de uma ordem possível.

O que sabemos do mundo circula dentro de um determinado espaço de saber socialmente permitido. Como diz Foucault, saber e poder se encontram necessariamente implicados:

> Temos antes que admitir que o poder produz saber (e não simplesmente favorecendo-o porque o serve ou aplicando-o porque é útil); que poder e saber estão diretamente implicados; que não há relação de poder sem a constituição correlata de um campo de saber, nem saber que não suponha e não constitua ao mesmo tempo relações de poder. (FOUCAULT, 1987, p. 27)

O conto de Borges transgrediu essa ordem ao propor uma que, para nós, é impossível de ser pensada. E ao fazê-lo, nos confronta com a limitação de nosso pensamento.

Outro exemplo dessa atitude disruptiva são os loucos baixinhos. Aos 2 anos de vida — justamente na idade-limite da anomia — a criança ingressa na fase dos porquês, na que pergunta a respeito de tudo: "Por que o céu é azul?" "Por que devo agradecer?" "Por que tenho que colocar minhas calças?".

Nessa fase, a criança faz perguntas intermináveis. Não contente com a primeira resposta, ela continua indagando. Se ela fala um "por quê?" após cada uma das nossas respostas, é justamente porque muitas destas não fazem sentido. As perguntas da criança denotam o arbitrário das nossas convenções. E, por isso, incomodam. Têm o potencial de chacoalhar os tijolos de nossa estrutura normativa.

A criança pergunta a respeito das convenções sociais porque ainda não as tem naturalizadas como a gente. Ela não só irá perguntar para que servem as cadeiras como ainda procurará dar usos que, para nós, são absolutamente ridículos. Quando crescemos deixamos de ter essa atitude louca, simplesmente porque naturalizamos que a cadeira é para se sentar.

Mas a cadeira, no entanto, pode ser usada para milhares de coisas. Poderíamos, como Borges, estabelecer uma classificação diferente. Há, por exemplo, quem use as cadeiras como apoio dos vasos no quintal.

Quem comumente nos propõe esses exercícios disruptivos são os artistas, que muitas vezes transgridem o uso habitual dos objetos. Conheci um que tinha cadeiras penduradas na parede como se fossem quadros. E outro que as empilhou para criar uma escada que ia a lugar nenhum.

Por isso as pessoas mais normativas no geral não gostam de arte. Ou então gostam só daquela arte que já tem se tornado *status quo*, mas da arte que hoje é alternativa e resiste ao hegemônico. Por isso é comum que um artista que hoje vende quadros por bilhões, tenha morrido na pobreza[27].

E por isso O Louco é também essa parte nossa que nos permite a criatividade. Criar é dar existência a algo que antes não estava aí. Por isso a criatividade tem a ver com a novidade e é, necessariamente, uma fuga do normativo. Se fazemos o que todo mundo está fazendo, mais do que criar, estamos realizando uma cópia mais ou menos parecida com o que já existia.

Quando Julio Cortázar criou a novela *O Jogo da Amarelinha* agiu nessa energia arquetípica. A convenção social dentro da literatura era que um livro segue um índice segundo o qual o leitor deve começar pelo primeiro capítulo e continuar com o seguinte.

Cortázar criou uma novela na qual o leitor é convidado a escolher a ordem em que irá ler as páginas. Para escrever essa grande obra da literatura, ele teve que se atrever a pensar fora da caixa normativa para fazer algo que desafiasse as convenções sociais da época. E, para isso, precisou também aceitar a desaprovação de seus colegas.

E é esse justamente o custo da criatividade. Para criar, fazemos algo que não coincide com as convenções da nossa época e, portanto,

---

[27] Por exemplo, Van Gogh — que hoje tem quadros avaliados em milhões — vendeu apenas um quadro enquanto vivo e só ficou famoso após a morte.

recebemos críticas. Quando saímos da norma há sempre uma punição, que tem o objetivo de procurar nos coagir para que voltemos a nos adaptar às normas.

Exercer o arquétipo do Louco é difícil, porque primeiro é preciso achar a fissura entre os tijolos, a pergunta que nos permite sair do naturalizado e pensar o impossível. E, quando de fato começamos a circular fora daquela torre normativa com uma ideia criativa, iremos sofrer uma pressão social para voltar à prisão.

Para ir atrás do impossível temos que ter a coragem de fazer o que quase ninguém está fazendo. Ou seja, algo diferente do normal que a maioria das pessoas faz[28].

Porém também tem um segundo sentido. A norma social é uma fronteira que divide o normal do anormal. Quem foge da norma é considerado alguém anormal, não só no sentido de que é a exceção à regra, já que faz algo oposto à maioria. Mas também entra na categoria do patológico. Aquele que é inadaptado não só é raro ou excêntrico, é também doente: há algo de errado com ele que precisa ser curado.

Aquele que não se adapta à norma é socialmente excluído. Essa é a punição que faz com que procure se adaptar novamente, para voltar a ser aceito. A inclusão tem a condição de que se cure de sua doença. Para Foucault, a loucura é um conceito que tem essa função de marcar, excluir e procurar readaptar aqueles que resistem ao hegemônico[29].

Em sociedades prévias à nossa, pessoas homossexuais e transgêneros eram socialmente aceitas. Porém num determinando momento histórico, se torna norma tanto a heterossexualidade quanto as identidades cis. A partir daí se constrói a ideia de que só aquilo é normal e as identidades LGBTQIA+ ingressam na categoria de anormais. Tanto

---

[28] Para mais informações, ver DURKHEIM, Émile. *Las reglas del método sociológico*. Buenos Aires: Editora Gorla, 2003.

[29] Para mais informações, ver: FOUCAULT, Michel. *História da loucura na Idade Clássica*. São Paulo: Perspectiva, 2019.

é que quando nasce a psicanálise com Freud, a homossexualidade é classificada como uma patologia (FOUCAULT, 1988).

Como disse Foucault, os loucos da nossa sociedade são aqueles que não se adaptam às normas, aqueles que são excluídos por serem considerados anormais:

> Desde a alta Idade Média, o louco é aquele cujo discurso não pode circular como o dos outros: pode ocorrer que sua palavra seja considerada nula e não seja acolhida, não tendo verdade nem importância, não podendo testemunhar na justiça, não podendo autenticar um ato ou um contrato [...]. (FOUCAULT, 1996, p. 10-11)

Se atrever a viver um estilo de vida diferente daquele que é hegemônico é extremamente difícil. Vai precisar primeiro que nos questionemos a respeito de algo tão natural para nós que a própria pergunta já parece uma loucura.

Mas talvez a parte mais terrível é que a condição de sair do normal é necessariamente ingressar na categoria de anormais. Iremos ser os que deram errado, os raros, os enfermos.

Ou seja, para desconstruir os tijolos normativos que amarram a nossa subjetividade e poder viver — pelo menos em parte — uma vida genuína, necessitamos permitir o ingresso do Louco em dois sentidos. Primeiro, precisamos nos questionar a respeito das verdades naturalizadas, do que achamos verdadeiro e falso. Segundo, precisamos nos permitir trair a moralidade da nossa época. E isso vai fazer com que recebamos uma punição: ser chamados de loucos, anormais.

Quando O Louco é impedido de ingressar na nossa psique, nos aprisionamos porque não podemos questionar as verdades que temos naturalizado e vivemos presos a uma moral estrita. A primeira questão encontra-se simbolizada no tarô pelo arcano A Torre, a segunda, pelo arcano O Diabo.

XV

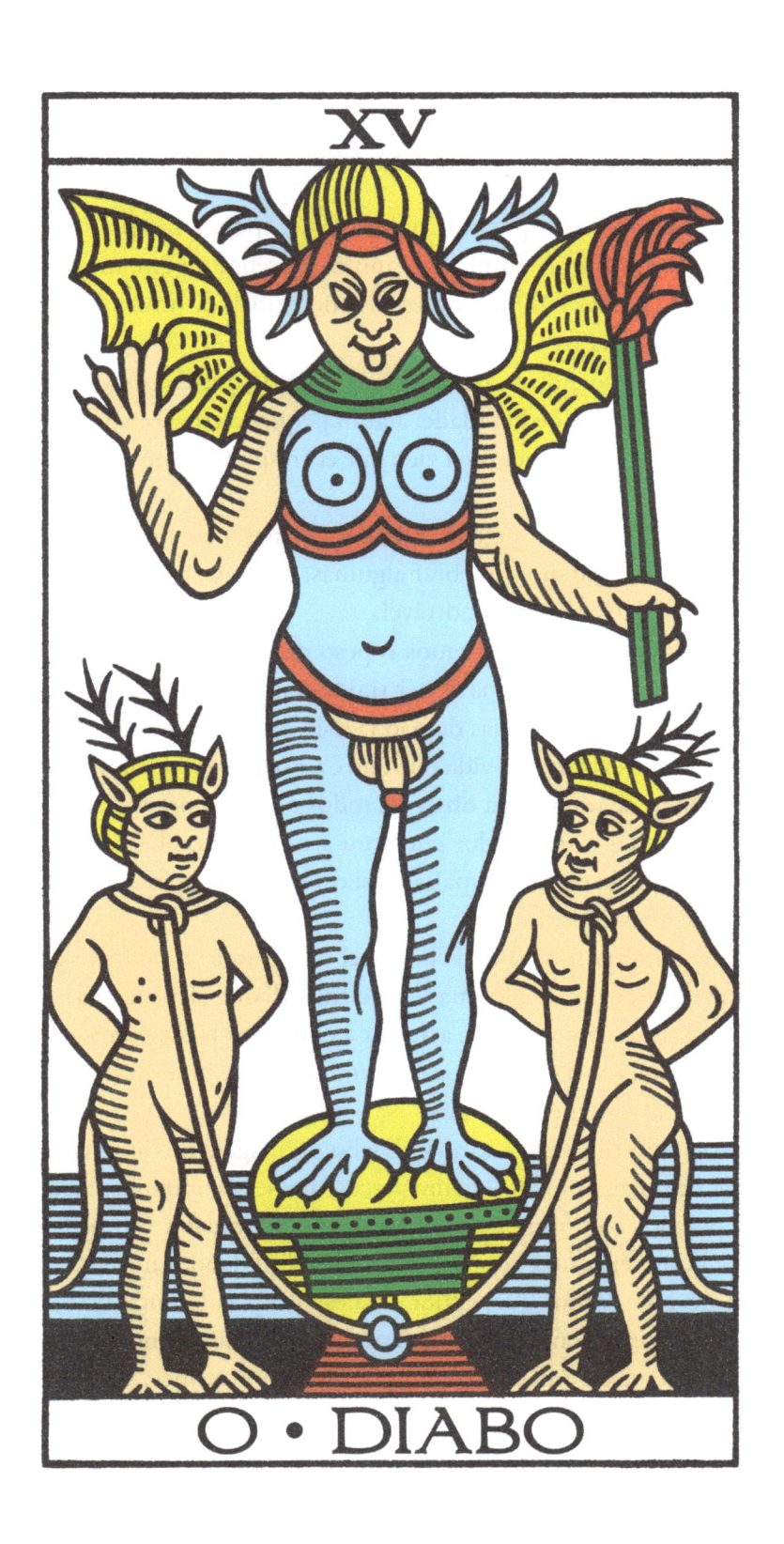

O · DIABO

O DIABO: A TRANSGRESSÃO

Trair a norma do Imperador não é só decepcionar o pai de quem esperamos aprovação. Implicará também receber o permanente dedo acusador na mesa familiar, na escola, no trabalho, num restaurante, no elevador e até na rua.

Porém fazê-lo é de extrema importância, já que é o único que nos permite algum vão de liberdade, algum pequeno espaço para exercer a possibilidade de escolher uma vida que corresponda com uma genuína expressão de nosso ser.

Se não é possível transgredir todas as normas, pelo menos é necessário que nos permitamos quebrar algumas, para que possamos ter uma existência relativamente suportável.

Se o fizermos, enfrentaremos o peso da moral da nossa época. E temos que absorver a culpa de ter traído o que se esperava de nós.

Porém as consequências de não fazê-lo são ainda piores. Primeiro, porque iremos viver uma vida que não é a nossa, mas de outros. A nossa existência se resumirá a observar todos os dias a mesma entediante parede na qual o Imperador encerrou a nossa alma. E perderemos a possibilidade de ver outras paisagens: o verde das copas de árvores, os rios e até as estrelas.

E segundo porque o mais provável é que aquela identidade presa na caixinha encontre alguma via de fuga diante desse cenário aprisionante. E se não podemos assumir a culpa das nossas transgressões, iremos projetá-la naqueles que se permitem viver uma existência mais livre — diferentemente de nós.

Isso é o que ilustra o arcano O Diabo. A imagem nos apresenta duas figuras de traços humanos e animalescos, que se encontram aprisionadas pelo pescoço com uma corda. Elas estão amarradas a um pedestal e, acima deste, encontra-se o famoso e temido Diabo, um ser com asas de morcego e cornos que segura uma espada pela lâmina.

Os dois protagonistas lembram os discípulos do arcano O Papa, que se ajoelharam para pedir conselhos ao sumo pontífice. Porém agora não enfrentam seu conselheiro. Ao contrário, dão as costas ao Diabo, e este os manipula.

O Diabo se encontra acima de uma estrutura que construímos com os tijolos normativos que nos deu o Imperador. É a narrativa social que nos coloca acima do resto em termos morais. Quando estamos convencidos de que nós somos os donos da verdade a respeito do bem e do mal, temos botado o Diabo num pedestal.

Quando uma identidade se força a existir dentro de parâmetros morais estritos, procura sempre se manter sob o que está bem. Porém terá sempre uma parte nossa pulsando por sua expressão genuína. Alguns se permitem ouvi-la mesmo sob a dura pena de se converter numa identidade que a sociedade não aceita e considera maldosa, errada ou doente.

Outros, não. Estes últimos são os dois protagonistas da carta, as pequenas figuras que se encontram tão amarradas pela normatividade hegemônica de sua época que têm tanta autonomia quanto um cachorro que vive amarrado pela coleira ao poste.

São estes que criam um Diabo para culpar. Para aqueles, as fantasias de sua alma reprimida serão uma tentação do mal que precisa ser sufocada. E aqueles que têm a coragem de viver o que os primeiros secretamente desejam serão considerados a encarnação do mal, aqueles que podem levá-los pelo mau caminho.

Aquelas identidades que não conseguem se responsabilizar por esses desejos (seja em pensamento ou em ação) que transgridem as normas morais que botaram num pedestal, procuraram sempre alguém para culpar porque é o que internamente desejam. Nas palavras de Nichols:

> Em termos junguianos, a sombra é uma figura que aparece em sonhos, fantasias e na realidade externa, e personifica qualidades em nós mesmos que preferimos não pensar que nos pertencem, porque admiti-las seria deslustrar a nossa imagem de nós mesmos. Por isso projetamos em outrem tais

> qualidades aparentemente negativas. Essa pessoa parece estar sempre visitando nossos sonhos, perturbando a atmosfera ao dizer ou fazer coisas inadequadas ou até positivamente diabólicas. (NICHOLS, 1988, p. 70)

No arcano A Justiça, a protagonista da lei segura a espada firme e em perfeito equilíbrio. Ela se encontra criando o balanço harmônico para julgar de forma correta, avaliando o limite entre o certo e o errado em cada situação. Ela é justa porque não corta nem demais nem de menos.

O Diabo, ao contrário, segura perigosa e descuidadamente a espada pela lâmina. Os protagonistas se encontram tão convencidos de uma moral, que seus julgamentos serão imprudentes, podendo ter consequências nefastas. Quando culpamos o outro porque sua existência é uma tentação para nós, simplesmente porque é um exemplo da vida que gostaríamos de viver, somos injustos.

Esta é uma carta que gera temor. E há de nos dar medo mesmo, não porque seja um anúncio da aproximação de um demônio aterrador, mas porque simboliza a necessidade de encarar as próprias sombras, que até agora nos manipulam pelas costas.

Quando alguém interpreta esta carta como a presença maligna externa, não está mais do que evitando a responsabilidade que a carta nos sugere tomar. Trata-se de uma parte interna que é de fato temível, porque pode ser extremamente injusta conosco e, sobretudo, com o resto.

O arcano A Lua também fala a respeito das nossas sombras. A Lua é o que aparece quando a luz se esconde. É a parte de nós que não enxergamos: o inconsciente. Porém diferente da Lua que fala das sombras pessoais, o Diabo se refere às sombras coletivas. Ou nas palavras de Jung, ao inconsciente coletivo.

O Diabo é uma das figuras mais fascinantes do tarô. Tendemos a pensar no Diabo como um ser externo a nós. Porém O Diabo não é um ser *per se*, mas justamente o processo psíquico por meio do qual

VIII

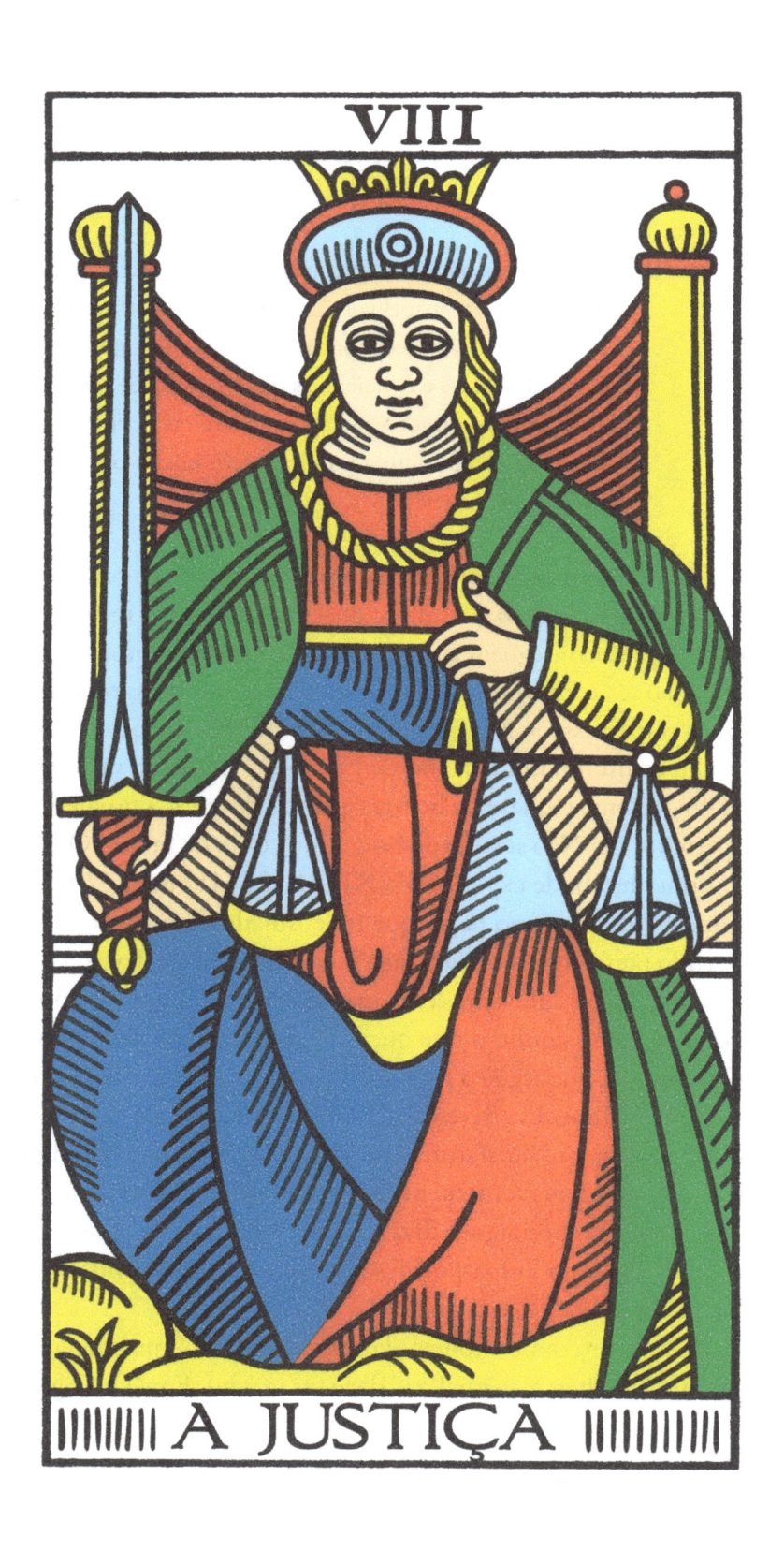

A JUSTIÇA

projetamos fora do que nos pertence. Nichols descreve a projeção da seguinte forma:

> Falando psicologicamente, projeção é um processo inconsciente, autônomo, pelo qual vemos primeiro nas pessoas, nos objetos e nos acontecimentos as tendências, características, potencialidades e deficiências que, na verdade, são nossas. Povoamos o mundo exterior de feiticeiras e princesas, diabos e heróis do drama sepultado em nossas profundezas. (NICHOLS, 1988, p. 26)

O Diabo simboliza a projeção da culpa que sentimos ao transgredir uma norma social. Como falávamos, quebrar uma norma tem um peso enorme. Alguns conseguem absorver a culpa. Outros, a projetam fora.

O Diabo se faz presente toda vez que culpamos o outro pelas nossas próprias transgressões. Foi ele que me tentou! Foi ele que me levou pelo mau caminho! Em palavras de Nichols: "'O Diabo me obrigou a fazê-lo', dizemos, quase de boa-fé, quando fazemos algo menos do que perfeito, ou 'Não sei que diabo tomou conta de mim!'. O Diabo é um utilíssimo bode expiatório" (NICHOLS, 1988, p. 270).

Aquele que cumpre o papel que foi ensinado da perfeição tem se convertido também num bom ator. A sua performance deve ser impecável porque não é suficiente ser o que devemos ser, é preciso também demonstrar que é aquilo o que queríamos ser desde o princípio.

Uma mulher que segue o padrão da família tradicional não só deve se casar e ter filhos. Ela deve expressar para ela e para o mundo que aquilo é plenamente satisfatório. Não basta ser mãe, tem que desejar a maternidade permanentemente. Ela não pode, por exemplo, estar cansada de seus filhos algum dia. Por isso, a maioria das mães chega ao consultório com culpa por desejar momentos de solidão sem a presença dos filhos.

Para cumprir com o modelo da masculinidade, um homem não só deve ser cis e heterossexual, ele deve ser macho. E macho significa pensar *sempre* em sexo. O homem não só deve gostar de mulheres, deve gostar muito delas.

Viver uma vida normativa implica se converter numa imitação fiel do papel que nos foi atribuído. E esse papel não só envolve decisões de vida (como casamento), mas também inclui desejos e atitudes que são esperadas para aquele personagem.

O papel que tem sido escrito para nós envolve inclusive os nossos mais íntimos pensamentos. Isso significa que se nossa alma deseja secretamente viver uma cena que não está no "roteiro", será necessário reprimi-la a qualquer custo.

No consultório, homens cis nascidos na década de 1980 ou antes narram uma cena similar a respeito de sua iniciação sexual. Na pré-adolescência, uma roda de amigos se encontra fazendo comentários de tom sexual a respeito de uma menina e, ao perceber a indiferença de um colega, falam: — Por que você não olha? Você é viado?

A partir desse momento, o menino começa a olhar outras meninas, principalmente quando se encontra em grupo. Mesmo que, até esse momento, estivesse mais interessado em brincar com carrinhos do que pelas meninas ao seu redor.

Não muito tempo depois, o pai (ou tio ou o pai de seu colega) o leva a um prostíbulo para ter sua primeira relação sexual. Geralmente essa incursão não nasce de um desejo do adolescente, mas do próprio adulto, sob o argumento de que ele já está na "idade de virar homem".

Para muitos, essa situação é vivida até hoje como um evento traumático. Lembram de entrar em um quarto sentindo a pressão dos adultos para não só performar, mas desfrutar da experiência. Muitos narram ter saído do quarto e falado exatamente o que os adultos queriam escutar. Porém reconhecem no consultório terem se sentido extremamente desconfortáveis. Seja por não desfrutar da experiência ou por ter tido dificuldades para manter a ereção. Eles lembram até hoje daquela experiência com uma sensação de fracasso.

No modelo do patriarcado, ser homem significa não só ser cis e heterossexual, mas também implica pensar em mulheres o tempo inteiro e estar sempre disponível e desejando ter relações sexuais.

A maioria dos homens sente uma pressão a respeito de sua performance sexual (medo de falhar na hora H) e muitos consideram que se estão num encontro com uma mulher, não podem se negar ao ato sexual. Mesmo se aquele dia estiverem cansados, preocupados ou tristes, devem aparecer cheios de vontade e disponíveis.

Enquanto muitas mulheres podem reconhecer em si mesmas a vontade de experimentar sexo com outras mulheres ou fantasiar na hora da masturbação, para a maioria dos homens isso está completamente fora de cogitação.

Dentro do patriarcado, a ideia de uma mulher fantasiar com outra é permitida, mas só em um jogo que satisfaz ao masculino (não já a bissexualidade nem a homossexualidade). Para os homens, qualquer incursão fora da heterossexualidade implica perder a categoria do masculino. A maioria deles lembra da frase do pai "você vai virar homem" amarrada à relação sexual com uma mulher[30].

Eliminar qualquer resquício de nosso ser que não coincida com a caixa normativa requer um grande esforço. Temos que fingir não desejar o que a norma proíbe. Porém o desejo não deixa de existir porque o reprimimos. Mesmo que esteja abafado, ele continuará insistindo como um sussurro, incomodando como o barulho do mosquito no ouvido. Em algum momento, se não aguentamos mais, o levaremos a cabo.

E aí, temos duas opções: ou nos tornamos responsáveis pelas nossas próprias decisões, isto é, de que somos nós que transgredimos uma norma social porque queremos viver uma vida mais genuína, ou então começamos a procurar um Diabo para culpar por ter nos colocado em tentação.

---

[30] Agora que algumas normas do patriarcado começam a se flexibilizar diante de uma nova onda feminista, observa-se que as gerações nascidas após o ano 2000 vivem a sexualidade de uma forma mais livre, em que é permitido experimentar.

Certa vez ouvi a história de um brasileiro trabalhador do sexo que tinha exercido a sua profissão em Dubai, onde a homossexualidade está proibida sob pena de morte. Muitas vezes os clientes — após a relação sexual — batiam nele enquanto gritavam: — Demônio! Você me fez fazer isto!

Parece ridículo que alguém possa pensar que foi forçado a fazer algo, mesmo quando foi ele que procurou um serviço e pagou por isso. O patriarcado não só constrói uma cis-heterossexualidade obrigatória, como também propaga a homofobia.

Pessoas homofóbicas no Brasil querem impedir a proximidade de seus filhos com pessoas LGBTQIA+ ou, inclusive, material didático de educação sexual, sob o argumento de que temem que seus filhos sejam influenciados. Tanto é assim que uma das matérias que colaboraram com a eleição do ex-presidente Bolsonaro foi uma *fake news* que falava que o candidato opositor queria distribuir mamadeiras com forma de pênis para as crianças.

A sexualidade não é algo que se transmite. Aquele argumento responde à lógica do poder que trabalha categorizando o que transgride a norma como algo patológico, uma doença. E isso não só gera um grande peso para todo aquele que ouse quebrar a moral de sua época, mas também cria projeções. Pais que afirmam que, se o filho é LGBTQIA+, a culpa é do material de educação sexual que o contaminou com essa "doença".

O Diabo não é uma pessoa de carne e osso nem um demônio que baixou à terra. Ninguém nos obriga a desejar o que desejamos. O diabo é a projeção de nossa transgressão no outro, é o ato pelo qual tornamos o objeto de nosso desejo um bode expiatório para evitar nos responsabilizar por nossas transgressões.

O maior talento do Diabo é nos convencer de que ele não existe. O Diabo não é a pessoa para a qual dirigimos o dedo acusador, ele se esconde no nosso próprio dedo.

O Diabo nunca está lá fora, nunca é aquele no qual projetamos a culpa. É o ato de projetá-la.

Todo aquele que se permite viver uma vida fora do normativo (seja com respeito a sexualidade, gênero, religião, ou questões étnico-raciais) é geralmente personificado como o Diabo, simplesmente porque é a encarnação viva do que não se deve de acordo com as normas hegemônicas.

Quando alguém existe fora do normativo, a sua identidade se converte numa prova evidente de que poderíamos escolher fazer outra coisa com a nossa vida. Para alguns, isso é uma inspiração libertadora.

Porém aqueles que têm sua identidade totalmente enfiada dentro dos tijolos do Imperador não só não se permitem sair ao Sol como, para manter a sua reclusão, defenderão que lá fora é o inferno onde os demônios moram. Esse é o argumento que se usa vez ou outra para resistir à tentação de pisar na grama verde que se entrevê pela fissura dos tijolos.

Para aquele que têm procurado cobrir seu desejo com tijolos e tijolos, a presença de um outro que vive esse desejo com coragem lhe resulta insuportável: é um lembrete daquela fissura entre os tijolos, de que há uma outra existência possível. E aí é quando procuram coagir esse outro para forçá-lo a se converter numa cópia de si mesmo. Ou, caso não seja possível, o eliminam.

Hoje, enquanto escrevo este texto, me deparei com a triste notícia de um jovem que foi assassinado pelo vizinho porque não gostava de vê-lo com seu Amante[31]. Aqueles que não se permitem trair as normas hegemônicas acabam se convertendo em soldados do poder, são aqueles que se atribuem o caráter de juiz moral, impondo penalidades àqueles que se permitem sair do normativo.

O Diabo simboliza o potencial genocida de toda sociedade moderna (FEIERSTEIN, 2007). Não por coincidência, Sallie Nichols encontra muito parecido o gesto que o Diabo faz com a mão com o que fazia Hitler (NICHOLS, 1988).

---

[31] Disponível em: https://midianinja.org/news/familia-aponta-homofobia-em-morte-de-jovem-gay-com-9-tiros-em-mossoro/. Acesso em: 4 jan. 2023.

XVI

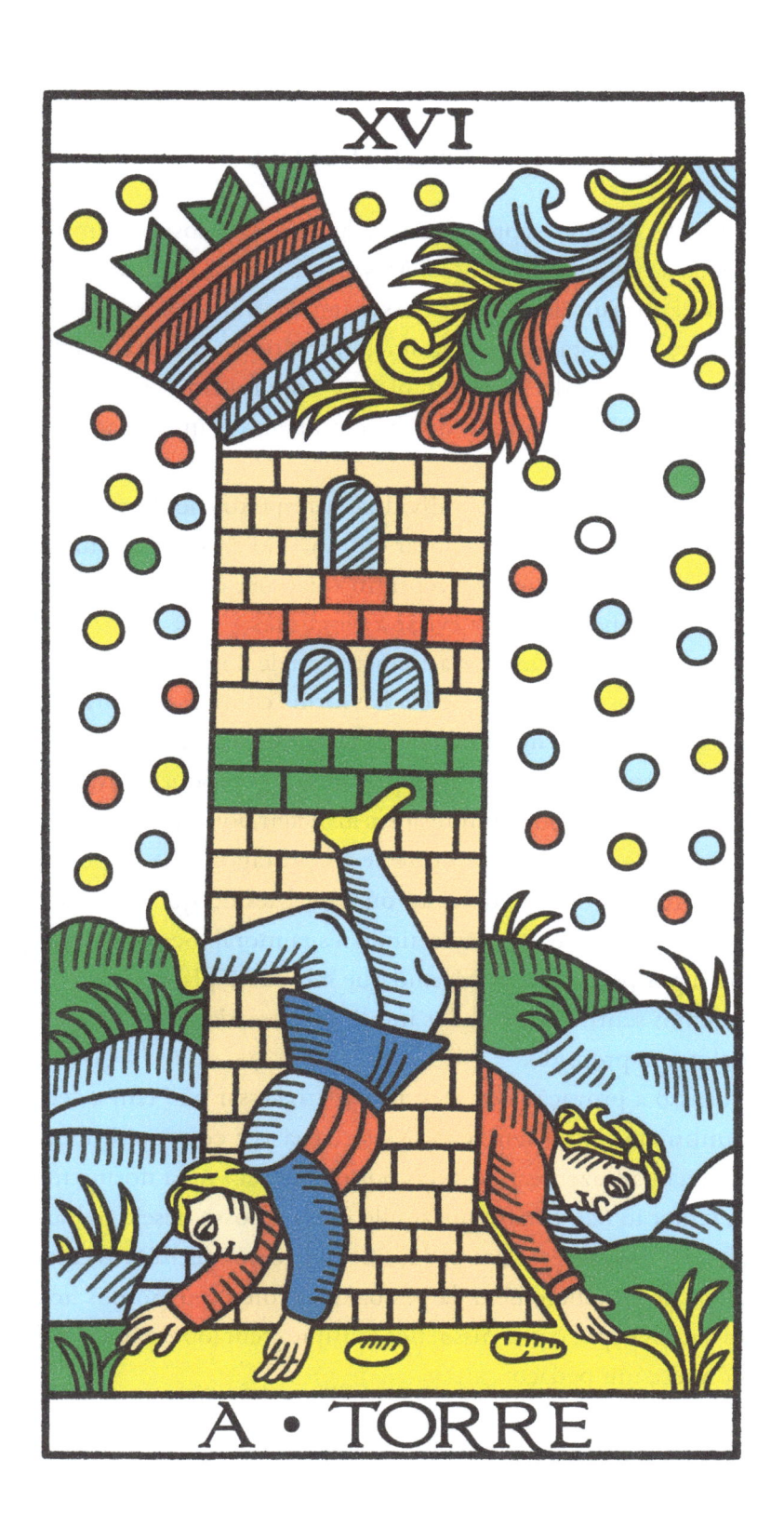

A · TORRE

A TORRE: A PRISÃO NORMATIVA

No arcano O Diabo os protagonistas são apresentados com uma oportunidade de maior individuação. Mas, como em toda carta do tarô, não é possível usufruir dessa liberdade sem antes atravessar uma provação.

Os protagonistas se encontram amarrados a um código moral estrito. Não tomam decisões com plena autonomia, mas simplesmente reproduzem aquilo aprendido. Fazem apenas o que é socialmente aceitável: o normal.

Não há uma avaliação individual a respeito, nenhum exercício interno que lhes permita colocar em questão a tal da normalidade. Se dedicam simplesmente a reprimir qualquer desejo que possa ser considerado anormal, para evitar a pergunta.

A oportunidade que a carta apresenta é a de trair a moral estrita que reprime nossos genuínos desejos. E a forma como essa oportunidade se apresenta é uma tentação: um evento externo ou interno que acorda um desejo que se encontrava sepultado sob tijolos normativos. O desejo é o motor que pode impulsioná-los a agir por fora do normativo.

Porém não é tão importante se os protagonistas se permitem agir em função do que desejam ou não. Mesmo que estivessem só pensando a respeito, já estão traindo a sua moral. Se pode pecar por ação ou por pensamento. Mesmo que seja só no plano da fantasia, o fato de nos sentirmos tentados implica necessariamente desejar algo moralmente proibido.

Por isso a provação que eles devem atravessar não tem a ver com sucumbir ou não à tentação. Mas tem a ver com até que ponto conseguem se fazer responsáveis por quebrarem uma norma moral.

A tentação não é mais que aquilo onde o nosso desejo se localiza. Se alguém nos oferecer um pedaço de bolo e nós decidimos comê-lo, a culpa não é do bolo nem da pessoa que o ofereceu. Somos nós que o desejamos e, por conta disso, nos sentimos tentados quando alguém nos oferece um pedaço.

Se os dois prelados conseguem se fazer responsáveis pela sua transgressão e absorvem a culpa, terão passado a provação. Caso contrário eles simplesmente botaram a culpa fora: na tentação.

O arcano A Torre é a carta que vem logo depois do Diabo e simboliza o segundo cenário. Para Nichols, os protagonistas não conseguiram se tornar responsáveis por suas próprias escolhas morais:

> Aparentemente, todavia, não estavam preparados para fazê-lo. Em vez disso construíram para si — ou talvez tomassem emprestada já feita — uma filosofia eminente, uma síntese mental de ideias, rígidas como tijolos e ajustadas umas às outras num padrão permanente e imutável. Encaixaram-se no sistema, preferindo viver dentro dos seus limites restritos a expor-se a problemas e escolhas morais, que de outro modo encontrariam. Dentro do edifício, os dois perderam até o contato que tinham antes (embora inconsciente) com suas características animais, pois estas já não aparecem na gravura. (NICHOLS, 1988, p. 285)

Os protagonistas ficaram com tanto medo das potenciais consequências de seu desejo que agora procuram se isolar para não serem tentados novamente. Erguem uma torre mental: um sistema de crenças que irá impedir de se vincular com qualquer um que pense diferente.

O arcano A Torre simboliza o momento em que os tijolos normativos construídos pelo arcano O Imperador em nossa subjetividade se tornaram um edifício rígido que aprisiona a identidade. Trata-se de uma cosmovisão que consideramos inequívoca e absoluta: um conjunto de crenças que definimos como a máxima verdade.

Dois homens constroem um edifício tão alto como o próprio céu. E, lá de cima, veem o resto com olhos de superioridade. Quando aquela construção se torna demasiado pesada e estreita, torna-se impossível sequer trocar com outros porque estamos tão convencidos das próprias verdades que de nada adianta ouvir outros pontos de vista.

Se na carta O Diabo os protagonistas se veem tentados, foi justamente ao trocar com outros. Agora, evitaram qualquer intercâmbio com aqueles diferentes. Nas palavras de Nichols:

> Temendo as complexidades caóticas e a responsabilidade individual envolvida na escolha moral, haviam-se retirado para um rígido sistema de filosofia, cujas leis gerais concretas determinavam que todas as decisões fossem tomadas automaticamente. (NICHOLS, 1988, p. 284)

O Louco simboliza as possibilidades que abrem o questionamento. Nesta carta, assistimos ao momento quando a pergunta tem se tornado insuportável. Quando alguém está tão convencido de suas verdades, não há possibilidade de debate.

Aquelas verdades — que podem ser religiosas, filosóficas ou científicas — são as construções em função das quais vivemos a nossa vida. A possibilidade de haver outra opção implicaria ter que repensar as escolhas feitas até o momento. A vida que construímos poderia ter sido de outra maneira. E aquela ideia é tão libertadora quanto aterrorizante. Por isso, para quem se encontra dentro da Torre, a pergunta do Louco é ameaçadora.

O fato de que as nossas crenças limitantes sejam descritas no tarô como uma Torre não é uma coincidência. Uma torre é uma construção feita pelos homens, e por mais que tente ser eterna como o céu, nunca será mais que transitória.

A Torre ilustra que as nossas verdades, mesmo aquelas que nos parecem definitivas e inquebrantáveis, são sempre uma construção social. Foram produzidas num tempo histórico determinado, por uma sociedade. E quando a sociedade muda, as verdades mudam também.

Naquele momento em que a torre se torna uma prisão, o céu lança um raio que a destrói e joga seus habitantes pelos ares até que finalmente acabam com a cara no chão. Aquele evento permite a saída abrupta das nossas próprias convicções. Quando o nosso herói está tão convencido de suas verdades que não permite nenhuma flexibilidade psíquica, o Cosmos lhe ajuda chacoalhando as suas mais firmes estruturas.

Os habitantes que estavam convencidos de suas verdades tão absolutas como o sair do Sol terão agora que voltar a cheirar a grama com humildade. Por isso, o raio é uma dádiva: a possibilidade de nos libertar das amarras normativas.

Falávamos anteriormente que o poder disciplina os indivíduos quando estabelece normas que dividem o que é normal do anormal. Assim, cria-se uma moral que não só divide o comportamento entre certo e errado, mas também os próprios sujeitos entre normais e anormais.

O Diabo simboliza a emergência de um desejo genuíno, que transgride a normatividade. E, por isso, pode nos libertar. Mas também simboliza o peso da punição social que recebemos quando nos atrevemos a quebrar as normas. Seremos considerados anormais, seja por nós mesmos ou pela sociedade. E especialmente porque aqueles que não se atrevem a absorver essa culpa vão nos enxergar como o receptáculo da imoralidade e da tentação. Seremos, a seus olhos, aqueles que podem levá-los por esse caminho.

Já A Torre simboliza os discursos que temos construído para justificar aquela divisão entre o normal e o anormal. Um discurso de saber (intelectual ou religioso) que usamos como argumento da nossa moral. O poder se exerce também através do saber, porque este último lhe dá embasamento.

Nesse arcano se encontram simbolizados os discursos socialmente construídos que se usam para justificar a disciplina. Porém para que tenham esse efeito, serão apresentados como verdades definitivas, naturais e absolutas.

São discursos que defendem que "as coisas são assim". E se não há outra possibilidade, por que tentar algo diferente? Uma das formas mais eficazes de disciplinar é falar a respeito da natureza, ou seja, teorias segundo as quais a nossa identidade se encontra biologicamente determinada.

Porque se estamos destinados — por nascimento — a nos converter num tipo de pessoa (com certos desejos, comportamentos e corpos), nunca nos permitimos sequer pensar numa alternativa.

Como dizíamos, A Torre simboliza a construção de uma narrativa social apresentada como uma verdade absoluta. Algo tão definitivo que não nos atrevemos nem sequer a questionar porque qualquer outra opção parece simplesmente impossível.

Como falamos anteriormente, o patriarcado estabelece uma distribuição de funções entre os seres humanos baseada nos órgãos sexuais destes. Por exemplo, a mulher tem a função de ser mãe e se dedicar ao lar.

Isso não é natural, tanto que encontraremos sociedades ao longo da história nas quais a mulher estava dedicada a outras funções. Porém o patriarcado apresenta como uma verdade natural. E, para isso, se usa o argumento de que a mulher tem o instinto materno.

A esse ponto talvez já esteja claro que não somos animais de instinto. O instinto é um estímulo interior que impulsiona o animal a agir segundo as suas necessidades. Porém o ser humano não responde instintivamente aos estímulos interiores. Se assim fosse, veríamos pessoas defecando em qualquer lugar, na frente de todo mundo. Ao contrário, quando uma pessoa está no meio de uma reunião de trabalho, tentará esperar a reunião acabar, ou então pedirá licença para ir ao banheiro.

Há aqueles que restringem a vontade de se alimentar, porque estão seguindo uma dieta restrita para se adequar a um padrão de beleza. E, mesmo quando lhe damos curso a nossa vontade de comer, possivelmente pensamos em determinadas comidas que são as de nossa preferência. Como falava Bourdieu, até os nossos gostos dependem da nossa inserção na sociedade[32].

---

[32] Para mais informações, ver: BOURDIEU, Pierre. *La distinción:* criterio y bases sociales del gusto. Madrid: Editora Taurus, 2012.

A nossa identidade é socialmente construída. Isso significa também que não se encontra biologicamente determinada. É uma ótima notícia, porque o que está biologicamente determinado não se pode modificar, enquanto o que é socialmente construído se pode desconstruir.

Ou seja, a mulher se encontrará condicionada a pensar na maternidade como algo obrigatório, porque aprende desde criança a realizar essa função (brincando com bebês de plástico, ouvindo isso da família etc.). Porém ela pode — através do questionamento — desconstruir esse condicionamento e escolher se quer ser mãe ou não, em função de seu desejo.

E justamente devido a essa possibilidade de questionar o normativo que o poder cria discursos que argumentam funções sociais na base do determinismo biológico. Quando uma mulher aprende que ela nasce com instinto materno, dificilmente irá sequer se perguntar a respeito.

E, caso o faça, terá que assumir uma pena ainda maior. Se todas as mulheres têm um instinto materno, então em que categoria entram aquelas que não desejam ser mães? Sob esse discurso, essas mulheres são consideradas antinaturais porque têm desejos e comportamentos contrários ao seu instinto natural.

Discursos que disciplinam o comportamento do ser humano na base de um determinismo biológico são extremamente eficientes porque para se atrever a quebrar a norma há que pagar o preço de virar antinatural, um erro da natureza. O peso de transgredir o socialmente esperado é bem maior quando envolvemos a natureza no assunto.

Ninguém gosta de se sentir dentro da Torre. Porém mesmo pessoas feministas e antirracistas podem carregar tijolos normativos patriarcais e racistas. Aquelas construções se realizam através de milhares de estímulos durante a vida inteira e constroem inclusive o nosso inconsciente. Por essa razão, para Nichols é difícil pensar que alguém possa estar livre de torres normativas:

> psicologicamente falando, muitos de nós vivemos "no ar", aprisionados em torres ideológicas feitas por nós mesmos; pois a torre pode simbolizar qualquer construção mental, política, filosófica, teológica ou psicológica, que nós, seres humanos, construímos, tijolo por tijolo, com palavras e idéias. (NICHOLS, 1988, p. 284)

Porém para os terapeutas — holísticos ou de outro tipo —, procurar a permanente desconstrução dos tijolos normativos — especialmente aqueles inconscientes — é de vital importância para poder realizar um exercício ético de nosso ofício. O objetivo da terapia é criar um diálogo fluido entre a alma e o ego, entre a expressão genuína de nosso ser e as normas sociais. E, para isso, nosso agente estará permanentemente revisando as suas construções sociais. E se tem algo que O Diabo e A Torre ilustram é como esse processo é difícil e dolorido. O agente terá que se permitir questionar verdades naturalizadas e, ainda, sofrer a punição social ao tentar algo diferente. Nosso trabalho é acompanhar esse processo de libertação das amarras normativas. Porém se nós mesmos estivermos presos às nossas verdades, podemos, ao invés de apoiar em seu processo de questionamento, acabar reforçando a ideia de que "as coisas são naturalmente assim". Ou, ainda, ser aquele que pune o agente quando tem uma atitude que não é a hegemônica, como fariam os prelados do Diabo. Quando se trata da normatividade, ninguém pode se dar o certificado daquele que "chegou lá", no pódio da total desconstrução. Todos precisamos estar num permanente exercício de questionamento para identificar quais tijolos ainda nos constroem. Nichols o explica no seguinte parágrafo:

> Um dos possíveis resultados da meditação sobre a Torre da Destruição pode ser ajudar a aumentar a percepção de áreas em nossa própria vida, em que corremos o risco do aprisionamento psíquico, de atitudes impróprias quando encarnamos o rei. Onde apertam elas a nossa liberdade?

De que maneiras também sistemas religiosos, psicológicos ou filosóficos impedem-nos; a fim de elevar-nos acima da espécie humana?. (NICHOLS, 1988, p. 285)

Por isso na continuação gostaria de refletir sobre algumas das Torres que tendemos a reproduzir na área holística.

CAPÍTULO 6
CONSTRUÇÕES A RESPEITO DO FEMININO

A questão sobre a qual gostaria de refletir nesta parte é a seguinte: Como o terapeuta pode acompanhar o agente em sua jornada de autonomia, sendo que ele mesmo carrega seus tijolos?

Se a norma se naturaliza, como podemos saber se estamos inadvertidamente reproduzindo discursos normativos? Se o nosso agente se encontra num processo de libertação da norma, como evitar que sejamos justamente aqueles que o penalizam?

O SAGRADO FEMININO: UMA PRISÃO ESPIRITUAL

Uma das questões mais complexas do poder é que as narrativas construídas se naturalizam. E, justamente por isso, podemos criar discursos que acreditam estar libertos dessas construções, quando, na verdade, não fazem mais do que reproduzir o aprendizado.

Um exemplo a respeito disso são os discursos que circulam na área holística sobre o sagrado feminino. Trata-se de um olhar que procura empoderar a mulher, que, dentro do patriarcado, encontra-se num lugar de opressão. Porém mesmo que aquela seja a intenção, é uma narrativa que acaba reproduzindo o que se encontra na base do patriarcado: uma distribuição obrigatória de atributos e papéis.

O patriarcado justifica a necessidade de que a mulher se dedique a certas tarefas e tenha certa identidade, na base de um determinismo biológico. Ou seja, aquelas pessoas que nasceram com vagina terão determinada personalidade, desejos, corpos, sexualidade etc. E aqueles que nasceram com pênis, outras.

Os discursos ao redor do "sagrado feminino" procuram empoderar as mulheres reivindicando uma força natural intrínseca nelas: o próprio feminino. Por isso esses discursos falam a respeito de questões sagradas que são pura e unicamente "femininas", como o útero, o ciclo menstrual e a menstruação. E dão ao feminino o caráter sagrado para justamente reverenciar o poder que tem a mulher por conta de ter nascido com útero.

Porém o feminino não é algo natural nem está necessariamente vinculado às mulheres, nem aos órgãos sexuais e nem ao aparato reprodutivo. O feminino é uma construção social. O patriarcado impõe que pessoas que nasceram com vagina e útero se comportem de certa maneira, utilizando justamente o termo "feminino".

Hoje estamos atravessando a quarta onda do feminismo[33], que tem afortunadamente nos ajudado a desconstruir bastante o modelo original. A política *queer* tem sido fundamental para que possamos questionar a cis-heterossexualidade obrigatória. Porém temos ainda um longo caminho pela frente (BUTLER, 2020).

O feminino

O homem é definido como ser humano e a mulher como fêmea: todas as vezes que ela se conduz como ser humano, afirma-se que ela imita o macho.
Simone de Beauvoir
***O segundo sexo*[34]**

O patriarcado e a meia laranja

Como diz Foucault (1984), a nossa sociedade tem colocado o sexo no centro da nossa identidade e está obcecada com a sexualidade: a monitora, a observa, a diagnostica. Em outras sociedades, a sexuali-

---

[33] Entendemos por feminismo a demanda de igualdade de direitos de gênero.
[34] BEAUVOIR, Simone de. *O segundo sexo:* fatos e mitos. Rio de Janeiro: Nova Fronteira, 2016a.

dade não era um assunto moral. Nem servia para dividir os sujeitos entre normais e patológicos.

Como Judith Butler (2020) explica, temos construído um conjunto de ideias a respeito de como as pessoas são baseadas nos genitais que elas têm. A obrigatoriedade construída é a de ser cis, heterossexual e monogâmico. Ou seja, quem nasce com vagina deve se reconhecer como mulher. Além disso, toda mulher deve ser feminina, ou seja, ter as características que correspondem a seu gênero. Adicionalmente, ela só pode se relacionar sexualmente com homens e deve casar numa relação monogâmica. Para quem nasce com pênis, há também um conjunto de comportamentos esperados.

O patriarcado é uma narrativa que exclui aquelas identidades trans e não binárias. Isto é, as pessoas que não se identificam com a identidade feminina por terem nascido com vagina ou que não se consideram homens por terem nascido com pênis. E exclui todo aquele que se vincula sexualmente com pessoas do mesmo gênero. E, inclusive, as identidades cis heterossexuais devem procurar se manter dentro dos limites do feminino e masculino. Ou seja, um homem cis heterossexual não deve mostrar caraterísticas socialmente consideradas femininas e vice-versa.

Há um conjunto de características que, ao menos potencialmente, estão presentes em todos os seres humanos. O patriarcado produz uma divisão binária: alguns desses atributos estão presentes em pessoas que nasceram com vagina e, outros, nas que nasceram com pênis.

Quem nasce com pênis é considerado homem e terá atributos masculinos. Esses atributos são justamente aqueles que se desprendem do fálico: duro, provedor, potente, penetrador, firme, racional, ativo, sexual, forte e direto (SINAY, 2016).

Quem nasce com vagina é considerada mulher. E, em consequência, terá atributos femininos. Porém por se tratar de uma narrativa falocêntrica (BUTLER, 2020), o feminino é construído em relação ao falo. Isto é, como a polaridade negativa dele. Se espera que a mulher seja branda, receptiva, impotente, penetrada, frágil, emocional, passiva, assexual e indireta.

Essa divisão de atributos procura sustentar a necessidade da família tradicional: ou seja, de sujeitos que sejam cis heterossexuais e monogâmicos. O modelo sustenta que por natureza biológica temos certos atributos e não outros. E se queremos viver uma vida completa, necessitamos da nossa "meia laranja".

Essas duas meias laranjas não têm os mesmos privilégios e a feminina se encontra subordinada à masculina.

Cada uma dessas duas polaridades não só deve cumprir com os atributos que lhe são assinalados, como evitar ter aqueles que correspondem com o "outro lado". O homem não só deve ser racional como também não se mostrar emocional. Por isso ouvimos frases como "homens não choram". Se o homem deve ser potente, forte, vencedor, qualquer presença de emoções é um indicador de fraqueza.

Cada um deve se manter na sua caixinha, porque se um homem apresenta atributos emocionais, isso implica também que não necessita do outro polo para existir. E então o modelo se desarma.

Em outras palavras, o patriarcado necessita de meias laranjas, de pessoas "pela metade", porque se elas se "completam" sozinhas, então não necessitam do outro polo e a heterossexualidade obrigatória se desarma.

Isso porque o patriarcado nos interpela a cumprir determinadas funções. O feminino é construído como o emocional e característico das mulheres. Porque estas têm a função de fazer a família e mantê-la. São aquelas que têm o domínio do âmbito privado.

Já o masculino está referido ao racional, porque os homens têm a função do trabalho, são os provedores que "trazem o *bacon*". Eles têm o domínio do âmbito público (o trabalho, a rua, a política).

Sob essa perspectiva, como a função da família é feminina, não pode ser de interesse masculino. Os homens pensam nos atributos de sua polaridade como o trabalho e o sexo. Como o homem é considerado sexual, espera-se que ele sempre queira transar. Ele sempre deve estar pensando em sexo e estar disponível. Dela espera-se que seja assexuada e tenha o único objetivo de formar família.

O feminino não é algo natural senão um conjunto de atributos socialmente construídos que colaboram com a manutenção desse modelo.

Ela só quer, só pensa em namorar

Se ele só pensa em transar e ela só pensa em casar, como se forma a família? Afinal, eles querem coisas diferentes. Inclusive, é a própria narrativa do patriarcado que impõe que o homem deve pensar em sexo o tempo todo e que a mulher deve ser — já antes de ter filhos — a imagem de uma mãe assexuada, uma espécie de Virgem Maria.

A famosa expressão brasileira "o golpe da barriga" mostra a presença desse modelo na atualidade: se refere a uma mulher que supostamente engana o homem através do sexo, com o objetivo de formar uma família.

Dessa perspectiva, o sexo é a moeda de troca dela para atingir o seu objetivo de formar família. E se espera que ela use isso para "laçar" o homem em um casamento.

Por isso, se ela se entrega facilmente, perde a única coisa que ela tem e ele deseja, o seu recurso para constituir a família.

Bela, recatada e do lar[35]

Para cumprir a sua função, a mulher deve ser bela, ou seja, estar sempre dentro do estereótipo de beleza, porque quanto mais olhares atrai, mais possibilidades de casamento ela tem.

Porém deve também ser recatada: estar sempre numa linha tênue entre insinuar e mostrar. As blusas com o decote, a saia tem que ser curta na medida certa. Ela atrai indiretamente com sorrisos, risadas e olhares. Mas não pode nunca ser direta, porque estaria quebrando as normas do feminino.

Finalmente, do lar. Ou seja, enquanto solteira deve ser uma mãe em potencial. De outra forma, não será escolhida para o casamento. Uma

---

[35] Referência à manchete da revista Veja que apresentava dessa forma a ex-primeira-dama Marcela Temer. Disponível em: https://veja.abril.com.br/brasil/marcela-temer-bela-recatada-e-do-lar/. Acesso em: 4 jan. 2023.

espécie de anjo maternal que é sempre compreensiva, indireta, suave, vitimizada, passiva e, sobretudo, um receptáculo do desejo alheio. Um vaso à disposição do outro, seja este o marido ou os filhos.

Ele come, ela dá

Considera-se até hoje que a mulher está "pedindo" se ela usa uma saia curta ou se ela fica bêbada. Não importa se ela diz "não".

Não se concebe a possibilidade de ela ser direta, que ativamente expressa sua vontade. A mulher é pensada como aquela que não diz, dá a entender. A mulher não é considerada como alguém que tem desejo, muito menos sexual. Ela é considerada uma receptora passiva do desejo alheio, um objeto onde o falo penetra.

É interessante como no Brasil quando um homem tem relações sexuais com a mulher, se usa a frase "ele comeu ela". Já no caso da mulher, "ela deu para ele". Não são os dois que se comem, se desfrutam, se saboreiam. A relação sexual não é o encontro de dois corpos desejantes. Há um com vontade de comer e outro que se dá passivamente (se entrega para satisfazer a fome, como um *buffet* no restaurante). Para a mulher, o sexo é um serviço, uma entrega sem desfrute.

A história das descobertas científicas é um bom parâmetro para compreender o quão tabu é o prazer feminino. A ciência, orgulhosa de sua objetividade, é subjetiva no que diz respeito a isso.

O vibrador nasce como um dispositivo médico para curar a histeria[36]. Aquelas mulheres categorizadas como doentes apresentavam comportamentos não domesticados, revelavam, em algum nível, a insatisfatória vida feminina do século XIX. E seus sintomas, claro, melhoraram com orgasmos! Temos tanta dificuldade em conceber que a mulher não é só feita de funções, mas também de desejos, que temos inventado uma doença para conseguir lidar com esse fato evidente.

---

[36] CORRÊA, Clarissa. A história do vibrador: ele não foi inventado para a satisfação sexual. *Revista Tpm*, 4 out. 2006. Disponível em: https://revistatrip.uol.com.br/tpm/a-historia-do-vibrador. Acesso em: 4 jan. 2023.

Inicialmente, o orgasmo feminino foi entendido como uma manifestação uterina (em vez de clitoriana). Como a mulher era reduzida a seu aspecto maternal, era inconcebível que ela pudesse ter um órgão específico destinado unicamente ao desfrute. Por isso, ao prazer sexual feminino foi atribuído uma função reprodutiva.

De fato, a ciência se debruçou no conhecimento de cada aspecto do corpo humano. Tem pesquisado sobre cada órgão com tanta minúcia que conseguiu transplantá-los. Porém esqueceu de um órgão em particular: o clitóris. A sua anatomia completa foi descoberta só no ano 1998[37].

As estatísticas de orgasmos femininos no Brasil mostram, ainda hoje, que a mulher goza pouco. De acordo com a USP, a metade das brasileiras não têm orgasmo nas relações sexuais[38].

É preciso reivindicar o direito ao prazer, porque é justamente na supressão do desejo feminino que se edifica o patriarcado. A jornalista argentina Luciana Peker faz a seguinte reflexão:

> A violência e a indiferença não são assimiláveis. Porém podem ter a mesma raiz: a reação frente ao desejo das mulheres. As mulheres que querem ter namorado ou amante, inclusive peguete, quase como um erotismo efêmero e intangível, não devem escrever, pedir, propor, falar ou perguntar. Ou seja: não devem mostrar desejo. As mulheres que não querem ter namorado, marido, amante, que não suportam que sejam gritadas porcarias ou serem apoiadas no trem, que não aguentam continuar casadas ou ser fiéis ou se bancar a mirada do chefe entre os peitos, não devem se queixar,

---

[37] ALFAGEME, Ana. Não é surpresa que não se conheça a anatomia do clitóris. É nossa herança cultural. 1 mar. 2020. *El País semanal*. Disponível em: https://brasil.elpais.com/brasil/2020/02/28/eps/1582912339_151609.html. Acesso em: 4 jan. 2023.

[38] SOARES, Ana Carolina. Pesquisa da USP mostra que metade das mulheres não chega ao orgasmo. *Veja SP*, 26 fev. 2017. Disponível em: https://vejasp.abril.com.br/blog/sexo-e-a-cidade/pesquisa-da-usp-mostra-que-metade-das-mulheres-nao-chega-ao-orgasmo/. Acesso em: 4 jan. 2023.

denunciar, se separar, sair da casa, mandá-los embora, renunciar, esculachá-los. Ou seja: não devem mostrar seu desejo. O que enche o saco é o desejo. (PEKER, 2018, p. 22; tradução livre)

Mulher, sinônimo de mãe

A mulher tem a seu cargo a função social de criar e manter a família. E o homem, a de trabalhar para prover. Devido ao fato de ele ser socialmente percebido como um ser que só pensa em sexo, a mulher é ensinada a usar sua sexualidade como moeda de troca para conseguir bens ou laços familiares.

Esse modelo estava intacto na década de 1950. Hoje, graças a anos de luta feminista, está diluído, enfraquecido. A mulher já não está restrita unicamente ao âmbito privado da família, mas tem ganhado seu espaço no âmbito público e reivindicado sua potência racional.

Porém falta muito caminho por andar: é só olhar as estatísticas para concluir que a participação feminina no âmbito público ainda não é igual à masculina[39]. Assim como as responsabilidades do âmbito privado (como o cuidado emocional dos filhos) são uma função majoritariamente feminina. Não só devido às altas taxas de pais ausentes[40], como a acumulação de tarefas dentro do lar, as mulheres que trabalham fora também ajudam as crianças a fazer a tarefa da escola[41].

---

[39] De acordo com dados de ONU, as mulheres se encontram sub-representadas na política brasileira. Disponível em: https://www.onumulheres.org.br/wp-content/uploads/2021/04/lpp_news_2.pdf. Acesso em: 4 jan. 2023.

[40] Onze milhões de mulheres são mães solo (IBGE 2018). Disponível em: https://www.generonumero.media/reportagens/retrato-das-maes-solo-na-pandemia/. Acesso em: 4 jan. 2023.

[41] As mulheres tendem a cuidar de outros, mesmo tendo trabalhos remunerados fora do lar, criando-se assim uma superposição de tarefas. Isto se agravou durante a pandemia. Disponível em: https://mulheresnapandemia.sof.org.br/wp-content/uploads/2020/08/Relatorio_Pesquisa_SemParar.pdf. Acesso em: 4 jan. 2023.

Mulher para casar, mulher para pegar

O modelo binário da heteronormatividade precisa de três personagens para existir: um homem e duas mulheres. Como tínhamos falado, o homem é percebido como sexual enquanto a mulher, como assexuada. Essa construção social implica que o sexo para o homem é tanto uma prerrogativa como um mandato: ele pode (e deve) transar constantemente.

Mas se a mulher deve ser assexuada, com quem ele transa? Ah, tem dois tipos de mulheres: a que é para casar e a "outra". A mulher para casar é a que cumpre tudo que se espera do feminino. E a outra é o negativo desta e toma várias formas.

Uma das formas que toma essa divisão é a da santa e da puta.

Essa dinâmica foi perfeitamente ilustrada por Don Draper, personagem central do seriado *Mad Men*. Ele se casa com a mulher santa que é o modelo da bela, recatada e do lar, dedicada à família e nunca a si mesma. Para essa mulher, o sexo só é permitido com fins reprodutivos ou para satisfazer o marido. Até as fantasias lhe geram uma sensação de culpa. Da mesma forma, para ele experimentar determinadas coisas com essa mulher implicaria faltar-lhe o respeito, dessacralizá-la.

Por isso, no âmbito público, ele transa com a puta com quem pode explorar o que quiser. A puta nessa narrativa também não é uma mulher que gosta de transar. Se a santa se dá em troca da família, a puta se dá em troca de dinheiro, presentes, apartamentos ou promoções profissionais.

Passadas algumas décadas, essa realidade ganhou novos contornos, mas essencialmente mudou pouco. Para mais da metade dos brasileiros, há mulheres feitas para casar e outras para levar para a cama[42].

---

[42] FORMENTI, Ligia. 54,9% acreditam que existe "mulher para casar", diz pesquisa. *O Estado de S. Paulo*, 27 mar. 2014. Disponível em: https://brasil.estadao.com.br/noticias/geral,54-9-acreditam-que-existe-mulher-para-casar-diz-pesquisa,1145870. Acesso em: 4 jan. 2023.

A mulher para casar é sempre aquela que é difícil de levar para a cama. Essa é a cenoura que atamos ao cavalo no caminho até o casamento. E a mulher que só quer um orgasmo em troca do sexo é uma mulher fácil.

A puta é percebida como uma cidadã de segunda porque fugiu da função social que lhe foi atribuída: se a mulher tem a responsabilidade de constituir a família, aquela que faz sexo sem pedir vínculo estável em troca não merece respeito. Por isso, a vítima de assédio sexual é sempre culpabilizada pelo seu trágico destino. As justificativas giram em torno da saia curta que estava usando, do lugar que frequentava e do abuso no consumo de bebida. Como a mulher tem o rótulo de ser sempre passiva e indireta, ela não pode expressar seu desejo em voz alta e dizer: quero transar.

Pelo contrário. É obrigada a seduzir por sinais na espera de que o outro os capte e responda ativamente. Assim, ela só pode se valer de recursos indiretos como a roupa, os gestos, os risos e os olhares. Por isso, quando uma mulher anda pela rua de saia curta, alguns entendem que "ela está pedindo".

E como ainda nos ensinaram que o homem é um ser sexual por natureza — tão incapaz de controlar seus instintos quanto um cachorro —, se ele for "tentado" por uma mulher que "anda por aí se exibindo" responderá como predador em frente à presa. Dois de cada três brasileiros acreditam que um homem é incapaz de conter seu impulso de violentar uma mulher[43]. Essas construções naturalizadas sobre a constituição feminina e masculina acabam permeando o imaginário social com a falsa ideia de que a culpa nunca é dele, mas sempre dela.

Há, então, uma mulher para casar e outra para pegar. Porém a categoria da mulher para casar não só exclui aquelas que são "fáceis", que se "entregam" ou que "não se fazem respeitar", mas exclui todas

---

[43] SOARES, Nana. Pesquisa: 67% dos brasileiros acham que violência sexual acontece porque homem não controla impulsos. *Estadão*, doze dez. 2016. Disponível em: https://emais.estadao.com.br/blogs/nana-soares/pesquisa-67-dos-brasileiros-acham-que-violencia-sexual-acontece-porque-homem-nao-controla-impulsos/. Acesso em: 4 jan. 2023.

aquelas mulheres que não cumprem com o estereótipo dominante. A mulher para casar deve ser maternal, acolhedora, suave, indireta e recatada. Mas também deve ser branca, magra, cis e heterossexual.

A outra mulher é aquela que não corresponde a esses padrões, é vista no sigilo, às escondidas. Um exemplo são aquelas mulheres que não correspondem ao estereótipo de beleza magro. É frequente ouvir no consultório o relato de mulheres gordas que recebem propostas de encontros sexuais, com a condição do sigilo[44].

E como falávamos anteriormente, devido ao patriarcado produzir uma cis heteronormatividade, as mulheres trans também recebem propostas de encontros em segredo[45]. Inclusive por homens cis que pertencem a círculos feministas.

Mas a nossa sociedade não está só construída na base do patriarcado, mas também do racismo. Por isso, não é possível fazer uma análise assertiva do primeiro sem considerar o segundo. Como explica a pesquisadora Carla Akotirene, a nossa sociedade é cis heteropatriarcal branca. Para compreender as opressões às quais está submetida uma mulher negra, é preciso compreender as interseções entre patriarcado e racismo[46].

Como explica Sueli Carneiro, a mulher negra não é construída através da narrativa da fragilidade feminina:

> Quando falamos do mito da fragilidade feminina, que justificou historicamente a proteção paternalista dos homens sobre as mulheres, de que mulheres estamos falando? Nós, mulheres negras, fazemos parte de um contingente de mulheres, provavelmente majoritário,

---

[44] Disponível em: https://www.uol.com.br/universa/noticias/redacao/2021/04/30/ficar-no-sigilo-mulheres-relatam-propostas-gordofobicas-que-ja-receberam.htm. Acesso em: 4 jan. 2023.

[45] Disponível em: https://www.uol.com.br/universa/noticias/redacao/2018/01/31/de-fetiche-a-violencia-os-desafios-das-mulheres-trans-nos-relacionamentos.htm. Acesso em: 4 jan. 2023.

[46] AKOTIRENE, Carla. *Interseccionalidade*. São Paulo: Pólen, 2019.

> que nunca reconheceram em si mesmas esse mito, porque nunca fomos tratadas como frágeis. Fazemos parte de um contingente de mulheres que trabalharam durante séculos como escravas nas lavouras ou nas ruas, como vendedoras, quituteiras, prostitutas... Mulheres que não entenderam nada quando as feministas disseram que as mulheres deveriam ganhar as ruas e trabalhar! Fazemos parte de um contingente de mulheres com identidade de objeto. Ontem, a serviço de frágeis sinhazinhas e de senhores de engenho tarados. (CARNEIRO, 2011, p. 2)

Produto de construções racistas e seus entrecruzamentos com os mandatos patriarcais, a mulher negra não é considerada digna de amor. Assim o explica Djamila Ribeiro:

> Pelas estatísticas, mulheres negras são mais sozinhas. Elas não são vistas como mulheres para serem amadas. Então, quando estão num relacionamento, são olhadas com incômodo, tanto por pessoas brancas como negras. Uma mulher negra sendo amada, num relacionamento inter-racial ou não, causa estranhamento[47].

Por tudo isso, não é possível pensar em feminismo sem pensar também em feminismo negro.

---

[47] Disponível em: https://minabemestar.uol.com.br/entrevista-com-djamila-ribeiro/. Acesso em: 4 jan. 2023.

Cinderella e Vasalisa

> *Ninguém nasce mulher: torna-se mulher.*
> **Simone de Beauvoir**
> ***O segundo sexo***

Estas páginas não têm o objetivo de explicar de forma acabada as construções do patriarcado. Para isso, o leitor poderá se aprofundar na enorme produção sobre o feminismo, o feminismo negro e a teoria *queer* que já existe no campo acadêmico. A minha modesta intenção é ilustrar que o feminino não é uma característica inata das pessoas que nasceram com útero e vagina, mas uma construção social. Ou seja, de uma narrativa simbólica que produz certas identidades[48].

Nos últimos anos tem se popularizado muito o livro *Mulheres que correm com os lobos,* no qual a psicanalista Clarissa Pinkola Estés reúne um conjunto de contos populares que apresentam uma outra forma de perceber o feminino.

Tanto o zodíaco quanto o tarô são uma jornada do herói, uma viagem que simboliza o processo de individuação do ser humano. Ele deixa a família de origem, empreende uma viagem que o levará a atravessar provações e volta ao lar agora como um adulto autônomo.

Essa jornada se encontra presente tanto nos livros de Harry Potter como nos mitos gregos. Porém não é assim quando analisamos alguns dos contos que são lidos às crianças hoje: quando a protagonista é mulher, a jornada do herói se encontra truncada.

Em *Harry Potter*, o protagonista sofre maus-tratos no lar. Posteriormente, empreende uma viagem iniciática na escola de magia. Já lá, irá viver provações para vencer um vilão. E, no final, volta ao lar novamente muito mais preparado para encarar os maus-tratos da família, devido a

---

[48] E, inclusive, o correto seria dizer que há vários femininos. Porque se fôssemos observar as narrativas a respeito do feminino fora do Ocidente, encontraríamos outras construções.

tudo aquilo aprendido durante a viagem. No final da história, Harry Potter já não é o mesmo menino indefeso, mas um mago poderoso.

O patriarcado priva as mulheres dessa narrativa. Nos contos que têm construído a nossa identidade, a nossa protagonista atravessa uma jornada. Mas o herói da história não é ela mesma. Esse espaço é ocupado por um homem.

A versão de Cinderela que eu cresci ouvindo conta a história de uma jovem que sofre os abusos de uma madrasta e suas meias-irmãs. Para sair de sua situação, a protagonista não empreende uma viagem iniciática de provações. Ela casa!

Nós temos aprendido que formar família não é só a nossa responsabilidade, mas é o que vai nos salvar. Para Cinderela, chegar ao baile é estrategicamente importante: ela necessita ser escolhida pelo príncipe porque só o casamento com ele poderá tirá-la da casa em que é oprimida. A vítima precisa ser resgatada pelo príncipe.

Cinderela não acaba essa história mais forte, só mais bonita. Graças a uma fada-madrinha que aparece para lhe entregar um vestido e uns sapatos, Cinderela consegue se destacar no baile e, com isso, vencer a concorrência: as outras mulheres!

A única coisa que ela deve fazer é ser escolhida. Não tem um processo de individuação, no qual a protagonista se encontra consigo mesma e descobre a sua fortaleza. Sua única tarefa é estar bonita e chegar ao baile na hora certa. Tudo para que ele a escolha. O destino dela não se baseia no resultado das suas escolhas e está na mão dele, o príncipe.

Mas como demonstrou a psicanalista analítica Clarissa Pinkola Estés, a história tem produzido outras narrativas. No conto "Vasalisa, a Sabida", a protagonista — que também sofre as opressões da madrasta — empreende uma viagem iniciática pelo bosque até chegar à casa de uma bruxa. Lá, atravessará várias provações. Quando volta pra casa, encontra-se mais forte. Ela é tão poderosa que destrói a família da madrasta, transformando todos em cinzas.

Nós não fomos criadas pela Vasalisa, mas pela Cinderela: uma mulher passiva e impotente, incapaz de ser a heroína de sua própria história.

Nesse sentido, o livro de Pinkola Estés permite repensar a nossa identidade em função de outras narrativas e observar naquela comparação quão opressoras são aquelas que têm nos criado.

Porém há um ponto onde eu discordo da autora. Para ela, aqueles contos simbolizam a "essência da alma feminina". Uma parte instintiva, selvagem, natural que temos perdido.

Se tivéssemos crescido ouvindo a respeito da Vasalisa, a história seria outra. A nossa identidade estaria construída sob a ideia de um feminino autônomo ao invés desse que precisa do casamento para se salvar.

Mas há uma essência do feminino? Um *chip* identitário geneticamente instalado para indivíduos que nascem com vagina?

Não. A possibilidade de ser autônomo se encontra presente em potência em todos os seres humanos, não importa o sexo. Falar a respeito de algo natural, essencial ou instintivo, mesmo quando se trata de uma narrativa que procura empoderar as mulheres, não deixa de ter um peso normativo importante. Porque como falamos anteriormente, o que é natural não se pode mudar.

Quando uma mulher cis escuta que tem uma essência selvagem com certas caraterísticas, novamente ela é construída através da ideia de que, por ter nascido com vagina, espera-se dela um certo comportamento.

Definir as mulheres como naturalmente intuitivas, fortes, instintivas ou selvagens na base de questões como o ciclo menstrual ou a maternidade não deixa de ser um argumento normativo. Porque continua dividindo o mundo de forma binária: aqueles que têm vagina têm certas características inatas. E aqueles que têm pênis, outras.

Há mulheres cis que não são particularmente intuitivas e nem querem ser. Estão felizes e contentes com outros atributos que nada têm a ver com os que lhe atribuem. Da mesma forma, há homens cis extremamente intuitivos. E possivelmente, à medida que se desconstroem as narrativas da masculinidade tóxica (que impedem os homens de entrar em contato com conteúdos que não são meramente racionais ou práticos), aquela característica irá emergir ainda mais.

Se falamos que há um feminino selvagem em cada mulher que menstrua, onde ficam nesta narrativa aquelas mulheres que não menstruam? Talvez o maior problema das narrativas que falam de um feminino sagrado (natural, selvagem e instintivo) é que excluem as identidades não binárias e trans. Sob essa ótica, uma mulher trans é menos mulher porque não nasceu com útero.

Há também homens (tanto heterossexuais como LGBTQIA+) que têm atributos tradicionalmente considerados femininos (tom de voz, postura corporal etc.). Reconhecem um aspecto feminino dentro de si e se permitem vivê-lo. Quem somos nós para dizer que esses atributos não lhes correspondem porque não têm um útero sagrado?

E o que acontece com aquelas identidades não binárias com pênis? Aqueles que reivindicam seu direito a viver uma identidade livre das amarras normativas e que lhes permite inclusive transcender a divisão entre feminino e masculino e simplesmente ser?

Não há nada de errado numa mulher cis ter atributos tradicionalmente considerados femininos se isso constitui uma escolha genuína. A questão é que para que seja realmente uma opção, temos que desconstruir a ideia de que se trata de algo naturalmente dado. Uma identidade biologicamente determinada não se escolhe, é mandatória.

Eva e Lilith

Eva, a costela de Adão

A humanidade é masculina, e o homem define a mulher não em si, mas relativamente a ele; ela não é considerada um ser autônomo.
Simone de Beauvoir
O segundo sexo

A história bíblica da criação do ser humano reflete muito bem o modelo hegemônico do feminino. Deus cria primeiro Adão e só depois Eva. Porém esta última não é autônoma. Ela é feita da costela de Adão e até a sua existência material depende dele: é feita de sua carne. E justamente por isso é criada com características de submissão e castidade[49]. Isso é ilustrado pela Doutora Bárbara Black Koltuv num livro dedicado exclusivamente a compreender o símbolo de Lilith através da história:

> Quando Deus estava prestes a criar Eva, Ele disse: "Eu não a criarei da cabeça do homem, para que não erga sua cabeça numa atitude arrogante; nem do olho, para que não tenha olhos atrevidos; nem da orelha, para que não fique escutando às escondidas; nem do pescoço, para que não seja insolente; nem da boca, para que não seja tagarela; nem do coração, para que não se disponha à inveja; nem da mão, para que não seja intrometida; nem do pé, para que não seja andarilha. Eu a formarei de uma parte casta do corpo", e, para cada membro e órgão, enquanto o formava, Deus dizia: "Seja casto! Seja casto!" No entanto, apesar de toda essa cautela, a mulher ainda possui todos os defeitos que Deus tentou evitar[50].

Como demonstra Koltuv (2017), há, porém, uma história alternativa da criação do ser humano na qual Deus cria um homem e uma mulher ao mesmo tempo: Adão e Lilith: "Deus criou o homem à sua imagem, à imagem de Deus o criou, macho e fêmea os criou" (Gên. 1:27) (KOLTUV, 2017, p. 27)[51].

---

[49] No imaginário coletivo, Eva é também branca, como se pode observar nas pinturas de Michelangelo no teto da Capela Sistina do Vaticano.

[50] GINZBERG, Louis. The Legends of the Jews. In: KOLTUV, Barbara Black. *O Livro de Lilith*. São Paulo: Cultrix, 2017. p. 101.

[51] Primeiro relato do velho testamento.

Nesse relato, os dois são criados em igualdade de condições. Ela, porém, resiste a ser submissa a Adão. Discorda dele em muitos aspectos e não aceita ficar por baixo dele na relação sexual. Lilith então foge ao deserto para viver uma vida livre da opressão.

> Deus criou Lilith, a primeira mulher, do mesmo modo que havia criado Adão, só que ele usou sujeira e sedimento impuro em vez de pó ou terra. Adão e Lilith nunca encontraram a paz juntos. Ela discordava dele em muitos assuntos e recusava-se a deitar debaixo dele na relação sexual, fundamentando sua reivindicação de igualdade no fato de que ambos haviam sido criados da terra. Quando Lilith percebeu que Adão a subjugaria, proferiu o inefável nome de Deus e pôs-se a voar pelo mundo. Finalmente, passou a viver numa caverna no deserto, às margens do Mar Vermelho. Ali, envolveu-se numa desenfreada promiscuidade, unindo-se com demônios lascivos e gerando, diariamente, centenas de Lilim ou bebês demoníacos. (EISENSTEIN apud KOLTUV, 2017, p. 40)

Nesse sentido, Lilith simboliza o momento prévio ao patriarcado. E, ao mesmo tempo, a resistência à sua implantação. Diante da imposição da opressão, Lilith não se submete. Nas palavras de Black Koltuv:

> A reivindicação de Lilith por igualdade fundamenta-se no fato de que tanto ela como Adão foram criados do pó ou da terra; contudo, Lilith se recusa a ser mera terra para Adão. Ela quer a liberdade de se mover, de agir, de escolher e de decidir. (KOLTUV, 2017, p. 43-44)

Quando Lilith foge, Deus cria uma segunda mulher: Eva. Para garantir agora a submissão, esta nova mulher será feita do próprio corpo de Adão.

Como dizíamos anteriormente, através do patriarcado se cria a obrigatoriedade do casamento monogâmico e heterossexual. Cada metade da laranja tem características que a outra não possui. Porém a metade da laranja masculina se encontra numa posição de poder a respeito da feminina.

Até Lilith, tínhamos uma mulher poderosa que se encontrava em igualdade de condições com um Adão também poderoso. A partir de Eva, a mulher passa a um lugar de impotência.

Black Koltuv registra esse processo:

> Eva, destinada a ser a mãe de todos os que vivem e feita da costela do próprio Adão, não era tão poderosa ou primordial quanto Lilith, com quem Adão se encontra agora apenas à noite, através de ereções noturnas, enquanto está adormecido. (KOLTUV, 2017, p. 36)

Portanto Eva simboliza a "mulher para casar": a metade da laranja de Adão. Como registra Black Koltuv, essa união não parte do desejo, mas de uma norma: Deus ordena a Adão casar com Eva:

> precisava tentar agora — pois estava sob severas ordens —
> usar seu sexo
> com a nova criatura. Mas Eva
> tinha uma pele lisa
> sem o tosão das ovelhas, os ninhos todos dourados,
> sem o fulgor marinho das conchas
> sem o frenesi anfractuoso das íbis
> e depois
> era exasperante o fato de ela não emitir nenhum som
> (OMBRAS apud KOLTUV, 2017, p. 31)

Adão, porém, não deseja essa nova mulher que não emite som. Saudoso de Lilith, que não conseguiu se submeter, se encontra com ela em sonhos eróticos. Durante esse tempo, Lilith visitou Adão enquanto ele dormia sozinho, sonhando, e se satisfazia, montada nele, provocando-lhe poluções noturnas. As criaturas nascidas dessa união são chamadas de os "flagelos da humanidade" (KOLTUV, 2017, p. 68).

Lilith começa a ser agora culpada pelas poluições noturnas de Adão. Por que ela é responsável pelas fantasias dele?

Anteriormente dizíamos que o Diabo simbolizava o desejo de transgredir o que é normativo. É também o processo pelo qual projetamos num bode expiatório a responsabilidade das nossas transgressões.

Adão aceita as ordens de Deus, mas secretamente continua desejando Lilith. E visto que não consegue absorver a culpa de sua transgressão, ela se torna o bode expiatório. Tanto é assim que ela — outrora companheira de Deus — passa agora a ser narrada como a mulher de Samael, o Diabo.

Lilith é uma mulher proibida. Ou seja, a mulher com a qual Adão não deve ficar, porém secretamente deseja. E, por isso, a sua presença é tão tentadora quanto perigosa. Porque só o fato de desejá-la já é uma transgressão. Ela mesma simboliza essa identidade que resiste a se submeter a normatividade. A esse respeito, Black Koltuv diz: "Torna-se evidente, a partir da descrição do Zohar a respeito da atividade de Lilith, que, do ponto de vista da psicologia masculina, ela é tanto desejável como perigosa" (KOLTUV, 2017, p. 69).

Se Eva é a "companheira no amor"[52] de Adão, Lilith é "o alimento da alma"[53], o desejo pulsante que nutre a identidade. Não há como fugir de Lilith. O desejo quando é reprimido não desaparece, é simplesmente confinado dentro do inconsciente e, lá dentro, pulsa para sair. Por isso, nos relatos, Lilith aparece quando as pessoas dormem, como no leito do casal.

---

[52] OMBRAS, Rosanna. The Song of Lilith. In: KOLTUV, Barbara Black. *O Livro de Lilith*. São Paulo: Cultrix, 2017.

[53] Idem, ibidem.

Ela, que inicialmente era a mãe das mães, depois é convertida num demônio que mata bebês e naquela que tem filhos demônios. Lilith, ao transgredir a normatividade a respeito do feminino, transgride também os referidos à maternidade.

Como demonstra a psicanalista Bárbara Black Koltuv (2017), Lilith é um símbolo que pode ser rastreado até o terceiro milênio antes de Cristo, tomando diferentes formas ao longo do tempo. Ela é Deusa e Demônio, amante do Diabo e esposa de Deus. A mãe de todas as mães (inclusive de Eva) é também aquela que mata crianças. Prostituta, estrangeira, bruxa e feiticeira, ela é a serpente que tenta Eva a cometer o pecado original. E, se nos primeiros relatos da criação ela era considerada a primeira mulher, nos relatos pós-bíblicos ela é só uma nota de rodapé.

Black Koltuv registra as múltiplas descrições de Lilith através do tempo:

> Portanto, Lilith, originalmente a primeira mulher que Deus criou da terra, é, antes de mais nada, subjugada e, em seguida, reerguida, para se tornar o açoite de Deus. Esta imagem da flamejante espada giratória capta a qualidade essencial de Lilith, ora Deusa, ora Demônio, ora tentadora, ora assassina, ora a noiva de Satã, ora a esposa de Deus, sempre em chamas nos portões do Paraíso. (KOLTUV, 2017, p. 37-38)

Se no momento inicial ela é uma Deusa, a esposa de Deus, é porque antes do patriarcado as características de Lilith eram permitidas e, inclusive, louvadas. A partir do patriarcado, a sua existência simboliza uma transgressão a respeito das normas de gênero, por isso ela é excluída (mora no deserto), punida (demonizada) e depois eliminada (se nega a sua existência nos relatos).

Porque como falamos anteriormente, aquelas identidades que resistem ao normativo pagam o preço da exclusão e da punição social, até a eliminação de sua existência.

Para muitos, Lilith simboliza o lado sombrio do feminino universal. Da minha parte, acho que não podemos restringir Lilith ao feminino, muito menos às mulheres cis. Como haveríamos de fazer isso se ela é justamente o símbolo da transgressão de gênero?

Se assuntos como sexualidade, identidade, relacionamentos e maternidade aparecem vinculados a ela, é justamente porque Lilith transgride as normas a respeito desses assuntos. Lilith é o símbolo do tabu. Não de qualquer tabu, mas daqueles vinculados a gênero e sexualidade.

Dizíamos que o patriarcado cria um homem e duas mulheres: aquela para casar e a outra. A outra é toda identidade que não corresponde com a mulher para casar. Ou seja, que transgride o normativo. A mulher para casar deve ser cis, branca, heterossexual, mas também bela (de acordo com o padrão da época), indireta, de voz suave e submissa.

Lilith simboliza todas as identidades que não correspondem a esse modelo. E de fato, ao longo da história, Lilith não tem um conteúdo fixo, ela, inclusive, não é sempre uma. Ela já foi associada com quase toda criatura viva e com quase toda espécie de pássaro e animais que existem (KOLTUV, 2017).

Lilith toma formas completamente diferentes, porém todas têm algo em comum: transgridem o normativo em termos de gênero. Não é coincidência que ela seja vinculada com uma estrangeira: quem não pertence a uma sociedade não se encontra construído pelas mesmas normas sociais. E, portanto, a sua forma de se comportar é sempre considerada transgressora. Nas palavras de Black Koltuv:

> Lilith, a sedutora, é descrita pelos cabalistas como uma prostituta que fornica com homens. Ela é chamada de a Serpente Tortuosa, porque seduz os homens a seguir caminhos tortuosos. Ela é a Mulher Estrangeira, a doçura do pecado e a língua má. Conta-se que dos lábios da Mulher Estrangeira jorra mel. (KOLTUV, 2017, p. 67)

Lilith simboliza tudo o que transgride o normativo. E, como vimos anteriormente, não há só uma identidade transgressora para o patriarcado, mas várias. Aqui, Lilith é descrita como uma espécie com 14 épocas, nomes e facções:

> E a espécie chamada Lilim é cheia de pelo, da cabeça aos pés; contudo, na cabeça não há cabelo, mas todo o seu corpo e face são cheios de pelos. E assim Lilith tem quatorze épocas malignas e nomes malignos e facções malignas. (KOLTUV, 2017, p. 56)

Quando Lilith é descrita como uma espécie cheia de pelo na face, mas não na cabeça, eu imagino um sedutor homem cis homossexual de idade mediana, com barba e careca.

Lilith é o símbolo da transgressão de gênero. É aquela que resiste a ser encaixada no binário. E, por isso, pode ser também um homem cis homossexual. Quando refletíamos sobre o Diabo, nos referimos a homens cis homossexuais que são agredidos sob a alegação de "você me tentou, você é o demônio". Lilith, a companheira do Leviatã, encontra-se contida no mesmo arcano do tarô. Porque ela cumpre a mesma função que o Diabo, com a única diferença de que Lilith está sempre vinculada a questões de gênero.

Lilith pode ser mulher, homem ou não binário, cis ou trans. Lilith pode estar simbolizada por identidades diversas a respeito de gênero, orientação sexual, origem étnico-racial, idade e peso. Porém há uma variável constante que nos permite identificar a sua presença: trata-se de um corpo que transgride a normatividade hegemônica do patriarcado.

Lilith é aquela que não é Eva, aquela que resiste a ser normalizada, submetida, encaixada. Aquela que transgride uma ou mais das categorias que se esperam de Eva, a mulher para casar: santa, maternal, submissa, magra, branca, heterossexual e cis.

Aquela identidade que é desejada, porém, está proibida, a quem se culpa pelo desejo alheio. É punida porque sua existência transgride o modelo hegemônico. Mas, sobretudo, porque se resiste à submissão:

> Expulsa pela espada heroica da consciência masculina de il-gamesh, ou fugindo do direito divino de Adão de dominá-la, Lilith escolhe o deserto. Ela não será abatida, nem sujeitada. Ela não se submeterá. A mulher vive a fuga de Lilith através da violenta raiva com que se recusa a submeter-se a um arrogante poder masculino, como se tal submissão fosse lógica, escolhendo, em vez disso, o desolado deserto e a companhia dos demônios. (KOLTUV, 2017, p. 47)

Lilith é um vaso simbólico, um recipiente que ao longo da história vai mudando o conteúdo. O significado universal de Lilith pode ser resumido da seguinte maneira: 1) não se submete, transgride a normatividade de gênero; 2) é tentadora, acorda o desejo alheio de transgredir as normas de gênero e, por isso, é também perigosa; 3) faz isso através da sexualidade, é por isso é sedutora.

Segundo Butler, não é possível uma identidade livre sem transgredir primeiro a normatividade de gênero que tem construído aquela identidade. Lilith é o exercício dessa liberdade, é o símbolo da resistência em termos de gênero. E, justamente por isso, um dos símbolos mais punidos da história: endeusado e endemoniado ao mesmo tempo, objeto de rejeição e da mais profunda tentação, Lilith é extremamente perigosa para o poder porque é subversiva só pelo fato de reivindicar o direito à sua existência: um corpo alternativo ao normativo.

As polaridades solar e lunar

O gênero nas artes simbólicas

Em poucas palavras, eu considero que recuperar narrativas historicamente apagadas como Lilith ou Vasalisa, a Sabida, pode ser de grande relevância para nos ajudar a compreender o ser humano através de outros símbolos alternativos aos hegemônicos (Eva e Cinderela).

Porém discordo das duas analistas junguianas quanto à necessidade de adjudicar aqueles símbolos a um feminino universal ou essencial.

Para Jung, a Anima é um arquétipo que se refere à essência feminina presente no inconsciente dos homens. E o Animus seria a essência masculina na psique das mulheres. Já a sua filha Emma Jung faz uma leitura que considera o patriarcado como variável explicativa (NICHOLS, 1988).

Essa questão se encontra presente na psicanálise de Freud, que se baseia numa teoria falocêntrica, onde muitos traços da personalidade se definem através do falo (o homem que não quer ser castrado, a mulher que inveja o pênis). Algo que já foi analisado por Beauvoir, Foucault e Butler[54].

E, como falamos anteriormente, dentro da área holística são comuns olhares que fazem referência ao sagrado feminino, que reverenciam a presença de um feminino essencial dentro de cada mulher. Além disso, há terapeutas holísticos que se referem tanto aos signos do zodíaco, aos arcanos do tarô e, inclusive, aos chakras e ao Yin e ao Yang como energias binárias que podem ser divididas entre as categorias feminino e masculino.

Ao final, as artes simbólicas definem a presença de um feminino e um masculino intrínseco?

Como explica Simone de Beauvoir, até nas mitologias mais primitivas se encontra sempre presente uma polaridade. Porém o fato de que uma dessas polaridades passe a ser considerada negativa e seja atribuída ao feminino é um processo posterior, que se vincula justamente ao surgimento do patriarcado:

> Nos pares Varuna-Mitra, Urano-Zeus, Sol-Lua, Dia-Noite, nenhum elemento feminino se acha implicado a princípio; nem tampouco na oposição do Bem e Mal, dos princípios

---

[54] Para mais informações, ver: BEAUVOIR, Simone de. *O segundo sexo:* fatos e mitos. Rio de Janeiro: Nova Fronteira. 2016a. BUTLER, Judith. *Problemas de gênero.* Rio de Janeiro: Civilização Brasileira, 2020; FOUCAULT, Michel. *História da sexualidade 1:* a vontade de saber. Rio de Janeiro: Edições Graal, 1988.

fastos e nefastos, da direita e da esquerda, de Deus e Lúcifer; a alteridade é uma categoria fundamental do pensamento humano. (BEAUVOIR, 2016a, p. 13)

Quando a mulher passa a ser oprimida, lhe é atribuída uma das duas polaridades: o masculino se vincula ao ativo e o feminino, ao passivo. E isso se justifica na natureza da mulher, argumentando que, por ser fêmea, esta se encontra biologicamente determinada a ser passiva. Porém como a autora explica extensivamente, um óvulo é tão ativo quanto passivo, da mesma forma que um espermatozoide. E há muitos exemplos de machos passivos e fêmeas ativas na natureza. Ademais, como temos falado anteriormente, para as ciências humanas, a identidade do ser humano não se encontra determinada por fatores biológicos como os órgãos sexuais, mas é produzida através da interação social e do pertencimento a um tecido social.

O fato de que as mulheres tenham se atribuído uma polaridade passiva não tem nenhuma base empírica. É simplesmente o produto de uma narrativa que procura justificar a opressão do homem sobre a mulher.

De fato, quando Bárbara Black Koltuv percorre os relatos que deram origem a Lilith, ela se depara com relatos do Zohar que descrevem o processo por meio do qual lhe atribui uma polaridade negativa à mulher: o homem é a luz e a mulher, a sombra.

> Deus criou duas grandes luzes. As duas luzes acenderam juntas com a mesma dignidade. A Lua, porém, não estava à vontade com o Sol e, na verdade, cada um se sentia mortificado pelo outro. A Lua disse: "Onde apascentas o teu rebanho?" (Cântico dos Cânticos, 1:7). O Sol disse: "Onde levas a repousar teu rebanho ao meio-dia?" (Cânt. 1:7). "Como pode uma pequena vela brilhar ao meio-dia?" Por isso, Deus disse a ela: "Vai e torna-te menor." Ela se sentiu humilhada e disse: "Por que razão seria eu como a que se cobre com um véu?" (Cânt. 1:7). Deus disse então: "Segue teu caminho guiando-te pelas pegadas do

rebanho." Por isso, ela diminuiu a si mesma de tal modo que se tornou a líder das fileiras mais inferiores. Desde então, nunca mais teve luz própria, obtendo sua luz do Sol. A princípio, eles continuaram em pé de igualdade; mais tarde, porém, ela foi se tornando a menor de suas próprias fileiras, embora continuasse a líder delas. Quando a Lua estava em conexão com o Sol era luminosa; mas tão logo se separou do Sol e foi-lhe atribuído o comando de suas próprias hostes, ela reduziu sua posição e sua luz, e cascas sobre cascas foram criadas para cobrir o cérebro, e tudo em proveito do cérebro (Zohar I 20a).

Depois que a luz primordial foi afastada, criou-se, ali, uma "membrana para a polpa", uma k'lifah ou casca, e esta k'lifah expandiu-se e produziu uma outra, que foi Lilith (Zohar I 19b). (KOLTUV, 2017, p. 16-17)

No início, existiam duas luzes com igualdade de dignidade, ou seja, com igualdade de direitos e poder. E, ainda por cima, tratava-se de duas entidades iguais em suas características essenciais, afinal ambas emitem luz. Até aquele momento as polaridades luz e sombra não estavam atribuídas ao sexo.

Porém a mulher é obrigada a se reduzir quando Deus fala "vai e torna-te menor". A partir daí "nunca mais teve luz própria, obtendo sua luz do Sol". Como Simone de Beauvoir dizia, a mulher não é definida de forma autônoma, mas sempre como algo relativo ao homem. Nesse sentido, ela é a sombra da luz que ele emite.

Se antes a mulher era tão luminosa quanto o homem, a partir daí ela vira a sombra dele. Ele começa a estar vinculada ao Sol, centro do Sistema Solar. E ela, com a Lua, um humilde satélite.

Porém há um detalhe não menos importante. Nesse processo se cria sempre uma terceira entidade: a sombra da Lua. Lilith começa a ser vinculada com um aspecto da Lua, que procura vingança por aquela opressão. Isso fica claro no seguinte parágrafo do Zohar:

> Ele ordenou que, da região das Trevas, emergisse uma espécie de lua feminina, cujo nome é noite e governa a noite, sendo associada a Adonai, o Senhor de toda a Terra (Zohar I 16b)... a Esquerda, o lado das Trevas, flamejou com todo o seu poder, provocando, por toda parte, uma espécie de reflexo, e dessa chama ardente surgiu a essência feminina, que é semelhante à da lua... Assim como as Trevas desejam fundir-se com a Luz, a noite também deseja fundir-se com o dia (Zohar I 17a-b). (KOLTUV, 2017, p. 17-18)

Ou seja, antes tínhamos igualdade entre homem e mulher e tínhamos também dois sóis. A partir do momento que se oprime a mulher (que se converte na Lua) ela se divide em dois. Temos, então, três figuras: Adão (O Sol, o hegemônico), Eva (a Lua, submetida) e Lilith (a sombra da Lua, a resistência). Black Koltuv resumiu essa questão da seguinte maneira:

> As forças da sexualidade, do nascimento, da vida e da morte, do mágico ciclo da vida eram, originalmente, governadas pela Deusa. Com o advento do patriarcado, o poder de vida e morte tornou-se uma prerrogativa do Deus masculino, enquanto a sexualidade e a mágica foram separadas da procriação e da maternidade. Nesse sentido, Deus é Uno, ao passo que a Deusa tornou-se duas. (KOLTUV, 2017, p. 27)

E, inclusive, aparecem adjetivos vinculados a uma suposta "essência do feminino". As duas faces do feminino essencial são Lua e Lilith. E, claro, são ambas negativas. A primeira é passiva, a sombra do Sol. A segunda, um tanto vingativa. Se a primeira aceita passivamente se tornar menor que o Sol, a segunda resiste e procura vingança. Por conta disso, é vinculada com as Trevas.

Se entende por que para Simone de Beauvoir é preciso evitar definir a mulher em função de conceitos como fêmea ou eterno feminino:

> Se a função de fêmea não basta para definir a mulher, se nos recusamos também a explicá-la pelo "eterno feminino" e se, no entanto, admitimos, ainda que provisoriamente, que há mulheres na Terra, teremos que formular a pergunta: o que é a mulher? (BEAUVOIR, 2016a, p. 11)

Se podemos desconstruir a ideia de que feminino e masculino são polaridades essenciais e compreender que se tratam de construções sociais que servem para justificar o patriarcado, nos espera, em vez de da identidade reduzida e coercitiva que este nos propõe, a possibilidade de viver o nosso potencial como seres humanos.

As polaridades solar e lunar

Nas artes simbólicas aparece comumente a presença de uma polaridade. Um exemplo disso é o Tao, que se ilustra como um círculo feito de uma metade branca e uma preta. O círculo, como falamos anteriormente, simboliza o Cosmos que se encontra em permanente movimento de expansão e contração. A metade branca representa a expansão e a preta, a contração. Não tem preponderância de uma sobre a outra. Ambas têm igual importância e são opostos complementares.

O lado Yang se vincula ao Sol e, por isso, é luminoso. O lado Yin, a Lua, é escuro. De dia, nós expandimos porque estamos ativos. De noite, nós contraímos e descansamos.

Essas duas polaridades são opostos complementares que, como correspondem ao movimento do Cosmos, encontram-se presentes em tudo o que tem existência. Ou seja, todos nós internamente temos um lado Yin e um lado Yang.

No Antigo Egito uma das leis herméticas diz que "tudo o que está em cima é como o que está embaixo". Ou seja, há uma correspondência entre o movimento do Cosmos e o resto da existência. O Ouroboros, a serpente que morde o próprio corpo, mostra novamente a ideia do Cosmos como uma roda, assim como as polaridades expansão-contração.

Para o hinduísmo, na vertente do kundalini yoga, os chakras formam duas serpentes entrelaçadas. Uma delas — com seus três chakras correspondentes — simboliza esse lado solar ou ativo. E a outra — também com três chakras —, o lado lunar ou receptivo. As duas se encontram no sétimo chakra.

Quase todas as tradições falam a respeito de uma polaridade solar e lunar.

O Sol aparece durante o dia quando realizamos as atividades da vida diurna. E, portanto, simboliza ação. Ao mesmo tempo, quando há luz somos capazes de enxergar, portanto o Sol simboliza também o consciente. E, ainda por cima, rege o momento do dia quando estamos acordados, portanto, podemos agir com consciência.

A Lua rege a noite, quando as sombras não nos permitem enxergar claramente. Quando dormimos, nos encontramos processando aqueles estímulos que vivemos durante o dia e, através dos sonhos, recebemos mensagens da psique. A noite simboliza o inconsciente, o momento em que o consciente dorme.

O Sol também se vincula à iluminação, à bondade e ao divino. E a Lua se relaciona com as Trevas, a maldade e o Diabo.

Como falamos anteriormente, a bondade não é um símbolo de conteúdo fixo porque os conceitos de bem e mal dependem da moral. E a moral é um produto de um tempo histórico. Ou seja, cada sociedade tem uma ideia a respeito do que é moral e amoral.

Falamos também que o normativo sempre está associado a uma moral. E aqueles que resistem a se encaixar no modelo hegemônico habitualmente são considerados amorais.

Quem determina o que está bem numa sociedade é O Imperador, o princípio da autoridade que com uma norma cria uma fronteira que divide o comportamento aceitável daquele que se encontra proibido.

Quando estamos acordados temos controle sobre nossos impulsos e conseguimos nos adaptar às normas que nos são impostas. Já à noite, é tempo do inconsciente. É o momento em que não temos controle nenhum a respeito de nossos desejos, emoções ou pensamentos. Se durante o dia tivemos vontade de bater no colega de trabalho, mas seguramos esse impulso por considerar isso amoral, é durante a noite que nos libertamos e, em nossos sonhos, podemos dar um soco bem dado nele.

O Diabo anda de noite porque simboliza os desejos que transgridem a moral. Aqueles que reprimimos ao ponto de negarmos até para nós mesmos. Essas vontades nos surpreendem durante a noite e nos tomam de surpresa através de sonhos.

E, claro, a noite também é tempo de Lilith, daqueles desejos considerados tabus em nossa sociedade. Por isso Lilith se enfia nos sonhos produzindo poluções noturnas.

Dessa maneira, o dia é o tempo de Deus. "O grande pai", a máxima autoridade moral que determina a bondade. E a noite é o tempo do Diabo e de Lilith, no qual os nossos demônios saem para passear livres das proibições.

Tanto no tarô como na astrologia o Sol se vincula ao consciente e a Lua, ao inconsciente. Na Astrologia, Lilith é um cálculo matemático que reflete a sombra da Lua e simboliza as vontades de transgredir a norma, os tabus especialmente vinculados à sexualidade e, ainda, aquela vontade de resistir ou vingar uma opressão.

Lilith não se encontra presente só no mapa de pessoas que têm vagina. Está no mapa de todas as pessoas, sem exceção. Assim também são a Lua e o Sol.

O mesmo pode ser observado a respeito do tarô, todas as pessoas podem tirar o arcano O Sol. Se de fato existisse uma essência feminina, então as cartas do tarô estariam divididas em dois e teríamos um baralho destinado a pessoas que nasceram com vagina e outro, a pessoas que nasceram com pênis.

A divisão a respeito do feminino é nossa. Não é cósmica, divina ou universal.

A essência nas artes simbólicas

Como refletimos até aqui, o que nas artes simbólicas comumente se denomina ego é equivalente ao que a sociologia considera como a construção da identidade. Desde que o indivíduo chega ao mundo, começa a interagir com outros e, como produto de sua interação, se constrói a sua identidade. Um conjunto de tijolos normativos que aprisionam o Eu.

Agora, para as artes simbólicas há também uma parte essencial, certas tendências da nossa personalidade que nos acompanham desde o momento do nascimento. E que são essenciais, no sentido de que são prévias a qualquer interação social. O Mapa Astral simboliza justamente aquele carimbo cósmico, uma espécie de GPS que contêm tendências definidas desde o segundo que o bebê atravessa o canal de parto.

Nesse sentido, podemos dizer que há uma essência. Porém é preciso ter muito cuidado com esse termo, porque, como falamos anteriormente, é a respeito dessa palavra que se criam construções normativas como as construções do patriarcado vinculadas à essência do feminino.

Há só uma essência universal: a do ser humano.

Do ponto de vista espiritual, seria contraditório assumir outra coisa se lembrarmos que as experiências de Nirvana nos permitem sentir que "somos todos um", que todos somos parte da Totalidade. E, como falam os alquimistas, tudo o que está acima está também abaixo. Ou seja, nós somos feitos por aquela mesma totalidade. Em essência, somos iguais.

Para calcular um mapa astral só é preciso saber o lugar, a data e a hora exata de nascimento. E nada mais. O Cosmos não carimba as pessoas de acordo com gênero, orientação sexual, origem étnico-racial ou alguma outra característica. Se, por exemplo, existisse uma essência feminina, na hora de criar um mapa astral seria necessário clicar a "caixa" de sexo.

E mais do que isso. Em cada mapa astral se encontram presentes as qualidades ativas e receptivas. Os doze signos se dividem em quatro elementos: fogo (ativo), terra (receptivo), ar (ativo) e água (receptivo). Desde o primeiro signo da roda zodiacal até o último, se observa uma alternância entre essas duas energias ativa-receptivas. Se existisse uma essência feminina, aqueles que nasceram com vagina teriam um mapa constituído unicamente pelos seis signos receptivos em vez dos doze. Todos os mapas têm a roda zodiacal inteira, com a mesma quantidade de signos ativos e receptivos.

Todos compartilhamos as mesmas características. Absolutamente todos os mapas têm os mesmos doze signos, doze planetas[55] e doze casas. Não há divisão nem hierarquias. Ou seja, não há pessoas que só nasceram com três planetas e outras com quinze.

Quando alguém diz, por exemplo, que os homens são mais racionais, mas que ao mesmo tempo não sabem lidar com emoções, esquece que todo mundo têm as qualidades emocionais dos signos de água (Câncer, Peixes e Escorpião) e, ainda por cima, os signos de ar vinculados ao pensamento (Gêmeos, Libra, Aquário).

Algum terapeuta poderia argumentar que os homens cis que chegam ao consultório têm mais dificuldades para acessar suas emoções. É possível, mas isso não tem a ver com a essência masculina, mas com as construções do patriarcado, como homens que não choram. Em outras palavras, as diferenças que podemos observar entre os seres humanos não dependem de algo essencial, mas de uma construção social.

Ao mesmo tempo, o nosso mapa tem uma especificidade que só compartilhamos com alguém que tenha nascido no exato mesmo momento, no mesmo lugar.

Em função dessas coordenadas, o que muda é como aquelas características universalmente compartilhadas vão se distribuir em cada mapa. As casas tomarão a forma de um signo ou de outro. E os planetas irão se localizar em certas casas, que se encontram em certos signos e não em outros.

Os planetas simbolizam funções da psique. Por exemplo, a Lua se vincula à função de cuidar, isto é, nutrir e proteger. E Saturno se relaciona com a função da autoridade, isto é, com a possibilidade de considerar os limites que a realidade nos impõe.

---

[55] Considero doze planetas conforme a linha da Escola Trenkehué do filósofo Jorge Bosia, que considera Ceres e Éris como planetas regentes de Virgem e Libra, respectivamente.

As casas são áreas da vida. Por exemplo, a casa 4 simboliza o lar e a casa 6, o trabalho cotidiano. Finalmente, os signos são as qualidades que aquelas casas e planetas tomam. Por exemplo, Gêmeos se vincula com a nossa capacidade de criar relações no âmbito mental entre pessoas ou coisas (a comunicação com outros, as analogias e metáforas, a empatia intelectual, a aprendizagem etc.).

Então, se a casa 6 se encontra em Gêmeos, o trabalho tende a ter uma qualidade geminiana (trabalhos intelectuais, de comunicação, de relações públicas, escrita etc.). Já se a Lua se encontra em Gêmeos, aquela pessoa tende a cuidar através das características geminianas (através do uso da palavra, aconselhando, explicando a um outro como as coisas funcionam etc.).

A astrologia revela uma parte essencial num duplo sentido. Por um lado, todos essencialmente têm as mesmas caraterísticas, no sentido de que todos os seres humanos, sem exceção, têm as mesmas doze funções psíquicas, as mesmas doze áreas da vida nas quais as exercem e as mesmas doze qualidades.

Algumas pessoas chegam ao consultório e dizem: — Eu não tenho Gêmeos! Não, todo mundo tem Gêmeos em algum lugar do mapa astral e, com isso, as qualidades desse signo. Compreender isso é fundamental porque nos permite nos apropriar dessa qualidade que já está em nós. Saber onde está cada signo no nosso mapa nos dá pistas sobre como podemos exercer aquela qualidade geminiana que sempre esteve aí.

Temos também uma parte essencial num segundo sentido: somos essencialmente diferentes dos demais porque aquelas características (signos, planetas, casas) que compartilhamos com todos se encontram distribuídas em nosso mapa de uma forma muito específica. Agora, essa especificidade que trazemos desde o nascimento não se encontra definida por sexo, gênero, orientação sexual, nem origem étnico-racial.

O mapa astral é um lembrete de que compartilhamos a mesma essência com todos os seres humanos. E, ao mesmo tempo, que temos um "eu essencial", que é justamente o desenho de nosso mapa. Dessa forma, a astrologia nos apresenta com a parte e o todo, a individualidade da alma e a pertença dela ao Cosmos.

Já o ego é o que aprendemos desde que chegamos ao mundo, através das interações sociais. Trata-se de um conjunto de crenças socialmente construídas — e naturalizadas — que constroem a nossa identidade, e servem, portanto, para diferenciar entre "eu" e o "outro".

No âmbito social, criamos categorias que também diferenciam entre nós e o resto (de acordo com gênero, etnia, nacionalidade etc.). Quando atribuem a esses segmentos características inatas (que nada têm de essencial), usualmente é para justificar uma distribuição desigual de privilégios entre os seres humanos.

O Cosmos nos fez dos mesmos materiais essenciais, mas nós nos dividimos através da criação de supostas características inatas que são, na verdade, narrativas culturais criadas para justificar opressões.

CAPÍTULO 7
A ESTRELA: A LIBERDADE

O terapeuta ajuda o agente a desconstruir o ego para ir ao encontro de sua parte essencial. Aquele processo terapêutico de desconstrução dos tijolos normativos é descrito pelo arcano A Estrela, que é a carta que segue a Torre. Esta carta simboliza a libertação que o herói ganhou ao sair da prisão normativa.

Uma mulher nua verte água no rio coberta por um céu estrelado. A nossa protagonista está nua porque tem se libertado das vestiduras do ego. Agora, vive uma vida livre de rígidas moralidades. Ela vive uma vida com propósito: com os pés no chão age neste mundo vertendo água no rio. O que orienta a sua ação já não são as verdades dos homens, mas as constelações.

Esta carta representa o momento em que o herói, pela primeira vez, olha para o céu e observa a sua alma. Como um mapa astral, vê a marca do Cosmos na sua essência. Agora está livre de um código moral rígido e pode dialogar com seu Eu.

Não é coincidência que A Estrela seja protagonizada por uma aguadeira, o símbolo de Aquário. Ela enche uma jarra e a joga novamente no rio coletivo, porém, nesse processo, a água se oxigena. O rio das emoções coletivas se renova com ideias frescas.

No zodíaco, Capricórnio simboliza o dever-ser, os mandatos. E, inclusive, o Estado. Nesse signo de terra, os acordos coletivos têm se cristalizado na forma de leis. Logo em seguida vem Aquário, um signo de ar que simboliza o disruptivo, traz as ideias do futuro para aplicá-las no presente. Aquário se encarrega de questionar a ordem estabelecida em Capricórnio para que possamos avançar como sociedade até novas formas de organização coletiva mais evoluídas.

Esse é o signo do diferente num duplo sentido. Primeiramente porque traz a utopia de um mundo melhor, e, segundo, porque simboliza

XVII

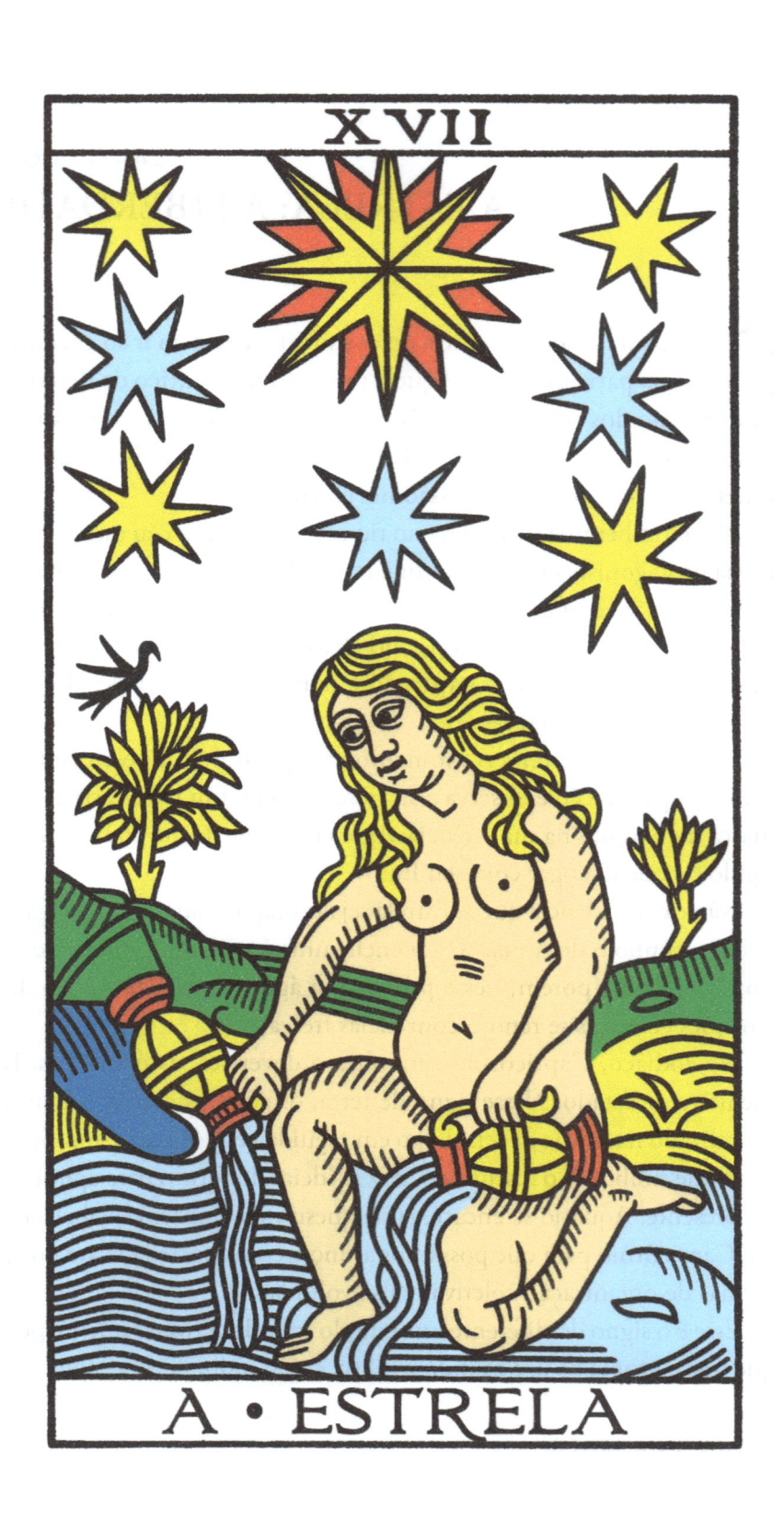

A • ESTRELA

o entendimento de que cada ser é único e inigualável. Nesse estágio aprendemos a quebrar a caixa normativa que nos interpela a viver como uma cópia do que aprendemos, para poder aceitar a nossa originalidade.

Trata-se de um signo de ar porque esse processo acontece através das ideias. O aguateiro sopra ares de liberdade.

Nos libertar da torre moral não é um processo simples nem fácil. Muitas vezes implica simbolicamente trair nossos pais, já que a moral da nossa sociedade se aprende (pelo menos em parte) através da família. Se faz necessário alguém que nos ajude a tirar aqueles tijolos que nos aprisionam para encontrar A Estrela nua que mora dentro de nós.

Como diz Sallie Nichols (1988), esta carta simboliza o processo através do qual o terapeuta e o agente procuram discernir o que corresponde ao ego e o que vem da alma. Algo que fazem os analistas, mas também os alquimistas e os astrólogos que se dedicam a compreender os símbolos das estrelas, a essência da alma carimbada num mapa astral.

Porém aqui é onde o processo se complica ainda mais. O terapeuta, seja este holístico ou não, é também uma pessoa com sua própria torre moral.

Dependendo do processo que aquele terapeuta tenha feito para flexibilizar a sua própria torre, ele pode ser um agente de libertação ou um agente de manutenção da ordem. Pode ser um aliado, que nos ajude a quebrar os tijolos para viver a nossa essência. Ou, ao contrário, aquele que nos coloca dentro da torre e joga a chave fora.

Quando um terapeuta insiste que o agente que está na sua frente deve ocupar determinado lugar na sociedade, se comportar de certa maneira ou ter determinada personalidade, ele está jogando ao agente os tijolos de uma torre que, na verdade, pertence ao próprio terapeuta.

Esse processo se agrava ainda mais quando o terapeuta usa — para justificar os seus preconceitos — palavras como sagrado, universal, normal, natural e essencial. Porque, como falamos anteriormente, esses termos dão um peso muito maior à norma que estamos procurando impor ao agente.

As artes simbólicas como o tarô ou a astrologia contêm símbolos com significados universais. Mas o agente se encontra atravessado por narrativas culturais. O terapeuta deveria lhe ajudar a diferenciar as duas, como um aguateiro que separa as águas do ego das águas da alma.

E, nesse sentido, as artes simbólicas como a astrologia e ou tarô, que procuram olhar a mensagem do Cosmos desenhadas nas estrelas, podem ser uma poderosa ferramenta de libertação.

Vamos dar um exemplo. A culpa é uma emoção universal, mas o fato de que a maioria das mães expressa culpa perante seus filhos não é universal, mas cultural. Tanto é assim que o mesmo não se observa quando chegam pais no consultório. Devido aos padrões impossíveis que a maternidade idealizada propõe, as mães estão socialmente condenadas à culpa, porque obviamente não se pode cumprir um mandato inalcançável.

O sentimento de culpa das mães não é algo que podemos extrair do mapa astral, porque, de fato, todas elas têm mapas diferentes. Aquela é uma manifestação do ego, ou seja, uma construção cultural que está amarrando aquela pessoa. Portanto, do meu ponto de vista, o trabalho do terapeuta é justamente ajudar o agente a fazer essa distinção lhe explicando a narrativa social que está por trás dessa emoção (no caso, a maternidade idealizada). E lhe contando também que como aquela é só uma construção social, é possível desconstruí-la.

O próprio mapa nos serve nesse sentido. O patriarcado demanda que as mulheres desejem maternar o tempo inteiro. E isso não corresponde com a essência de ninguém! A função de cuidar (simbolizada pela Lua) é só uma das doze funções que o ser humano pode exercer (temos outros onze planetas no mapa). E, além disso, cuidar de alguém é uma função. E, portanto, não necessariamente é sinônimo de prazer. A mãe pode exercer sua função de cuidado muito bem, mas isso não necessariamente implica desfrutá-la o tempo inteiro, como nos é ensinado!

Como falamos na primeira parte do livro, as artes simbólicas não permitem conhecer as quantidades do tempo, apenas as qualidades. As quantidades correspondem a tudo o que os seres humanos fazem com o nosso livre-arbítrio. E, nesse exemplo, as quantidades são tanto as construções do patriarcado — feitas por nós! — como também os eventos específicos que a pessoa narra (a idade dos filhos, a situação que lhe gerou culpa etc.). Com o mapa astral, podemos ver as qualidades do tempo. Nesse exemplo, isso seria a "forma" que esse conteúdo toma em cada mulher, com seu mapa específico.

Por exemplo, a casa 5 fala a respeito da relação que uma pessoa tem com os seus filhos. E, nesse sentido, observando os signos e os planetas que se encontram nessa casa é possível saber a forma que esse vínculo toma (se a relação se estabelece através do jogo físico, da palavra ou se, inclusive, precisa de certa liberdade).

Muitas mães se culpam por não ter o tipo de vínculo que o patriarcado demanda (uma mãe que se vincula através do carinho e da nutrição no lar). Quando contamos àquela pessoa as características de sua casa 5, ela começa a legitimar o seu jeito específico de se vincular com seus filhos, que pode ser muito diferente daquele imposto.

Algumas dessas mães chegam ao consultório para resolver uma dificuldade na hora de se expressar (para serem ouvidas numa reunião de trabalho, vergonha ao apresentar as suas ideias em algum espaço público, insegurança para sustentar a sua posição num debate etc.). É comum também que elas apresentem o sintoma da tireoidite de hashimoto, vinculada ao chakra laríngeo[56].

Com o passar das sessões, comentam também uma dificuldade de impor limites aos seus filhos (por exemplo, devem repetir a fala uma dezena de vezes).

Aquela problemática corresponde ao significado da autoridade, simbolizada pelo signo de Capricórnio — na astrologia — e do Imperador — no tarô). E esse significado é universal porque o exercício da autoridade é uma aprendizagem que todos os seres humanos atravessam.

---

[56] Nesse exemplo, trata-se de quatro agentes mulheres brancas cis heterossexuais de aproximadamente 35 anos.

Porém essa problemática é vivida bem diferente por uma mãe na nossa sociedade. E isso não depende de fatores universais, mas culturais. O patriarcado estipula que uma mulher deve se dedicar ao cuidado e que a autoridade se encontra no campo de exercício do masculino.

Isso porque colocar limites implica ser direto, racional, firme, que são atributos considerados masculinos. É comum ouvir muitas mães falarem a seus filhos — Você já vai ver quando seu pai chegar, como uma forma de obter obediência.

Nesse sentido, as artes simbólicas podem ser uma grande ferramenta de libertação de amarras culturais. Por um lado, podemos fazer uma leitura sincrônica, ou seja, observar onde se situa Capricórnio no seu mapa, já que aquilo irá nos ajudar a entender a forma específica como aquela pessoa manifesta a sua autoridade.

Mas também podemos fazer uma leitura diacrônica, ou seja, entendendo a autoridade como um estágio dentro da jornada do herói que o zodíaco simboliza. Isso nos permite explicar que ela — assim como todo mundo — tem Capricórnio no seu mapa e, portanto, a possibilidade de exercer a autoridade, mesmo que o patriarcado fale o contrário.

E, ainda por cima, usar aquele símbolo para explicar o significado universal do arquétipo da autoridade, que é diferente do arquétipo do cuidar. Compreender aquilo é interessante, porque pelo mandato do patriarcado muitas mães tentam impor limites não através do arquétipo de Capricórnio (limite, estrutura, firmeza), senão de Câncer (cuidado, nutrição, proteção).

> [Autoridade] significa "capacidade de fazer crescer de modo reto". [...] Os latinos chamavam "auctor" a essa vara que prega-se para que as árvores cresçam retas. A árvore tem que crescer apontando para o Sol. O Sol, como iremos ver no seu momento, é um símbolo da identidade singular, da nossa essência pessoal. (BOSIA, 2017a, p. 65; tradução livre)

O limite é uma parede entre a nossa vontade e as demandas da realidade. E, justamente por isso, é sempre frustrante. Porém ele precisa ser firme (de outra forma não é um limite). Ainda por cima, mesmo que a criança se frustre porque não consegue realizar todos seus desejos, o limite é fundamental para estruturar a sua personalidade.

Através desse entendimento, muitas mães começam a colocar limites saudáveis aos filhos. Porém isso só é possível se o terapeuta se encontra em constante revisão a respeito de seus condicionamentos sociais. Caso contrário, ele ouvirá uma mãe que está tentando aprender a colocar limites, e ao invés de lhe ajudar nesse processo, possivelmente acabe — de modo mais ou menos consciente — fazendo com que esta não fuja do que socialmente entende por mãe.

Se o terapeuta se encontra, por exemplo, preso à narrativa do patriarcado — que diz que a mãe é suave, indireta e sempre acolhedora — em contraposição com a firmeza do pai, símbolo de autoridade, irá achar estranho o tom firme e direto que a mãe deve usar na hora de colocar um limite. Se isso acontecer, possivelmente este acabe sugerindo à agente que se encaixe na ideia que ele próprio tem da maternidade.

E, na verdade, o terapeuta teria que ajudar a agente a poder se libertar desses condicionamentos. E, inclusive, a atravessar as punições que irá viver quando transgredir a normatividade. Quando essas mães começam a exercer a sua autoridade com seus filhos, voltam contentes ao ver que os filhos as respeitam e, ao mesmo tempo, desconcertadas pelo tratamento que recebem de outros adultos de seu convívio.

É comum que os companheiros falem para elas frases como "você está perdendo a mão com eles", "você precisa ser mais acolhedora", "você precisa ser mais suave". Como elas estão exercendo um papel social diferente do que lhes foi atribuído, logo em seguida recebem uma punição social para que voltem a se encaixar na mãe patriarcal, que, submissa como Eva, não pode exercer a autoridade.

Essa mudança não se restringe aos filhos, mas ela começa a pôr limites em outros âmbitos da vida, nos quais antes cedia diante da vontade alheia. E aí recebe comentários da mãe do tipo "não lhe reconheço!

O que fizeram com a minha filha?". Quando uma mulher é direta e assertiva logo em seguida é tratada como "louca", algo que se remonta inclusive ao nascimento da histeria.

Como falamos anteriormente, desconstruir o ego é um processo difícil. Primeiro porque precisamos questionar uma verdade naturalizada (nesse caso, as construções a respeito da maternidade). Em segundo lugar, porque quando tentamos algo diferente, receberemos uma punição social.

Por isso é fundamental que uma pessoa que esteja conseguindo se questionar e ainda tentar algo diferente (lidando com a punição familiar e social) encontre um refúgio no consultório. Imaginem vocês o peso simbólico que pode ter para essa agente ser punida pelo próprio terapeuta?

Na sua tese de mestrado[57], a psicóloga Maiara de Souza Benedito observa que psicólogos brancos que atendem agentes negros acabam subestimando as experiências de racismo. Muitas vezes quando o agente narra ter sofrido racismo na escola, o analista fala em *bullying*. Já quando o agente negro se analisa com uma pessoa negra, essas experiências são compreendidas corretamente, ou seja, como produto dessa problemática.

Algum tempo atrás estava na Argentina conversando com uma amiga que me contava sobre a ansiedade que lhe gerava começar uma nova terapia. Por ser uma mulher gorda, os psicólogos a interpretam de acordo com o seu peso. Muitos deles expressaram abertamente que consideram o fato de ela estar ou não fazendo dieta um indicador de sua autoestima. Algum tempo depois, voltei a ouvir o mesmo relato de várias mulheres. E, finalmente, conversei a respeito com uma psicóloga argentina. Após muita reflexão, ela me confessou que secretamente considera que "uma mulher gorda não se cuida".

---

[57] BENEDITO, Maiara de Souza. *A relação entre Psicologia e Racismo:* as heranças da clínica psicológica. 2018. Dissertação (Mestrado em Psicologia) — Instituto de Psicologia da Universidade de São Paulo, São Paulo, 2018.

Se a gordofobia é um problema global, na Argentina atinge níveis gravíssimos. Estava jantando com amigos e familiares psicólogos quando expressei a minha preocupação com os preconceitos no consultório. Me responderam que o conceito de neutralidade evita essa questão.

A neutralidade é um recurso da psicologia — também presente nas ciências humanas — que deve ser usado pelo terapeuta diante da problemática do agente. Procuramos não misturar a nossa visão do mundo com a do agente, nem, muito menos, lhe impor a nossa agenda.

E, como bem veremos na próxima parte do livro, esse conceito é muito importante, porque de outra forma nos tornamos muito mais um amigo do que um terapeuta. Porém, isso ainda é insuficiente.

Comecei a prestar atenção nos comentários que os comensais faziam durante aquele jantar: "acho que vou pegar só um pouquinho desta sobremesa ou não vou caber na cadeira"; "que linda você está, você emagreceu?".

Os mesmos psicólogos que estavam naquele momento falando a respeito da neutralidade como resposta à problemática da gordofobia no consultório faziam piadas a respeito do tamanho de suas barrigas, sobre a necessidade de deixar o pão e começar a dieta. Mulheres e homens cis magros recortando as sobremesas em porções mínimas e outros que simplesmente as experimentaram só com uma colher.

Certamente, se tivessem percebido quão ridícula era a situação, teriam se contido. Porém são frases tão naturalizadas que saem da boca quase automaticamente. Se alguém oferece um prato, o comensal responde "Não! Basta, vou sair rolando!". E a mais recorrente de todas: "Que gordo!" se fala alguém a si mesmo, cada vez que pega um prato de alguma coisa. Quando questionados, dirão que são comentários inofensivos, uma bobeira, uma piada.

Já nos referindo especificamente à área espiritual, diante desse questionamento a respeito das narrativas sociais, ouvi de muitos terapeutas frases como "não mexo com essas questões, eu só trabalho com o espiritual". Isso, do meu ponto de vista, não faz sentido nenhum porque, em primeiro lugar, o próprio ego é um produto dessas construções sociais, porque o diálogo entre a alma e o ego não pode existir se negamos a importância do segundo.

Mas também porque as problemáticas do agente que recebemos no consultório estarão inevitavelmente atravessadas por questões sociais. Seja de um terapeuta que se concentra mais no aspecto simbólico (como o tarô), ou aquele que trabalha com o corpo (como o reiki). Como falamos anteriormente, tanto a identidade como o corpo de nosso agente estão marcados pela sua experiência no mundo.

A esse respeito tenho recebido no consultório mulheres que têm sofrido estupro, que expressavam culpa por sentir raiva. Muitas delas sentem que estão decepcionando os terapeutas holísticos que, diante daquela problemática, lhes aconselharam "vibrar amor" ou ainda "aceitar que tudo acontece por uma razão".

Pois bem, as altas taxas de estupro acontecem sim por uma razão: o patriarcado.

Pedir a uma pessoa que tem sofrido estupro que não sinta raiva é não só ingênuo como agressivo. Como aquela pessoa que teve o corpo violentado não iria se sentir injustiçada? Como não iria ter raiva por ter atravessado essa situação?

É necessário primeiro reconhecer que essa emoção existe para poder processá-la e não reprimi-la forçosamente. E, ainda por cima, é importante para aquela pessoa reconhecer que a raiva que sente está justificada pelo fato de que lhe aconteceu algo desagradável e injusto.

O ego não só afeta o agente num sentido individual, mas social, porque são as construções que se fazem no âmbito coletivo. E essas narrativas têm consequências concretas que podem ser observadas através de todo o tecido social. Estatisticamente, as mulheres têm uma probabilidade considerável de sofrer algum tipo de violência ao longo da vida[58]. Isso não pode ser botado na conta do Cosmos porque é um produto de algo que construímos socialmente. E, por-

---

[58] Disponível em: https://www.cnnbrasil.com.br/saude/oms-1-em-cada-3-mulheres-sofreu-violencia-fisica-ou-sexual-entre-2000-e-2018/. Acesso em: 4 jan. 2023.

tanto, precisamos nos fazer responsáveis no âmbito coletivo tanto pelas consequências quanto pelas mudanças.

Esse processo começa por reconhecer que as causas das dores dos agentes são, em grande parte, um produto de processos sociais.

Como veremos na próxima parte, o vínculo terapeuta-agente é muito especial porque o agente transfere um grande poder à palavra do terapeuta. Portanto, se as punições têm um peso no geral, pesam toneladas quando saem da boca do terapeuta. Por isso é muito importante evitar reproduzir os nossos preconceitos no consultório.

CONCLUSÃO
UM AGENTE DE MUDANÇA

O nosso trabalho é ajudar o agente a estabelecer um diálogo fluido entre a alma e o ego, podendo identificar os desejos genuínos dos mandatos sociais. Para isso, o terapeuta irá acompanhar o agente no processo por meio do qual, como o aguateiro, separa o que corresponde a uma expressão genuína da alma de crenças socialmente construídas que o agente naturalizou, a respeito de si e de outros.

É através desse questionamento que se abre um espaço de liberdade no qual o agente pode escolher quem quer ser, para além do que lhe ensinaram. Portanto, é condição para realizar o nosso trabalho de forma efetiva que consideremos o agente sempre um corpo inserido no mundo. Ou seja, a sua problemática estará inevitavelmente atravessada por questões sociais.

Porém ao mesmo tempo, o próprio terapeuta é também um sujeito construído pelo seu tempo histórico. E, por isso, este pode ser um agente de mudança, que ajude o agente a ser mais livre. Ou, então, um carcereiro que lhe impeça o passo quando tentar deixar a Torre.

A esse respeito há algumas questões que eu procuro me lembrar diariamente em cada consulta — e talvez possam servir ao leitor também.

Como o que nos condiciona vem de todos os lados, na forma de milhares de estímulos microscópicos e constantes, é preciso um trabalho cotidiano e permanente de questionamento incisivo.

Suspeitar do óbvio, questionar o que o agente defende como algo natural (e sobretudo, o que nós como terapeutas consideramos como natural), porque geralmente isso não é mais que uma construção social que naturalizamos como uma verdade.

Ter um especial cuidado com palavras como instinto, sagrado, natural, normal — e claro, seus opostos. Geralmente sob essas palavras se escondem as normas. E, se essas saem da nossa boca no consultório, há grandes probabilidades de que estejamos agindo de forma normativa.

Assumir que estamos sempre sendo construídos, porque a esse respeito não existe um ponto de chegada. Mesmo uma pessoa feminista carrega discursos machistas.

E se o normativo é sempre naturalizado, aqueles que usufruem dos privilégios dessas normas tendem a enxergá-las menos. Aqueles que se encontram no lugar de opressão sofrem cotidianamente as punições sociais que o resto ignora. E, justamente por isso, é necessário ler autores que tenham lugar de fala a respeito de cada processo social que permeia nossa sociedade (RIBEIRO, 2019). No que diz a respeito ao racismo, por exemplo, o ponto de vista dos pensadores negros é fundamental para entender o fenômeno.

Sendo que o sofrimento de nosso agente está sempre atravessado por relações sociais, é preciso reconhecer a sua dor, mesmo se tratando de uma que nos é alheia, no sentido de não tê-la vivido. Se uma pessoa gorda diz a um terapeuta não gordo que sofre gordofobia no médico, este deve escutar. E, posteriormente, ir se informar a respeito das estatísticas que espelham esse fenômeno e ler a respeito de autores que reflitam a respeito.

Considerando, ainda, que o nosso agente provavelmente se encontra atravessado por várias problemáticas em simultâneo (porque pertence a vários segmentos), caso seja uma pessoa gorda LGBTQIA+, é necessário procurar conhecer como esses dois segmentos se inter-relacionam (AKOTIRENE, 2019).

A neutralidade não basta. É necessário ler a respeito dos processos sociais que tecem tanto ao agente como a nós mesmos. E, na hora de ler, é importante procurar autores da área de ciências sociais. Porque se tem algo que podemos concluir é que o social tem entidade na hora de explicar ao sujeito. E, justamente por isso, é necessário ler aqueles que escrevem desde uma perspectiva social (e não só psicológica ou espiritual).

Uma das melhores formas de enxergar a moral da nossa época é através da punição. O sociólogo Harold Garfinkel se dedicava a infringir as normas em situações cotidianas (por exemplo, no ônibus) para observar quão punitiva era a reação das pessoas (GARFINKEL, 2018). Nós podemos fazer algo mais humilde e nos perguntar se fizéssemos algo diferente numa situação cotidiana. O que aconteceria?

No próprio consultório, a normatividade se apresenta de forma nítida cada vez que o nosso agente começa a trilhar seu caminho de autonomia, porque ele será imediatamente punido. E nós precisamos estar preparados para lhe alertar do que está por vir e ainda lhe acompanhar nesse heroico processo que está empreendendo[59].

Finalmente, como essas normas moram também no nosso inconsciente, na última parte do livro iremos conversar sobre como adentrar nessas águas profundas.

---

[59] Dependendo da norma que se transgride, é preciso alertar ao agente para que cuide de sua integridade física.

PARTE III: NAVEGANDO NAS ÁGUAS DO INCONSCIENTE

CAPÍTULO 8
ÁGUAS DA INFÂNCIA

Nesta última parte do livro gostaria de refletir sobre o particular vínculo que se estabelece entre o terapeuta e o agente. Dominar uma técnica — seja o tarô ou outra ferramenta holística — é diferente de ser um bom terapeuta.

Ser terapeuta implica se dispor a acompanhar alguém em seu processo de cura. Por isso, um tarólogo enfrenta desafios completamente diferentes ao fazer uma leitura para si mesmo, de quando ele decide usar o tarô como uma técnica para ajudar outra pessoa a atingir um bem-estar maior.

Ser terapeuta — independentemente se é um terapeuta holístico ou não — é um ofício *sui generis*. E, por isso, precisamos falar a respeito.

FEITA DE MATE, MORCEGOS E ABRAÇOS

Quando fecho os olhos e penso na minha infância, lembro dos anos 1980. Lembro da minha mãe e seu largo moletom branco com uma estampa em letra preta que não consigo ler.

As apostilas de psicologia em cima da mesa, o vapor do bule e o mate, fiel companheiro, sempre na mão. Ela estudava para o próximo exame e eu explorava um mundo de apostilas, mate e moletom.

A minha mãe e eu brincando com formas de madeira de psicanálise infantil, a minha versão de Lego.

Ela dirigia a *bike* pelas ruas de Haedo e eu sentada atrás, numa cadeira infantil de brinquedo que meu pai instalou, com cinto de segurança e tudo.

Lembro de abraços apertados e de lâminas de Rorschach[60] cuidadas com zelo e devoção (mas que eu tinha direito a manusear).

Lembro de morcegos e ursos pulando dos grossos cartões[61]; misteriosas manchas de tinta carregadas de significado oculto.

UM OCEANO INTEIRO: A PREMISSA

Se tem algo que eu sei, é que nós somos como um *iceberg*. A parte que flutua na superfície é ínfima em comparação com a imensidão que se esconde debaixo do nível do mar.

O nosso consciente é só a pontinha do que somos. Submergido nas profundas águas do inconsciente se esconde nossa maior parte.

O mais justo seria dizer que cada um de nós é um oceano inteiro, com seus *icebergs* gelados e suas marés quentes.

Para quem observa o mar da areia, o maior espetáculo que ele proporciona são as intrépidas ondas, batendo umas com as outras. A nossa atenção fica cativada pela água dançando ao ritmo do vento. Porém as ondas são só a tampa do oceano. Abaixo está o escuro silêncio, onde se esconde o maior mistério.

Essa é uma certeza que eu carrego desde criança, e nem sei quando aprendi. Uma premissa que — mesmo não dita em voz alta — esteve presente durante toda a minha criação.

A minha mãe é psicóloga e é certo que na minha casa se falava aquele idioma. Tanto que as minhas piadas e de meu irmão incluíam palavras como "Édipo".

---

[60] O teste de Rorschach (também conhecido como teste do borrão de tinta) é uma técnica de avaliação psicológica que consiste em dar respostas sobre com o que se parecem cartões com manchas de tinta simétricas. Em função da resposta, é possível compreender certos aspectos sobre a dinâmica psicológica do indivíduo.

[61] Morcego e urso são respostas habituais para dois cartões do teste de Rorschach.

Mas acredito que não tem tanto a ver com teoria, e sim com algo prático. Na verdade, menos tem a ver com algo que sei. É mais com aquela certeza de que sempre tem uma parte minha que eu desconheço.

O SNORKEL: A ATITUDE EXPLORADORA

A certeza de que somos um oceano necessita de uma atitude exploradora.

Eu aprendi — quase por osmose — que uma parte de mim não está à mostra nem a mim mesma. E, ainda por cima, que é justamente aquela parte que condiciona meu comportamento, as minhas escolhas e até os meus desejos.

Olhar para essa parte oculta não é só possível quanto necessário. Lá se escondem as causas que explicam por que eu sou como eu sou. E, sabendo que eu quero me conhecer, é preciso mergulhar nas águas profundas.

A minha mãe é dessas pessoas que enxerga o mundo através das lentes da psicologia. Ela analisa, desmembra, lê o que está implícito. E, como eu cresci com ela, aprendi ao mesmo tempo a ler textos e subtextos. Me foi ensinado um espanhol com legendas.

Foi isso que ela me deu: um *snorkel* para observar o oceano. Primeiro fui botando os pezinhos na água, segurando a mão dela. E no outro dia, surpreendi-me ao me ver submergida no profundo.

Aprendi a mergulhar dentro de mim com a mesma naturalidade que aprendi a amarrar o tênis. Fazia duas orelhinhas de coelho com os cadarços e brincava com as lâminas de Rorschach.

As crianças adoram brincar de descobrir tesouros escondidos. Para mim, a grande aventura sempre foi essa: pegar o *snorkel* e nadar na procura daquela parte minha que está submergida. Eu queria achar o tesouro escondido no fundo do inconsciente.

A VARA DE PESCA: A PERGUNTA

Essa curiosidade pelo oculto foi nutrida primeiramente através de jogos e, depois, de conversas. Um incondicional convite a refletir sobre o que estava me acontecendo, para que eu pudesse me entender.

A prática de fazer perguntas para emergir pedaços de mim que não estava enxergando e somar ao óbvio que está na superfície. Eu queria ver as partes que moram lá no profundo.

Questionar a razão que me fez agir de certa maneira; descobrir o que tem por trás de uma emoção; entender a crença que me levou a fazer certas escolhas.

A situação mais corriqueira sempre dava lugar a uma conversa cheia de perguntas que — como uma vara de pesca — desciam ao profundo e traziam de volta peixinhos de significado.

Se algo acontecia comigo, não importava o que fosse (se estava feliz, triste ou repreendida), em algum momento a minha mãe viria conversar comigo e me convidaria a refletir sobre o assunto.

O mais particular dessas conversas é que as respostas não eram tão importantes, mas as perguntas, sim. Não era tão importante para onde eu fosse navegar, mas que eu conseguisse enxergar as correntezas profundas e chegasse ao destino sem ter que passar a vida inteira dirigindo um barco em piloto automático.

Se faça perguntas. Essa foi a frase que me foi repetida até o cansaço.

Desde que aprendemos a andar, fortalecemos os músculos das coxas sem esforço, só pelo fato de mover as pernas de trás para frente a cada passo. O diálogo constante — e aquele tipo de diálogo especificamente — foi uma maneira de exercitar um músculo interno que me permite ir para fora e voltar para dentro, existir no mundo externo sem perder a conexão com o interno.

A natureza das perguntas é necessariamente exploratória. Quando nos questionamos, já estamos assumindo que existe uma parte de mistério, algo que desconhecemos. Caso contrário, para que perguntar?

O que me levou a agir daquela maneira? Por que me sinto assim? O que estou procurando? O que eu desejo?

Atrás dessas primeiras perguntas sempre virá primeiro uma resposta rápida que emerge rapidamente porque é consciente (mora na ponta do *iceberg*). Porém para essa resposta podemos fazer novas perguntas. E para as respostas que venham dessas últimas, podemos fazer ainda mais perguntas.

Cada pergunta é um mergulho mais profundo, uma maneira de revelar o significado inconsciente que se esconde atrás daquela primeira resposta consciente.

O PEIXE QUE A VARA PESCA: A RESPOSTA

A pergunta é uma vara de pesca: um método para caçar o invisível. Para aquele que não aceita a informação que fornece o consciente, a única opção é pegar a vara, jogar a linha e trazer o significado de dentro do mar.

Porém a gente nunca sabe o que vai pescar. Uma vez que a gente joga uma pergunta, não dá para saber qual resposta virá em troca.

Quando, por exemplo, eu acho uma contradição entre o discurso e minha ação, o que estou presenciando é um desentendimento entre duas partes minhas. Eu falo que quero fazer algo, mas faço o contrário.

Às vezes, a parte consciente se esforça para cumprir um certo mandato, mesmo quando este não tem a ver com o meu desejo. Outra parte minha boicota a minha ação.

As águas reprimidas pelo consciente encontram estratégias para alcançar a superfície. O ato de fazer perguntas é simplesmente procurar ouvi-las para que não tenham que se esforçar tanto.

Mas o que elas têm a dizer nem sempre é fácil de escutar. Se assim fosse não seria necessário reprimi-las. Ou, em outras palavras, não existiria aquela cisão entre o consciente e o inconsciente.

Esse diálogo interno tem me levado às vezes a descobrir que eu queria fazer algo que nada tem a ver com a expectativa que meus pais tinham. Outras vezes, me levou a enxergar uma característica em mim, que aprendi da minha mãe e não quero carregar comigo.

As respostas que retornam podem nos levar a trair a imagem que nossos pais têm de nós. Podemos concluir que, na verdade, não queremos ser advogado como papai, mas um artista plástico. E aí teremos que decidir entre o desejo de ser artista e a vontade de ter a aprovação do pai.

As respostas podem nos levar também a trair os padrões que não vêm da família, mas as normas que a nossa sociedade impõe. Uma mulher que não deseja ser mãe, mas, mesmo assim, carregou um carrinho de bebê na infância. As normas insistem em suas imposições.

Outras vezes, as respostas simplesmente nos mostram que não somos o que desejaríamos ser. É desagradável observar que dentro de nós mora o egoísmo ou qualquer outra emoção que entendemos como antiética.

A vara de pesca pode entrar nas águas profundas e trazer um bonito peixe dourado ou então o monstro do lago Ness. Não dá para saber que tipo de animal aquático vamos pescar.

Portanto, uma condição necessária dessa prática é a liberdade. Não é possível se conhecer mediante as perguntas se estamos censurando as respostas.

A minha criação inclui padrões familiares que ainda estou tentando desconstruir. E a relação com a minha mãe, longe de ser idílica, inclui desde simples desentendimentos até cenas de drama dignas de uma telenovela.

Porém agora que já andei um pouco com meus próprios pés e que posso observar a minha relação com ela de uma certa distância literal e simbólica, lhe agradeço que tenha me dado essa liberdade de mergulhar em mim, mesmo sabendo que isso traria como resultado escolhas que não necessariamente seriam as dela.

A questão com as perguntas é que observar as respostas pode ser difícil, e uma vez que elas emergem não é possível voltar a ignorá-las. Por isso, os recursos que permitem nos conhecer são também aqueles que afiançam nossa autonomia.

Quando criança, eu perguntei à minha mãe se havia monstros no armário e também sobre masturbação infantil. Se ela, em vez de estar aberta a escutar as minhas dúvidas, tivesse me respondido "menina boa não faz isso", eu provavelmente teria obedecido.

Os tabus são inimigos das perguntas.

Quando uma criança faz uma pergunta — qualquer uma que seja — e recebe um gesto de assombro ou desaprovação por parte dos pais, ela está recebendo uma resposta clara: disso não se fala.

Esse conteúdo silenciado não deixa de existir. Mas, igual a um barco afundado, se submerge no fundo de nosso oceano.

O PARQUINHO DOS MONSTROS: O ESPAÇO SEGURO

Quando tinha mais ou menos 6 anos me perdi na praia. Na verdade, foram meus pais que me perderam de vista. Eu passei aquelas horas tranquilamente sentada em cima de uma duna. Em um momento um senhor meio desesperado apareceu no meio de toda aquela areia para me avisar que estavam me procurando.

Quando desci, me encontrei com uma praia aplaudindo, meu pai chateado com os olhos abertos como duas melancias e a minha mãe chorando com o meu irmão nos braços. Aparentemente eu tinha sumido por um bom tempo. Quando meu pai me perguntou onde eu tinha ido, eu lhe disse: "Fui pensar".

O fato de saber que eu podia perguntar qualquer coisa sem medo da resposta, de alguma maneira me ajudou a criar um espaço seguro na minha psique. Um lugar onde eu posso conversar com meus animais aquáticos sem medo do que vou encontrar.

Para poder nos conhecer, temos que nos permitir mergulhar nos tabus. Deve ser possível nos perguntar sobre aquele sonho que ofenderia o autor do *Kama-Sutra*. Aquela atitude machista que jamais confessaríamos a uma amiga feminista. Aquelas misérias e pecados que não queremos reconhecer no espelho.

Isso não é desculpa para agir de forma antiética. É possível observar uma emoção desagradável e não agir em consequência. Mas de que adiantaria negá-la, se ela existe mesmo assim?

Se eu deixar de olhar para a realidade ela estará me esperando quando abrir os olhos. Posso, se quiser, deixar de ler o jornal. Mas não por isso as matérias deixaram de ser escritas. O mesmo acontece com a nossa realidade interior.

Há um ecossistema inteiro dentro de nós, com sua flora e fauna marinhas. Uma permanente interação entre nossos animais aquáticos que não vai deixar de existir simplesmente porque os negamos.

Quanto mais negamos aquelas partes nossas que não desejaríamos ter, menos podemos modificá-las.

Tudo o que acontece dentro de nós é material simbólico. São ingredientes para criar a nossa alquimia pessoal, para nos tornar quem queremos ser.

O arcano A Força é a carta do tarô que nos fala sobre essa questão. Uma mulher vestida elegantemente segura a boca de uma fera selvagem para poder observar as suas escuras entranhas. A mulher representa a cultura (a moral, o normativo), a fera representa a sua parte instintiva (uma emoção como a raiva ou um desejo proibido).

A mulher dessa carta não se encontra subjugada pela fera e nem a prendeu numa gaiola. Nós somos seres culturais e, portanto, não é possível satisfazer todos os impulsos da nossa fera selvagem porque se faz preciso considerar outros para poder conviver em sociedade. Mas, por outro lado, uma vida em completa obediência é uma vida cinza, desprovida de cores.

XI

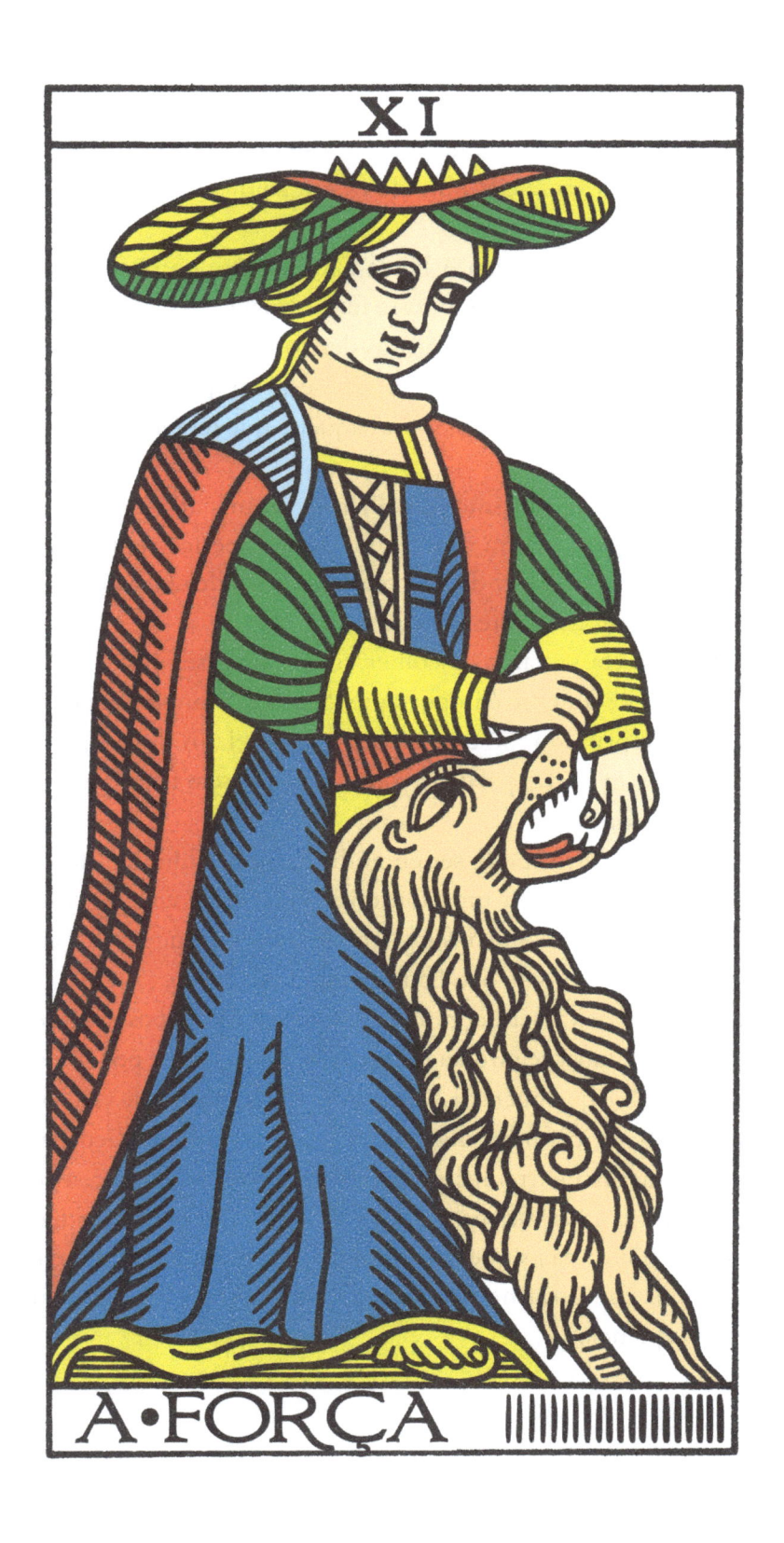

A·FORÇA

Por isso, a mulher escolhe encarar a sua fera selvagem. Ao invés de negar a sua existência, olha de frente para o mais profundo de suas entranhas.

Se esse arcano se chama A Força é justamente porque a fonte da nossa força não é outra que a nossa fera selvagem. Às vezes podemos nos dar permissão para viver nossos desejos mesmo quando eles são um tabu na nossa sociedade. E, de fato, é assim que a moral de uma sociedade vai se atualizando, graças àqueles que têm a coragem para fazer algo inesperado.

Outras vezes nós mesmos escolhemos renunciar a algumas vontades, porque vão contra o que consideramos ético. Por exemplo, uma mulher percebe que deseja o companheiro de outra amiga, mas decide não fazer nada a respeito.

Não importa se vamos escolher viver esse desejo ou não, reconhecê-lo honestamente é importante. Se a fera é presa numa gaiola, o desejo é reprimido. Se conversarmos com ela, o desejo pode ser sublimado. Em outras palavras, a norma e o desejo negociam e chegam a um acordo.

No tarô, A Força pode ser entendida como a libido: a fonte de nosso desejo é também uma fonte inesgotável de energia sexual e criativa. As vontades que nos puxam são o motor que nos faz andar. Sem elas, simplesmente não há razão para estar vivo.

Para poder nos fazer perguntas, sem medo das respostas, é necessário criar um lugar seguro na psique. Um espaço onde podemos nos perguntar sobre qualquer coisa, sem medo da resposta que vier à tona.

Podemos ter o sonho mais aterrador, mas quando acordamos sabemos que não corremos perigo porque aquilo aconteceu só no mundo onírico. Da mesma maneira, podemos nos permitir ter um espaço simbólico na psique, ao passo que, mesmo quando acordados, consigamos conversar honestamente com as nossas feras sem medo das consequências.

Um lugar livre de julgamentos, onde podemos nos permitir conversar com as nossas feras, mesmo que possam trair a imagem que temos de nós mesmos. Aquela ideia de que somos bons amigos, bons namorados, bons vizinhos.

Em poucas palavras, é necessário construir um parquinho onde os nossos monstros possam brincar com liberdade.

O INSTRUTOR DE MERGULHO: O CARÁTER EXPLORATÓRIO DO TERAPEUTA

A prática do diálogo me levou a criar um espaço seguro na minha psique onde posso me fazer perguntas sem medo das respostas. Um lugar para checar comigo mesma se realmente estou indo aonde quero ou se o medo está me levando para outro destino.

Porém sozinha só se pode chegar até um certo nível. Em alguns momentos é preciso mergulhar milhares de metros de profundidade. O inconsciente não é só o que não enxergamos de nós, mas o que não podemos enxergar sozinhos.

Quando o que precisamos é chegar mesmo no fundo do mar, necessitamos de um outro.

Porém aquela figura não pode ser a nossa mãe, nem um amigo, nem um parceiro. Mergulhar nas nossas águas traz conteúdos que, às vezes, é difícil de reconhecer no espelho. Menos ainda, podemos conversar sobre essas questões com aquelas pessoas com quem temos um vínculo pessoal.

Aí se faz necessária a presença de um terapeuta, alguém com quem você pode falar livremente sem medo de ofender, ferir e nem apavorar.

Como instrutor de mergulho, o terapeuta saberá nos guiar por nossas águas mais profundas para nos levar até o lugar onde se encontram nossos animais internos mais selvagens e, então, observá-los em seu hábitat natural.

Lembro-me de que quando chegaram as lâminas de Rorschach à minha casa, minha mãe estava feliz como uma criança abrindo os presentes de Natal. Ela teve que guardar dinheiro por um tempo para conseguir comprá-las. Mesmo assim, até com essas lâminas ela me deixava brincar. Porém nunca me deixou nem chegar perto do armário onde guardava as pastas com as notas dos agentes.

Centenas de pastas preenchidas com confidências, que ela guardava zelosamente. Cada uma representa um oceano particular, com seus bichos exóticos e mares.

Se o espaço terapêutico não cumpre rigorosamente certos requisitos, ele simplesmente deixa de ser relevante. O objetivo desse espaço é observar o oculto e transformá-lo.

Deve ser um espaço que garanta a possibilidade de que o agente possa falar de qualquer coisa. Especialmente aquelas que ele sentiria vergonha de compartilhar em qualquer outro lugar. A terapia se trata justamente de mergulhar nas águas inconscientes para poder conhecer os animais que moram lá.

Procuramos conhecer o que se esconde em nós porque através desse processo nos transformamos. Aqueles elementos internos que estavam agindo de forma oculta — boicotando o nosso andar — passam agora a andar de mãos dadas com a gente.

Por isso é tão importante conversar sobre a ética no espaço terapêutico. Se as condições não estão dadas para que possamos mergulhar e conhecer as nossas próprias feras, a transmutação não poderá acontecer.

Conhecer nossos animais selvagens é imprescindível para a cura. E, para isso, devemos confiar no terapeuta como alguém que saberá nos levar até eles, alguém que irá guardar zelosamente aqueles tesouros simbólicos que tenhamos descoberto. Numa palavra, cedemos ao terapeuta um lugar de saber e confiança que são condições para que a terapia tenha o caráter exploratório necessário.

A DIREÇÃO DO BARCO:
O TERAPEUTA QUE NOS LEVA AO DESTINO

Se o caráter exploratório da terapia é fundamental, é também necessária uma certa direção. O processo terapêutico permite uma grande liberdade para que o agente possa descobrir o que se esconde. Por outro lado, o terapeuta não deixa o agente boiando no mar sem direção. Com sua bússola na mão, sabe a direção que o barco deve tomar para chegar a um bom porto.

Se o agente se dá o árduo trabalho de conhecer os animais internos, mesmo quando esse processo pode trazer dor e vergonha, é porque espera que aquilo ajude a destravar o que lhe aflige.

Mesmo quando a autodescoberta é valiosa em si mesma, o agente geralmente chega ao consultório não só para se conhecer, mas também conseguir resolver aqueles condicionamentos que impedem o seu bem-estar. Em outras palavras, o trabalho do terapeuta é ajudar o agente a resolver o motivo que lhe trouxe ao consultório em primeiro lugar.

O terapeuta e o agente navegam juntos nas águas inconscientes deste último. Mas é o terapeuta quem dirige o barco. Conhecedor de marés e céus, sabe quando é preciso erguer a vela para capturar o vento e quando, pelo contrário, é preciso diminuir a velocidade de propulsão.

O terapeuta trabalha com os conteúdos simbólicos conscientes, aqueles que trazem as ondas do mar. Com aqueles pré-conscientes, que a vara de pesca trouxe de volta. E, finalmente, com os animais selvagens que — com o agente — vieram do fundo do mar. Ambos dão sentido àquela fauna aquática para conseguir elaborá-la. E, finalmente, com tudo aquilo a bordo do barco, navegam até o porto final: a resolução do motivo de consulta.

O nosso inconsciente é aquela parte de nós mesmos que não conseguimos observar nem muito menos conduzir sozinhos. Por isso, é nesse quesito em que nos sentimos cegos que o papel do terapeuta é fundamental.

É preciso que o agente deposite confiança no terapeuta — e este honre essa confiança.

A terapia não funciona adequadamente se, por exemplo, o terapeuta for amigo do pai do agente e decide orientá-lo segundo as coordenadas familiares. Ou então se o próprio terapeuta — tendo criado expectativas sobre a vida do agente — decide levá-lo ao destino que ele acha mais adequado.

O agente confia que o terapeuta não só saberá dirigir o barco como vai conseguir levá-lo ao destino (e não a outro lugar!).

CAPÍTULO 9
AS ÁGUAS QUE O TERAPEUTA NAVEGA

ÁGUA: O MATERIAL DE TRABALHO DO TERAPEUTA

Mesmo que o terapeuta seja uma ótima pessoa, carregada de boas intenções, também precisa seguir certos critérios dentro do consultório que lhe permitam realizar um trabalho ético. Isso porque todas as pessoas no mundo têm uma casa 8 no mapa astral.

Sempre achei curioso o fato de essa casa ser tão controversa. Nem astrólogos nem consulentes gostam da casa da vergonha. Se fala dela bem baixinho, em sussurros. Se lhe dedicam olhos de assombro e um tom amedrontado. Ela é tão temida quanto abominada.

Porém merece a nossa atenção. Dentre outras coisas, porque o terapeuta — seja astrólogo, constelador familiar ou psicólogo — lida com ela.

O mapa astral tem doze casas que consideram todos os âmbitos que a nossa existência percorre nesta terra. Cada casa é um cenário da vida diferente, um lugar que habitamos num momento ou outro. Assim as descreve Bosia: "As casas, em termos gerais, simbolizam os distintos âmbitos em que a vida se desenvolve. Poderia se dizer também que são os diferentes cenários nos quais se representam o drama e a comédia da existência" (BOSIA, 2017a, p. 66; tradução livre).

Por isso, o terapeuta lida com o zodíaco inteiro: com todas as situações que atingem o agente. Porém as casas de água são especialmente importantes no âmbito terapêutico porque elas representam tanto as emoções quanto o inconsciente.

Assim como a água, o que se encontra nessas casas pode ser penetrado, mas não abrangido em sua totalidade. Escorregadia, a água foge de nossos dedos assim que tentamos pegá-la com as mãos. Nas palavras de Bosia:

> A água simboliza as emoções, o mundo emocional, com toda a sua instabilidade. As emoções, como a água, só podem adquirir uma forma e, portanto, se precisar um pouco, quando são contidas por algo que tenha a natureza da Terra, ou quando impregnam algo que lhes dê certa substancialidade: o corpo de uma pessoa por exemplo. (BOSIA, 2017a, p. 89; tradução livre)

Por isso, as casas de água representam o nosso campo emocional. As emoções são subjetivas. Podemos tentar explicar um sentimento, mas só quem tem sentido aquilo sabe. Como explicar o amor que se sente por um filho? Como explicar a paixão a alguém que nunca se apaixonou? Bosia reflete sobre isso no seguinte parágrafo:

> Em si mesma, a água já é vaga, porque não tem forma própria, mas assume a forma do corpo que ela permeia, ou do recipiente que a contém, e isto é essencial para a água, portanto também é essencial para os sentimentos. Nas emoções há certas indicações, certas sensações, então se diz: isto é amor ou isto é ódio. Mas quem sabe o que é isso, porque a forma dessa emoção dependerá do corpo que está impregnado por ela; ou seja, do corpo de quem a está sentindo! Em cada caso, a forma será diferente, porque cada pessoa é diferente [...] por isso, acontece que os sentimentos são muito difíceis, se não mesmo impossíveis de entender conceitualmente. (BOSIA, 2017a, p. 89-90; tradução livre)

As emoções são tão inalcançáveis que os conceitos e as definições do dicionário nunca lhe fazem justiça: usamos poemas e canções para tentar expressar o que sentimos. "A emoção não se pode definir. Até à emoção só se chega pela emoção. Se conhece a emoção, emocionando-se" (BOSIA, 2017a, p. 90; tradução livre).

Das três casas de água, a doze é a mais misteriosa de todas: um oceano tão vasto quanto inabarcável. Não é coincidência que represente tanto o inconsciente como o místico: não é só a última casa de água, mas a última casa do mapa astral. E, por isso, é a nossa parte mais inacessível. Bosia descreve a casa doze da seguinte forma:

> A psicanálise e outras escolas derivadas desta nos dizem que o inconsciente em boa parte determina as nossas condutas para além de nosso controle consciente. Alguns o pensam como um reservatório de imagens, tanto pessoais como coletivas, carregadas de emoção, por isso operam por si mesmas e nos movem. Todas essas imagens carregadas de história, das que somos herdeiros e que têm passado ao esquecimento, fazem parte da casa 12. Também todas as imagens que povoam o imaginário coletivo de nossa comunidade e inclusive da humanidade em seu conjunto correspondem à casa 12; é um reservatório gigantesco e indefinido. (BOSIA, 2017a, p. 70; tradução livre)

A favorita dos terapeutas é a moradia dos nossos sonhos e o espaço que todo psicanalista deseja acessar; canal para se abrir ao místico, é o lugar ao que todo tarólogo recorre. Para Bosia, se trata da casa mais misteriosa:

> A casa doze é provavelmente a mais misteriosa, já que se refere a tudo o que não depende da nossa vontade nem da nossa consciência singular, mas que, não obstante, nos atravessa essencialmente. O que há lá é como uma mensagem que levamos colada nas costas, é tão nossa como o que há em qualquer outra casa, mas captá-la implica um árduo trabalho. (BOSIA, 2017a, p. 69-70; tradução livre)

O psicanalista nos pede que contemos os nossos sonhos para conseguir interpretar os símbolos que neles se escondem. O tarólogo abre o baralho para que o consulente escolha as cartas que irão trazer mensagens de seu inconsciente. Nesse sentido, para Bosia essa casa só é acessível quando baixamos as defesas do ego:

> O conteúdo da casa doze geralmente nos resulta acessível só através de sonhos e também da maioria dos estados alterados de consciência. [...] já que implicam baixar as defesas do ego, o que nos deixa expostos à arca sem fundo da memória ancestral. (BOSIA, 2017a, p. 73-74; tradução livre)

O conteúdo dessa casa prescinde literalidade e lógica. Às vezes sonhamos com o rosto de uma pessoa que na verdade é outra. As cenas não respeitam a temporalidade sucessiva. Os eventos são mais inverossímeis que qualquer filme de ficção científica.

E, mesmo assim, o sonho está carregado de significados que são relevantes para nós. Sabemos que há uma mensagem oculta a ser ouvida, porque acordamos impactados e emocionalmente mexidos por uma cena.

O mesmo acontece com as cartas de tarô ou qualquer outra técnica que usamos para entrar em contato com o inconsciente. As cartas sempre fazem sentido para o consulente. Elas contam uma história que sincronicamente coincide com o que a pessoa está experienciando naquele momento de sua vida.

Mas uma tiragem nunca pode ser interpretada literalmente. As cartas não podem nos dizer se, por exemplo, você conheceu um homem careca de 47 anos na semana passada. Em troca, elas nos trazem mensagens escondidas em símbolos. O arcano A Papisa, por exemplo, nos fala sobre receptividade, intuição e contemplação.

Tanto os sonhos quanto as cartas precisam de interpretação simbólica, porque são mensagens do inconsciente. E este último é misterioso demais para usar a óbvia literalidade.

A casa doze — assim como o próprio inconsciente que ela hospeda — é, por natureza, impossível de conceitualizar. Não podemos lê-la de maneira literal, racional e nem lógica. Não segue as nossas regras, mas as próprias. Nunca podemos abrangê-la por completo porque é a mesmíssima totalidade. Inclusive, para Bosia, é nessa casa onde nos conectamos com o Cosmos:

> A chave da casa doze é que nos permite agir como um canal, como uma ponte entre o arquetípico [...] e o humano [...]. Falando miticamente, podemos dizer que a qualidade dessa casa é aquela que nos permite escutar a mensagem dos deuses. (BOSIA, 2017a, p. 78; tradução livre)

E mesmo que a casa doze seja o Santo Graal do terapeuta, a casa 4 e a 8 têm muito a nos dizer. Essas últimas não só são mais acessíveis como são a chave para interpretar as mensagens de todas as casas.

Usamos a casa 4 com frequência porque lá moram as nossas raízes e podemos conhecer elementos a respeito da dinâmica familiar na qual o agente cresceu. Por isso, para Bosia essa casa permite responder às seguintes perguntas:

> que qualidades têm a matriz emocional de um agente? Como este vive as suas emoções? Que tipo de coisas e pessoas têm carregado com um sentimento positivo e tende a incluir na sua vida e que tipo de coisas e pessoas tendea rejeitar?. (BOSIA, 2017a, p. 4; tradução livre)

As primeiras demonstrações de afeto que a criança recebe da família ficam carimbadas no inconsciente e permanecem lá até a vida adulta. Essa casa nos diz como foi a família de uma pessoa. De que forma lhe foi dado o carinho e o cuidado por parte de seus pais. E, por isso, nos diz também como essa mesma pessoa hoje lida com as emoções. Nas palavras de Bosia:

> Na casa 4 também podemos ler a qualidade da história da família [...] Nos primeiros anos, nossa sensibilidade emocional toma forma pela primeira vez e é isso que a casa 4 basicamente descreve: Como reagimos emocionalmente? A que reagimos? O que "move" nossos sentimentos ("emoção" vem do movimento)? Indica também, naturalmente, como era o clima para a criança, como era a família da criança nos primeiros anos de vida. (BOSIA, 2017a, p. 4; tradução livre)

Independentemente da técnica, essa casa é amplamente usada no espaço terapêutico, porque muitos de nossos padrões de comportamento têm a sua raiz na nossa criação. Aquela foi a nossa primeira experiência de amor e temos a tendência a procurar reproduzi-la como adultos. Para Bosia, trata-se da base emocional da personalidade: "Na casa 4 estão os elementos emocionais que funcionam como o chão para constituir a personalidade, algo como os cimentos dessa construção" (BOSIA, 2017a, p. 5; tradução livre).

Entre a casa 4 e a 12, está a casa 8. A casa doze é a parte mais profunda da psique, só acessível mediante sonhos, atos falidos, cartas de tarô (entre outros). A casa 4 é tão mais acessível que o próprio agente pode descrever — pelo menos em parte — a família que lhe criou.

A casa 8 poderia ser equivalente ao pré-consciente (LAPLANCHE; PONTALIS, 2001). Não mora na superfície como as ondas do mar nem no fundo do oceano. Mora num lugar intermediário: abaixo do nível do mar, mas com pouca profundidade.

Nessa casa mora tudo o que está oculto. E, especialmente, tudo o que queremos ocultar. Moradia do proibido, de emoções como o ciúme, a inveja, a competitividade, o egoísmo. Para Bosia, a casa dos tabus guarda a nossa secreta vontade de nos converter em quem já somos em potência:

> Voltando à casa 8, digamos que ela também simboliza uma primeira camada do invisível, do oculto. Mas é um invisível

que se vislumbra no visível, que se esconde no visível. Há muitas maneiras de se falar de invisibilidade. Por exemplo: há o não representativo, o que temos vergonha de mostrar, também o reprimido, tudo o que guardamos no segredo de nossa interioridade. Mas há também o que está escondido de nós mesmos, o inconsciente. Quando pensamos nesse nível de oculto, entendemos que vergonha ou culpa são sentimentos típicos da casa 8. (BOSIA, 2017a, p. 40; tradução livre)

E se essa casa não é completamente inconsciente como a casa 12, é justamente porque reflete uma luta interna. É a casa das negações (LAPLANCHE; PONTALIS, 2001). Uma parte nossa está tão decidida a negar a existência daquilo em nós que é tabu, que chega inclusive a esconder isso para nós mesmos.

E, por isso, o conteúdo da casa 8 se revela através das contradições. A pessoa diz algo lindo de sua amiga, mas usa um tom que revela certa competição. Ela diz que o seu casamento está bem, mas responde de forma evasiva perante qualquer pergunta sobre o tema. Ela diz que quer fazer alguma coisa, mas faz o contrário.

As contradições no discurso do próprio agente deixam à vista o que se esconde. É como se aquela parte reprimida estivesse dando pulinhos para chegar à superfície.

Se ao observar aquela contradição no discurso do agente o terapeuta lhe devolver uma pergunta incômoda (como por que você quer x e faz y?), permite ao agente refletir sobre o paradoxo. E logo depois emergem novas perguntas que são hipóteses, que buscam a causa da própria contradição: Será que de fato você quer x, mas se boicota por insegurança? Ou será que você diz que quer x, mas na verdade não quer?

A casa doze não só é inconsciente para o agente, como também para o terapeuta. Para acessar, precisamos de ferramentas específicas: análise de sonhos, tarô etc. A casa 8 é acessível para o terapeuta e o agente através da dinâmica que se dá na relação terapêutica.

A condição é que o terapeuta não se apresse para ter soluções no início da sessão, que não force uma conclusão só para ter respostas rápidas. É necessário praticar uma escuta ativa com o agente para deixar que o oculto possa emergir. Ter uma atitude de detetive e procurar descobrir o que se esconde no discurso.

Revelar o conteúdo dessa casa é incômodo e dolorido, ninguém gosta de reconhecer o que se nega. É, porém, para Bosia, também dessa forma como nos transformamos:

> Forma é o que se vê, e como a casa 8 se refere ao que é "além" (= trans) do que se vê, então a forma externa que é percebida é vista como secundária e passível de ser destruída. O visível, visto da casa 8, é uma concha e essa concha é o que pode ser destruída para alcançar algo mais profundo e vital [...] Mas depois de uma primeira etapa que é pura destruição, surge uma segunda faceta do processo de transformação, que é a construção; isto é: a revelação de uma outra forma, e este segundo momento também faz parte dos assuntos da casa 8, embora muitas vezes seja esquecido. (BOSIA, 2017a, p. 45; tradução livre)

A CASA 8 DO AGENTE

A casa 8 do agente é fundamental no processo terapêutico por duas razões: a primeira, é que nela acontece a transformação. A segunda, é que a casa é o nosso guia entre o consciente e inconsciente.

O agente chega ao consultório sempre com um problema, pois foi isso que o fez marcar a sessão e, geralmente, traz junto as suas hipóteses a respeito. Algum tempo atrás recebi uma escritora que queria se consultar a respeito de sua falta de criatividade.

Escutando-a narrar um dia de trabalho, percebo que tem muitas ideias criativas. Ao mesmo tempo, uma voz interna censura cada nova criação sob o argumento de não ser original ou interessante o suficiente. As ideias brotam, mas são eliminadas mesmo antes de que possam ser votadas no papel.

A questão não parece ser a falta de criatividade, mas uma excessiva cobrança por atingir certos padrões. Aquela voz interna parece uma ordem que vem lhe lembrar o que é esperado dela no âmbito profissional e se vincula à função de autoridade. Depois lhe pergunto a respeito de sua família e ela me conta que seu pai é um reconhecido dramaturgo e, inclusive, usualmente critica duramente o que ela escreve.

Naquele momento na consulta ainda não tínhamos mergulhado na casa 12. Não falamos de sonhos, nem eventos sincrônicos, nem abrimos o tarô.

Nesse momento, pergunto se tem algum sintoma físico (entendendo como mensagens do inconsciente). E, de fato, apresenta sintomas na boca do estômago, vinculado com o terceiro chakra, responsável pela nossa percepção de valor pessoal (nossa cobrança). E também na garganta, onde se situa o quinto chakra, relacionado à nossa expressão.

Em contraposição, não apresenta nenhum sintoma nos chakras vinculados à criatividade e às ideias. Porque, de fato, as ideias criativas surgem. A questão é que a baixa autoestima acaba interferindo na possibilidade de expressá-las.

No final da sessão, abrimos um tarô e a tiragem volta a confirmar aquela hipótese, assim como traz possíveis caminhos para resolvê-la.

O inconsciente é misterioso e subjetivo. É preciso fazer um mergulho profundo para achar o tesouro que se esconde no barco pirata. O consciente, às vezes, não só não nos dá as coordenadas, como nos envia na direção oposta. É através do pré-consciente que obtemos direções para chegar ao inconsciente.

Desde o discurso manifesto, a agente narra que o problema é a falta de criatividade. Se eu tivesse ficado com aquela ideia, teria aberto um tarô para compreender como desabrochar o criativo. Porém a própria pergunta estaria errada porque a questão não era a falta de criatividade, mas o excesso de cobrança e a desvalorização.

A atitude do detetive nos leva a questionar o aparente, a rasgar as formas ditas para achar aquilo essencial que se esconde da simples vista. Foi isso que nos permitiu chegar até a real pergunta que precisamos fazer ao tarô: Como fazer para materializar as ideias criativas?

Para poder de fato mergulhar na casa doze é necessário primeiro levar a bússola da casa 8. A casa 8 mostra aquilo oculto no discurso. E é isso o que nos guia durante a consulta.

Através da casa 8 fomos, inclusive, até a casa 4. Observando que o motivo de consulta não é a criatividade, mas a censura dessa criatividade, traçamos uma hipótese que nos levou a perguntar pelo pai.

Finalmente, trouxemos ferramentas para mergulhar na casa 12, ao final da sessão. Essas ferramentas nos permitiriam confirmar a hipótese e fornecer valiosíssimas informações adicionais. Mas não teríamos chegado lá se não tivéssemos passado antes pela casa 8.

A casa 8 é a mais temida da astrologia, quando, na verdade, teria que ser a mais familiar. Ou pelo menos tão familiar quanto a 4 e a 12, sendo que nós trabalhamos com as três casas. A casa 8 é a bússola que orienta a consulta, o guia que nos permite revelar o que o consciente reprime para depois poder entrar no inconsciente entendendo exatamente o que procurar naquela imensidão.

Se entende agora por que a casa 8 é tanto a casa da vergonha quanto a casa da transformação:

> Agora, quando coisas reprimidas, esquecidas, escondidas, invisíveis, ou coisas que nem sabíamos que existiam, vêm à luz, há inevitavelmente uma transformação. Quando tal conteúdo vem à tona e é percebido, a estrutura anterior não pode mais ser sustentada.
> Este é um dos significados de "transformar" que é um conceito específico da casa 8. (BOSIA, 2017a, p. 42; tradução livre)

Sem a casa 8 não tem evolução. Assim é a importância dela no processo terapêutico.

Por que a casa dos tabus é um tabu?

Se a casa 8 é tão importante no processo terapêutico, então por que é tão temida? Por que todo mundo gosta de falar de sonhos e cartas de tarô, mas quase ninguém menciona a coitada da casa 8? Ironicamente, existe um tabu quando se trata justamente da casa que lida com os tabus.

A casa 8 guarda tudo o que nos dá vergonha sobre nós mesmos. Portanto, é normal que não gostemos de mencioná-la. Se existisse a possibilidade, muitos iriam optar por um mapa astral que pule direto da casa 7 para a casa 9, omitindo a 8 por completo.

Quando o agente chega no consultório, ele está tomando a corajosa decisão de encarar essa casa. Está disposto a mergulhar nas suas contradições e, com nossa ajuda, começa a revelar o que se esconde no seu discurso.

Por isso, seria hipócrita de nossa parte como terapeutas pedir ao agente para reconhecer as suas vergonhas e negar as nossas. Do meu ponto de vista, qualquer pessoa que se chame a si mesmo terapeuta precisa tomar a decisão de ser um intrépido mergulhador nas próprias águas escandalosas.

A CASA 8 DO TERAPEUTA

Mas há uma segunda razão pela qual é importante que o terapeuta entre em contato com sua casa 8. Assim como a casa 8 do agente é aquela que possibilita a transformação que ele tanto procura, a casa 8 do terapeuta pode criar um obstáculo no processo terapêutico e não só impedir a cura como causar novas feridas no agente.

Devido ao mesmíssimo caráter oculto da casa 8, tudo o que mora lá possui um mecanismo particular. Quanto mais nós tentamos esconder o conteúdo dessa casa, mais ele luta para aparecer mediante a elaboradas estratégias inconscientes.

Justamente por essa razão, o conteúdo oculto do terapeuta pode se deslizar numa sessão de terapia sem que ele o perceba.

Nenhum ser humano se encontra isento das armadilhas da casa 8, não só porque todos temos essa casa no mapa, mas também porque o mecanismo dela não é consciente e, portanto, está fora do controle do terapeuta.

Esse é um desafio que todos os terapeutas compartilham e que não depende das qualificações, nem da experiência, nem da ética. Pelo simples fato de o terapeuta ser humano, há uma parte de si mesmo da qual não tem controle e pode, portanto, interferir durante a sessão.

Mas por que seria um problema os conteúdos da casa 8 do terapeuta aparecerem durante uma sessão?

É um erro exigir que ele não tenha emoções negativas. Isso seria como pedir que deixe de ser humano. Porém é possível pedir a esse terapeuta — justamente pelo fato de se saber humano — que tenha na mão um conjunto de boas práticas que lhe ajude a guiar seu ofício.

Certos parâmetros éticos podem ser favoráveis em qualquer profissão, mas isso é especialmente valioso no caso dos terapeutas, pelas características particulares do espaço terapêutico. O terapeuta lida com um agente que chega no consultório num estado de vulnerabilidade e ainda escolhe depositar no terapeuta uma grande quantidade de confiança.

Quando uma palavra sai da boca do terapeuta, esta deve ter como objetivo a cura do agente. Qualquer outra coisa seria trair a sua confiança.

Vamos dizer que um terapeuta vai jantar na casa de sua amiga, também terapeuta. Mesmo quando ele nega aquilo para si mesmo, em algum lugar sabe que tem ciúmes do sucesso profissional de sua amiga. Durante o jantar, a amiga conta que sua carreira está ganhando ainda mais reconhecimento, pois agora foi chamada para dar aulas numa instituição. Na hora de responder, ele quer expressar os seus parabéns, mas o ciúme escondido na casa 8 aparece inadvertidamente. Então ele diz: "Parabéns, mas você gosta mesmo daquela instituição que te chamou para dar aulas? Eu não daria aulas naquele lugar..."

Essa situação aconteceu no âmbito privado do terapeuta, o que não nos diz nada sobre como aquela pessoa exerce seu ofício. Mas o que aconteceria se a mesma situação tivesse se desenvolvido no âmbito terapêutico? Vamos dizer que esse terapeuta é constelador familiar e chega à sessão uma agente que vem a constelar com ele, mas que algum tempo atrás teve uma incrível experiência constelando com aquela mesma amiga dele. A agente narra a experiência com alegria e, nesse momento, os ciúmes do terapeuta lhe traem e ele diz: "Conheço bem aquela consteladora, ela é uma querida, mas é bem iniciante. O que vocês conversaram não é correto. Agora nós vamos viver uma verdadeira constelação".

Mesmo quando estamos falando do mesmo terapeuta com ciúmes da mesma amiga, existe uma diferença fundamental entre os dois casos. Nesse segundo exemplo, o terapeuta está deixando que sua competitividade afete a sua agente. Porque mesmo quando só tinha como objetivo desvalorizar a sua amiga, acabou também diminuindo o processo de autoconhecimento de seu agente. A agente, que confia na voz autorizada daquele terapeuta, pode até começar a duvidar das próprias descobertas que fez na constelação anterior, mesmo tendo sido tão significativas para ela.

Todos nós podemos ter ciúmes de nossa amiga, porque todos temos casa 8. E pelo próprio funcionamento desta, ninguém pode falar com total certeza que o ciúme não irá aparecer quando menos se espera. Se algum terapeuta disse "algo similar não poderia acontecer comigo", está cometendo a arrogância de negar a sua humanidade.

É exatamente por isso que é necessário ter parâmetros que guiem a nossa ação. Boas práticas que sirvam como um critério para avaliar as nossas intervenções no consultório, que nos ajudem a evitar que o conteúdo da nossa casa 8 acabe prejudicando o nosso agente.

Mas primeiro precisamos refletir sobre o que implica ser um terapeuta e sobre as particularidades do vínculo do terapeuta com o agente.

CAPÍTULO 10
A VOCAÇÃO DE TERAPEUTA

SER TERAPEUTA, UMA VOCAÇÃO *PER SE*

Entendemos por terapeuta aquela pessoa que, através da aplicação de certos procedimentos, busca incrementar a qualidade de vida de alguém.

Disso se desprendem duas considerações básicas: se o objetivo do terapeuta é o bem-estar do agente, esse é o único critério que o terapeuta deve utilizar. Qualquer intervenção no consultório que seja contrária a esse critério implica necessariamente que o terapeuta não está realizando o trabalho que lhe foi encomendado. E, se para conseguir esse objetivo o terapeuta usa certos procedimentos, então ele precisa ter um profundo domínio deles. De outra maneira, ele não conseguirá chegar ao seu objetivo, que é a cura do agente.

Em poucas palavras, o terapeuta necessita privilegiar sempre a finalidade de seu trabalho — a cura — e deve ter domínio do meio para atingi-la (as técnicas holísticas).

Há também uma terceira consideração que se desprende dessa definição: o trabalho do terapeuta envolve outra pessoa. Por isso é necessário também investigar as particularidades da relação terapeuta-agente. Isso nos ajudará a entender melhor qual deve ser a postura do terapeuta a respeito de seu agente (e como ela difere daquela que tem, por exemplo, com um amigo ou um aluno).

O domínio da técnica

Viver a técnica na pele

Se a ferramenta de trabalho do terapeuta são as técnicas holísticas, então se faz necessário que o terapeuta as domine profundamente. Isso implica conhecer as técnicas tanto do ponto de vista teórico como prático.

Se o terapeuta deve conhecer a aplicação prática das técnicas antes de começar a atender agentes, a única maneira de fazê-lo é através da experiência pessoal. Ou seja, sendo primeiro o agente para só depois ser o terapeuta.

Se o terapeuta decidisse estudar só a teoria e logo começasse a atender, estaria completamente despreparado para fazer um bom atendimento. Ser agente antes de ser terapeuta garante que este se familiarize com as técnicas de forma prática antes de começar a atender. Mas, além disso, é através da experiência pessoal que o terapeuta se convence da efetividade do que recomenda.

Como um terapeuta ayurvédico poderia pedir a um agente que confie nele para tratar um sintoma físico, sendo que ele mesmo nunca tratou seus sintomas com esses procedimentos?

Parte da integridade do terapeuta está no fato de que ele está completamente convencido da efetividade do tratamento. E, para isso, ele mesmo deve ter passado pela experiência de transmutar estados de sofrimento através daquelas técnicas.

Inclusive, é a própria experiência prática como agente que ajudará essa pessoa a escolher as escolas e os professores onde irá estudar a teoria. Uma técnica pode ser muito efetiva, mas há escolas que orientam os alunos de forma séria e aprofundada e outras não. E mesmo dentro daquelas que são sérias, há muitas variantes a escolher, tanto no que diz respeito ao estilo do professor quanto à própria proposta teórica da escola.

O processo por meio do qual alguém vira terapeuta deve ser orgânico. É o resultado de uma busca pessoal pela própria cura. E, por isso, o terapeuta é necessariamente o primeiro agente.

Muitos dos terapeutas que conheço começaram a sua jornada dessa forma. Primeiro, a pessoa faz um mapa astral por curiosidade e encontra no método um meio para se entender. No ano seguinte, repete a experiência com outro astrólogo e, depois, com outros. Se aproxima de diferentes escolas, cada uma com um marco teórico diferente.

Quando finalmente decide estudar astrologia profissionalmente, a pessoa se encontra convencida tanto da eficácia da astrologia como da linha teórica da escola e o estilo do professor, porque é através disso que tem conseguido se conhecer e atingir um grau mais alto de bem-estar.

Porém também escuto com frequência o contrário: um agente faz uma consulta e se encanta pelo que acontece durante o processo terapêutico, mas decide não continuar o tratamento — nem começar nenhum outro — e, em troca, faz um curso sobre aquela técnica e começa a atender agentes.

O que leva alguém a tomar essa decisão? Com certeza não está convencido de que aquilo funciona, porque não fez o tratamento e não tem como ser testemunha dos resultados. Pode ser alguém que conscientemente escolhe ser negligente. Porém mais frequentemente eu vejo o caso de uma pessoa que está tentando não só convencer aos demais como a si mesma. Por exemplo, ela quer resolver de forma imediata a sua confusão vocacional e lhe atraem os temas holísticos. Soma 2+2=4 e diz a si mesma: Agora sou terapeuta floral, resolvido!

Mergulhar nas próprias águas primeiro

Isso nos leva a outra razão — talvez a mais importante — que explica a necessidade de o terapeuta ser agente primeiro. Nesse exemplo que demos, o agente não sabe se sua vocação é a de terapeuta, porque a própria necessidade de resolver a questão logo o tem impedido de descobrir. Esse tipo de mecanismo inconsciente é uma amostra da casa 8 tecendo a nossa ação no mundo!

Através de seu próprio processo terapêutico o agente poderia começar a entender por que tem tanta pressa e também encontrar o seu verdadeiro chamado (que pode ser o de terapeuta ou outro).

O enfoque holístico analisa os fenômenos que ocorrem com o ser humano como um todo indivisível. Tudo o que acontece com o agente (em âmbito físico, comportamental etc.) é material simbólico que nos fala a respeito das causas de sua dor.

Quando um agente está em sofrimento, ele se encontra dividido. Conscientemente, ele quer uma coisa (por exemplo, formar uma família), mas inconscientemente procura outra (por exemplo, pessoas indisponíveis). Os sintomas são entendidos da mesma maneira. Por exemplo, uma pessoa com sintomas de estresse pode querer continuar trabalhando, mas seu corpo necessita descansar.

Trata-se sempre de um debate interno entre partes de nós mesmos. O terapeuta ajuda a observar essa contradição interna e conseguir uma integração. Por isso, as terapias holísticas procuram sempre harmonia no sentido de um equilíbrio interno e uma relação orgânica com o meio.

Às terapias holísticas damos também o nome de terapias integrativas, porque o arquétipo do terapeuta ajuda o agente a descobrir onde ele se encontra dividido (ao invés de integrado). E através da observação dessas contradições, o agente pode conseguir um estado de maior unidade.

Por isso, quando nos referimos às terapias holísticas, o processo de autoconhecimento é também um processo de cura. Quando um astrólogo lê o mapa astral para outra pessoa, este está lhe ajudando a conhecer partes de si mesmo, para que o agente tenha a possibilidade de integrá-las.

Por isso, para que um terapeuta possa acompanhar alguém em seu processo de cura, entende-se que ele mesmo deve ter conseguido um certo grau de harmonia interna. Adicionalmente, se compreende que o terapeuta tenha atingido um certo treinamento para observar as contradições do agente, por ter dedicado um bom tempo a observar as próprias.

De nenhuma maneira isso significa que o terapeuta tenha atingido a perfeição, já que esse estado é impossível. E, inclusive, o terapeuta experiente sabe que sempre necessitará de seu próprio espaço terapêutico.

Também não significa que o terapeuta esteja um degrau acima de seu agente. Ele não se converte em terapeuta por ser um exemplo de humanidade, mas sim porque conta com ferramentas para ajudar outro com sua cura.

O terapeuta não é mais do que o agente, nem deve se comparar a ele. Ser terapeuta não é ensinar com o exemplo, no sentido de ser um modelo que o agente deve imitar.

Mas, então, de qual credencial ele necessita?

Quando um terapeuta diz a um agente "confie e me dê a mão, vamos caminhar juntos do sofrimento até a cura", ele se baseia primeiro na sua própria experiência como agente.

Quando ele se compara — não com outras pessoas — com a versão de si mesmo de 5 ou 10 anos atrás, ele está melhor. Ele pode afirmar que a terapia funciona, porque ele mesmo tem conseguido avanços a respeito de suas próprias questões.

Nesse sentido, se aplica também o conceito do holístico ou integrativo: o terapeuta deve estar hoje mais integrado do que uma década atrás.

Por último, também se refere a um nível mínimo de integração. Voltando ao exemplo de pessoas que não passam pela experiência de ser agente e logo começam a ser terapeutas, se incluem casos de profundo desequilíbrio.

Se o terapeuta está lutando por causa de um alcoolismo, dificilmente poderá ajudar outra pessoa. Simplesmente porque quem está nessa batalha interna necessita depositar toda a sua energia primeiro em si mesmo. E, dificilmente, sobra o suficiente para ajudar outros.

Em outras palavras, antes de colocar a mão no leme do barco de alguém para juntos atravessarem as águas de seu inconsciente, o terapeuta precisa garantir que seu próprio barco não esteja afundando. Depois de conseguir um certo equilíbrio interno, ele pode ajudar outros. Mesmo sabendo que seu barco não anda em piloto automático e que ele mesmo passará por águas mais calmas e outras mais turbulentas.

Ler livros de navios e navegar em águas familiares

Aquela pessoa que está fazendo terapia e está comprometida com sua própria cura muitas vezes procura formas autônomas de se aprofundar em si mesmo. Os próprios conteúdos que vão saindo na terapia ou técnicas que são aplicadas lhe motivam a continuar seu mergulho em casa.

Por exemplo, o agente vai se consultar com um tarólogo e se sente atraído pelo tarô. Então começa a abrir as cartas para si mesmo. Após algum tempo, começa a relacionar aspectos do dia a dia com o que as cartas vão lhe sugerindo. Entre uma sessão de terapia e outra, o agente, longe de se encontrar passivo, está ativamente trabalhando na sua cura através dessas leituras em casa.

Após alguns anos, ele tem uma relação íntima e duradoura com o baralho e pode ser que decida se tornar terapeuta. Mas pode ser também que descubra a sua vocação nas artes visuais e crie um baralho. Ou talvez vá desenhar algo que nada tem a ver com o tarô, mas mantenha o hábito de abrir o tarô diariamente.

A decisão de ser terapeuta não depende de quanto a pessoa domine a técnica, mas de ter a vontade de acompanhar alguém em seu processo de cura.

Se o agente nesse processo descobre que, além de gostar de abrir tarô, quer ser terapeuta, então começará a estudar de forma mais aprofundada. Já não é suficiente saber fazer uma leitura iniciante ou com uma aproximação intuitiva. Possivelmente, a própria curiosidade o leve a querer se adentrar em livros e baralhos para descobrir o núcleo de significados desses símbolos milenares. Ou, então, um senso de responsabilidade interno lhe avisará que é preciso estudar antes de abrir o tarô para outras pessoas.

Posteriormente, se encontra quase de forma espontânea abrindo tarô para amigos. Isso lhe permite conhecer o tarô ainda mais e aprender a diferença entre interpretar as cartas com respeito à sua própria experiência e de interpretá-las para compreender a vivência de outras pessoas.

Por último, começa a praticar também o que implica ser terapeuta, que já nada tem a ver com a técnica e, sim, com o próprio vínculo. Descobre que cada pessoa reage de maneira diferente quando ele comunica o significado da mesma carta e aprende a lidar com a ansiedade de quem procura uma resposta rápida etc.

Finalmente, aquela pessoa começa a abrir tarô para os agentes. Mas só depois de: 1) ser agente; 2) criar uma relação íntima e pessoal com o baralho, abrindo tarô em casa; 3) estudar profundamente a teoria; 4) abrir tarô para amigos, familiares e, posteriormente, a desconhecidos, mas sendo supervisionado por seus professores.

Antes de sair para conquistar inóspitas marés é bom nadar primeiro em águas familiares. Os amigos podem ser uma maneira descompromissada de praticar o que implica interpretar um tarô para alguém que se encontra cheio de medos, ansiedades e angústias.

E eles também dão ao terapeuta a possibilidade de ter um domínio maior da técnica, porque cada pessoa traz problemas singulares e isso permite ao tarólogo aprender a interpretar a mesma carta em contextos diferentes. Isso é especialmente importante no caso de técnicas que envolvem um tratamento de sintomas (como os florais, a ayurveda etc.), já que o agente, através de sua experiência pessoal, conhece a aplicação prática de seu biotipo, seus sintomas físicos e emocionais. Mas tratando amigos e familiares, pode aprender de forma prática a tratar casos completamente diferentes.

Ser aluno, mesmo já sendo professor

O nosso trabalho não termina com o domínio da técnica. É uma aprendizagem constante na qual estamos sempre nos aperfeiçoando.

Mas, da mesma forma que é comum ouvir sobre pessoas que viraram terapeutas da noite para o dia sem ter domínio da técnica nem ter sido agentes de sua cura, é comum escutar de terapeutas experientes "eu já não preciso estudar", como se já não tivessem mais nada para aprender.

Mesmo um mestre pode aprender muito com colegas que atendam outro perfil de agentes (por exemplo, pessoas de outra faixa etária) ou que tenham outro enfoque no consultório.

A verdade é que é impossível saber absolutamente tudo de algum tema. Sempre há alguém que sabe mais do que nós, ou, pelo menos, alguém que sabe algo diferente. Portanto, quando escuto esse tipo de atitude de um terapeuta, penso logo na casa 8. Ou seja, há algum mecanismo inconsciente que impede aquela pessoa de reconhecer as questões que desconhece. Talvez se sinta desconfortável no lugar de aluno ou se convenceu de que é o mestre dos mestres. Seja qual for o motivo, é um assunto para que o terapeuta revise na sua própria terapia.

Se o terapeuta deixa de aprender, quem se prejudica é o agente. Quando um agente confia em nós para navegar juntos o barco de seu inconsciente, isso não significa que nós devemos lhe provar (e nos provar) que sabemos tudo.

Se o terapeuta se convencer de que sabe tudo, vai acabar sendo negligente com seu agente. Porque ele não tem como saber tudo. E, quando for ao encontro de um desafio (um sintoma que nunca tratou, um caso difícil etc.), em vez de pedir ajuda, acabará recomendando tratamentos ineficazes.

Se o agente confia em nós terapeutas em seu processo de cura, a nossa responsabilidade não é saber tudo, e sim conhecer os limites de nosso saber. Dessa forma, poderemos nos focar em complementar o que não sabemos e oferecer ao agente o melhor atendimento possível.

Vamos dizer que um astrólogo percebe durante uma leitura de mapa astral que a sua interpretação não bate com a vivência do agente. Se, nesse caso, o terapeuta escreve para seu professor, este último poderá lhe explicar, por exemplo, que a anomalia identificada pelo terapeuta é, na verdade, uma variação típica. Ou, inclusive, que se trata de um erro do terapeuta ao interpretar o mapa (ele devia considerar certa dinâmica entre os planetas etc.). E, por último, pode acontecer de o próprio professor não conseguir explicar a razão e então este se torne um caso de estudo.

Em qualquer um dos três casos, o terapeuta terá não só aprendido algo novo como poderá realizar uma leitura muito mais eficaz.

É ainda mais importante quando estamos falando no tratamento de sintomas físicos e emocionais com medicina alternativa. Diante de um caso novo, ter a possibilidade de escrever ao professor ou a outros colegas para compreender como eles têm tratado aquela doença se torna fundamental. Nada — exceto a arrogância do terapeuta — justifica uma atitude pioneira quando o caso é novidade para ele, mas conhecido por outros profissionais da mesma área.

Esse conceito de aprendizagem constante e a colaboração entre profissionais é comum também na área da psicologia, em que se usa o conceito de supervisão[62]. O psicólogo tem consultas com outro psicólogo para conversar sobre um caso. A supervisão não é utilizada só por psicólogos iniciantes, mas também por psicólogos experientes que querem consultar um especialista em determinada patologia. Ou, também, um psicólogo experiente que procura uma segunda opinião quando se trata de casos desafiadores.

As boas-vindas a outros navegantes

Aquele terapeuta que se posiciona como o dono da verdade frequentemente procura também monopolizar a cura. E, geralmente, são terapeutas tanto experientes como renomados em suas áreas.

Como agente, muitas vezes tenho me encontrado com terapeutas que rivalizam com outros. Por exemplo, tem acontecido de meu psicólogo desconsiderar aquelas descobertas feitas em terapias holísticas. O trabalho do terapeuta é interpretar os conteúdos que são significativos para o agente, independentemente destes serem válidos

---

[62] Supervisão: análise conduzida por um analista em formação e da qual presta contas periodicamente a um analista experimentado que o guia na compreensão e direção do tratamento e o ajuda a tomar consciência da sua contratransferência [...]. Em: LAPLANCHE, Jean; PONTALIS, Jean-Bertrand Lefebvre. *Vocabulário da Psicanálise*. São Paulo: Editora Martins Fontes, 2001. p. 388.

para o psicólogo! A meu ver, ele se sentiu ameaçado ao não ser a única fonte de *insights* de sua agente.

Também aconteceu de contar à minha terapeuta floral que ia começar a psicanálise e ela diretamente me sugerir que não começasse o tratamento, com o argumento de que não era necessário nada mais do que os nossos encontros.

Assim também poderia trazer muitos outros exemplos, tanto de terapeutas alternativos que negam a importância da medicina tradicional e de médicos que negam a relevância do enfoque holístico. Por último, é muito comum também terapeutas que rivalizam durante a sessão com outros profissionais ou técnicas da mesma área. Por exemplo, a terapeuta de reiki reage mal quando um agente faz uma constelação familiar.

O domínio da técnica implica também conhecer seus limites, para então poder dar boas-vindas a outras disciplinas que consigam complementar o que a nossa técnica não pode entregar.

Esses exemplos tratam de terapeutas que têm deixado que sua casa 8 interfiram durante a sessão. Quando o terapeuta fica refém de sua onipotência, tenta se autoconvencer de que sua técnica é todo-poderosa também. Nada impede que um agente possa complementar uma terapia holística com outra. E, inclusive, ele pode se beneficiar muito do resultado.

Como terapeuta, observei algo que se repete naqueles agentes que não tinham tido muitas experiências de autoconhecimento prévio ao nosso tratamento. No início, o agente geralmente se encontra um pouco resistente. Ele reluta em falar sobre alguns temas ou então esquece de realizar alguns exercícios simples (como caminhar todos os dias).

À medida que o tratamento avança, ele começa a enxergar os resultados positivos no seu dia a dia (por exemplo, se percebe menos apático). Nesse momento, ele nota os benefícios do autoconhecimento como um todo. Então, não só se encontra mais disposto em nossas sessões como também, gradualmente, começa a procurar complementos para o nosso tratamento. Por exemplo, ele começa a fazer psicanálise ou um tratamento de medicina chinesa. É comum também que o agente procure formas autônomas (por exemplo, se autoaplica reiki).

Quando o agente me conta que está fazendo outro tratamento simultaneamente, eu não sinto aquilo como uma amostra da ineficácia da terapia ou de meu papel como terapeuta. Pelo contrário, considero aquilo uma conquista. O agente se encontra mais comprometido com sua própria cura.

Geralmente, os convido a compartilhar os achados nas outras terapias, para que os *insights* e os tratamentos possam dialogar e se complementar. E vejo que os enfoques holísticos, longe de serem contraditórios, são sincrônicos. Por exemplo, as formas de interpretar certo sintoma pela medicina ayurveda dialoga com o entendimento da medicina chinesa.

Também acredito que é muito enriquecedor quando aquela pessoa traz os *insights* de um mapa astral que fez com outro astrólogo de outra escola de pensamento. Já que cada enfoque geralmente usa diferentes analogias para explicar a mesma questão e o agente vai conseguindo compreender seu mapa cada vez mais — e melhor.

É muito comum também que as pessoas que fazem análise cheguem ao consultório com um entendimento profundo a respeito do mecanismo lunar no mapa astral. Usualmente, quando você diz a uma pessoa com a Lua em Escorpião que ela tende a ser controladora e ela não fez terapia anteriormente, acaba relutando com a ideia. Enquanto a que fez tem mais clareza sobre o funcionamento desse mecanismo.

E assim como há exemplos de terapeutas que rivalizam com outros, também há os casos contrários. Muitos agentes chegam ao consultório porque o próprio psicólogo lhes sugeriu que complementassem a terapia com florais, na busca de uma alternativa natural que possibilite ao agente sair de um estado de tristeza. Alguns agentes chegam inclusive com bilhetes dos psicólogos (por exemplo, solicitando uma fórmula para tratar um comportamento de controle excessivo). Há também psiquiatras que estão tratando o agente com psicofármacos e não só não se opõem ao floral, mas incentivam o agente a continuar o tratamento em simultâneo.

Por outro lado, quando se trata de casos psiquiátricos graves considero que há uma responsabilidade maior do terapeuta holístico com respeito ao enfoque multidisciplinar.

Muitas vezes chegam agentes ao consultório que tomam psicofármacos. É importante sugerir ao agente que mantenha contato com o seu psiquiatra. E se está considerando fazer qualquer mudança na medicação, reforçar a importância de não decidir aquilo sozinho, mas com seu médico.

Geralmente, os terapeutas holísticos não são fanáticos pelo uso excessivo de medicamentos e preferimos as opções naturais. Mas é necessário ter algumas considerações a respeito, com o objetivo de manter o bem-estar do agente.

Se o agente já está tomando uma medicação alopática, a retirada desta deve ser supervisionada por um psiquiatra. Isso por várias razões. Mesmo se o agente estiver pronto para deixar a medicação, geralmente isso deve ser feito de forma gradual para evitar um efeito rebote, que levaria o agente a uma crise emocional.

Há também a possibilidade de que o agente queira diminuir a dose por sua conta, mas ainda não esteja pronto. Por último, há muitas doenças psiquiátricas graves, na qual o psicofármaco é necessário para garantir a qualidade de vida do agente. Por exemplo, quando o transtorno obsessivo compulsivo é grave, o agente pode chegar à exaustão de tanto repetir o mesmo movimento com as mãos. Em casos de psicose, o agente poderia ter condutas autolesivas ou ferir outras pessoas, produto de um surto psicótico. A depressão profunda pode levar o agente a tentativas de suicídio.

Não é responsabilidade do terapeuta holístico dominar a psiquiatria. Mas é sim sua responsabilidade compreender que não a domina. E sugerir — inclusive vigorosamente — que o agente não interrompa um tratamento psiquiátrico sozinho simplesmente porque está se sentindo melhor.

No que diz respeito a sintomas físicos, é importante sugerir ao agente que faça uma consulta médica. Dessa forma, ele receberá o tratamento mais completo possível, incluindo homeopatia e alopatia. É importante também que o terapeuta se certifique de que aquelas tinturas de plantas com as quais trabalha não tenham contraindicações médicas. Para isso, o terapeuta não precisa se tornar um farmacêutico. Basta trabalhar com compostos que estejam regulados e aprovados pelo órgão estatal correspondente.

Finalmente, mesmo quando as tinturas não têm contraindicações e, portanto, não interferem no tratamento alopático, eu usualmente sugiro ao agente compartilhar a bula com o seu médico.

Como Amit Goswami (2006) propõe, não se trata de escolher entre a medicina alopática e a holística, mas de integrar as duas.

No meu ponto de vista, perceber a necessidade de um profissional de outra área não é uma prova da ineficácia de meu enfoque, mas da minha seriedade como profissional.

Quanto mais complexo é um sintoma, maior o sofrimento do nosso agente e, portanto, também é maior a responsabilidade do terapeuta. Este, se realmente está procurando o bem-estar de seu agente, deve procurar que ele conte com o melhor time interdisciplinar possível.

O vínculo terapêutico

Dominar a técnica é fundamental, mas é suficiente? Um bom tarólogo é por definição um bom terapeuta? Alguém pode ter uma grande compreensão do tarô, e ainda assim não fazer um bom trabalho como terapeuta. Isso porque a presença de um outro (o agente) traz desafios que vão muito além da técnica e tem a ver simplesmente com vínculo *sui generis* que se estabelece entre o terapeuta e o agente.

Como Laplanche e Pontalis explicam, o conceito de transferência se utiliza para explicar as particularidades da relação terapêutica: "A Transferência é] o conjunto dos fenômenos que constituem a relação do paciente com o psicanalista [...]" (LAPLANCHE; PONTALIS, 2001, p. 515).

A voz autorizada da cura

A transferência faz referência à autoridade que o terapeuta tem com respeito ao agente: "[...] a transferência, agindo como sugestão, conferia ao analista uma autoridade privilegiada" (LAPLANCHE; PONTALIS, 2001, p. 520).

Podemos entender que o agente defere ao terapeuta autoridade em dois sentidos. Em primeiro lugar, o situa no lugar de saber. Entende que o terapeuta é uma voz autorizada na área em que ele trabalha. Por exemplo, o agente considera que o terapeuta sabe o bastante sobre florais para tomar aquelas tinturas que este lhe indica.

Mas o agente também considera o terapeuta uma autoridade a respeito de seu processo de cura. Por isso, quando o terapeuta fala, o agente escuta e leva em consideração as suas palavras. Porque ele entende que o terapeuta não só sabe do que está falando como também irá lhe orientar em prol de seu bem-estar.

É preciso entender a gravidade de um terapeuta aconselhar um agente usando qualquer critério que não tenha a ver com a sua cura. Além de o terapeuta estar agindo contrariamente à finalidade de seu trabalho, ele também está traindo a confiança depositada pelo agente. E, por último e talvez mais importante, é que como o agente confere ao terapeuta uma autoridade, as suas palavras têm um peso grande nos ouvidos do agente.

Quando um terapeuta — refém de sua própria insegurança — diz ao agente para não ir ao psicólogo ou questiona, por exemplo, o processo de constelação familiar, o agente pode começar a duvidar dos *insights* obtidos simplesmente porque confia na voz de seu terapeuta. Pode até desistir de continuar o processo terapêutico com aquele outro profissional, quando na verdade estava lhe fazendo bem.

Nesse exemplo, o terapeuta rivaliza para não compartilhar a sua autoridade com outros terapeutas. E, nesse processo, abusa de seu poder. Isso porque o agente confia no aconselhamento do terapeuta e, pensando em seu bem-estar, não irá suspeitar que, na verdade, aquele conselho se encontra tingido pelas inseguranças do terapeuta.

A confiança na voz do terapeuta é uma condição básica para que a relação terapêutica possa acontecer. Quem iria a um terapeuta se pensasse que ele não vai lhe orientar em prol de seu bem-estar? A responsabilidade de lidar adequadamente com esse depósito de confiança por parte do agente é puramente do terapeuta.

Outro exemplo em que o terapeuta acaba agindo de forma negligente é quando recomenda mais sessões simplesmente porque tem que pagar os boletos do mês e não porque o agente esteja realmente necessitando.

Há também o caso da taróloga que inclui sua agenda romântica nas orientações das cartas. Ela se sente imediatamente atraída por um agente que quer abrir um tarô para perguntar sobre seu relacionamento amoroso. A tiragem de tarô não indica que o casal deva se separar. A taróloga repete o que as cartas dizem, mas ela também alterna a leitura das cartas com comentários como "veja bem... eu acho que você deveria procurar alguém que tenha mais a ver com você, sabe?"

Ela termina a sessão convencida de que agiu de forma ética, porque não tergiversou a mensagem das cartas. Porém o agente — que confia na palavra da terapeuta — saiu convencido de que deveria se separar, mesmo quando a leitura não indicava isso.

Esse é um dos motivos de ser tão importante que o terapeuta continue fazendo terapia, para que observe os conteúdos de sua casa 8. Ser terapeuta implica ter uma voz autorizada com respeito ao processo de cura de alguém e isso é uma grande responsabilidade. As palavras do terapeuta têm um efeito na vida do agente.

O terapeuta precisa estar ciente a todo momento de que o que sai de sua boca tem um único objetivo: o bem-estar do agente. Suas palavras não podem ser tingidas por motivações egoístas, mesmo quando estas não sejam totalmente conscientes.

Porém há casos graves de abuso da autoridade. Um dos exemplos são os casos de abuso sexual que, lamentavelmente, são tão frequentes na área holística.

Nas denúncias das vítimas há uma narrativa que se repete frequentemente. O terapeuta coage a agente lhe dizendo que, se não aceitar ter relações, não vai se curar. Há exemplos em que o terapeuta fala da importância da relação sexual para curar traumas sexuais da agente. E se ela reluta com a proposta, o terapeuta põe a responsabilidade na própria agente, lhe dizendo que rejeita a possibilidade de se curar. Ou então, que ela não é suficientemente evoluída espiritualmente. Em outros casos, o terapeuta que canaliza entidades espirituais argumenta que a demanda provém da própria entidade e não dele. E que, portanto, se ela não concordar, haverá consequências mágicas negativas.

Muitas vezes o terapeuta trabalha com grupos e convida a agente a uma sessão privada. Tanto para o grupo como para a agente, aquilo é percebido inicialmente com um grande privilégio. Porque a autoridade escolheu esta mulher dentro do grupo.

Estes são talvez os casos mais sérios de abuso de poder por parte do terapeuta. Sabendo de sua autoridade, usa a cura como barganha para se aproveitar da agente.

Há também instituições terapêuticas (escolas holísticas etc.) que convencem os agentes de investimentos financeiros que nada têm a ver com a sua cura, e sim com um objetivo ambicioso da instituição.

Esses casos (de assédio sexual e fraude) em que o terapeuta (ou a instituição) procura conscientemente enganar seu agente são incomparavelmente mais graves que o resto dos exemplos tratados aqui. Porém nos serve para observar todos os potenciais problemas do vínculo terapêutico.

O aspecto afetivo

A transferência[63] não faz alusão somente à autoridade do terapeuta, mas a um aspecto ainda mais complicado: o afetivo.

A um médico alopata também é deferida uma autoridade a respeito da cura do agente. Porém diferente deste último, que se dedica ao corpo físico do agente, o terapeuta se adentra na psique. E, por isso, como o próprio Freud explica, a transferência envolve sobretudo um aspecto emocional: se estabelece uma relação afetiva especial do paciente com o terapeuta que varia desde o mais carinhoso abandono até a hostilidade mais tenaz (FREUD, 1973).

A palavra transferência se refere justamente ao processo pelo qual o agente transfere afetos ao terapeuta. O psicanalista Otto Fenichel o explica neste parágrafo:

> O paciente entende mal o presente em função do passado; e, então, em vez de recordar o passado, esforça-se sem reconhecer a natureza da forma por que atua, por reviver o passado e vivê-lo mais satisfatoriamente do que viveu na infância. Ele "transfere" para o presente atitudes passadas. (FENICHEL, 1981, p. 25)

Como Bleger explica, isso não quer dizer que o agente tem desenvolvido afeto pelo terapeuta, são afetos desenvolvidos no passado transferidos ao terapeuta no presente.

---

[63] A transferência não é exclusiva da psicanálise porque considera, inclusive, que existe fora do consultório. Porém como o próprio Braier assinala, ela toma uma intensidade maior como resultado da própria psicanálise (questões como o divã colaboram nesse sentido). É possível, então, considerar que nas terapias holísticas a transferência tenha um caráter menos intenso. Porém seria interessante estudar também qual é o efeito do "mágico" que fornece o holístico. Se, por um lado, o vínculo pode ser menos intenso, mais breve e informal que o psicanalítico, por outro é possível que a intensidade também aumenta por que o agente presencia a experiência espiritual no consultório (por exemplo, na sincronicidade das cartas). E que isso lhe faça transferir ao terapeuta afetos relacionados com aquela experiência "mágica".

> [A transferência] refere-se à atualização, na entrevista, de sentimentos, atitudes e condutas inconscientes, por parte do entrevistado, que correspondem a modelos que este estabeleceu no curso do desenvolvimento, especialmente na relação interpessoal com seu meio familiar. (BLEGER, 2003, p. 21)

As expressões de afeto que o agente pode demonstrar ao terapeuta não podem ser igualadas àqueles afetos que o terapeuta recebe por parte de um amigo ou de um namorado.

A chave para compreender essa questão está na própria palavra *transferência*: o agente transfere afetos ao terapeuta, portanto esses afetos não foram originados por este último. Se o agente fala "te amo", isso não quer dizer que o terapeuta tenha gerado aquele sentimento no agente. Pelo contrário, esse sentimento foi originado no passado, em outro vínculo, e o agente simplesmente transfere aquilo ao terapeuta no presente.

Por que o agente iria transferir ao terapeuta sentimentos tão intensos como amor, ódio, rivalidade e até erotismo? Porque, diferentemente de outros vínculos, o vínculo entre terapeuta e agente se adentra nas profundezas da psique. O professor de inglês e seu aluno falam de questões concretas como a gramática. O terapeuta, ao contrário, tem por trabalho cutucar o agente para fazer emergir o conteúdo que habita no inconsciente. Porém esse material simbólico não vem sozinho, mas junto de afetos que moram lá também.

Outro ponto de extrema importância é o fato de que esses afetos que o agente transfere ao terapeuta são de caráter inconsciente. Pelo que — como explica Bleger — o agente não tem controle sobre eles! "Integram a parte irracional ou inconsciente da conduta e constituem aspectos não controlados pelo paciente" (BLEGER, 2003, p. 22).

A esse respeito, é comum ouvir casos de relações sexuais ou românticas entre terapeuta e agente. Muitas vezes os terapeutas se convencem de que se trata de um vínculo saudável, porque a relação foi consensual. Às vezes, inclusive, afirmam que foi a agente quem lhes seduziu e eles simplesmente responderam.

Porém como o vínculo pode ser consensual se o agente não tem nem consciência nem controle dos afetos transferidos ao terapeuta?

Além disso, considerando que os afetos que o agente sente não foram originados pelo terapeuta, mas transferidos a este, se entende que o terapeuta não teria que responder a esses afetos. Em outras palavras, se o terapeuta escuta "te amo", ele não deve entender que o agente realmente está apaixonado e começar um vínculo romântico. Ele teria que se abster, sabendo que esses afetos não são equiparáveis àqueles que acontecem fora do consultório. Nesse sentido, podemos dizer que não são afetos reais.

Por último, como falamos anteriormente, o agente transfere autoridade ao terapeuta. O próprio vínculo terapeuta-agente já implica uma assimetria que impossibilita a paridade que caracteriza as relações românticas. Ao mesmo tempo que o agente se encontra num lugar de grande vulnerabilidade, falando de suas dores e defeitos, o terapeuta — além de estar posicionado num lugar de autoridade — tem a sua vulnerabilidade blindada. Ele não expõe seus defeitos e dores porque a sessão trata do paciente. Por tudo o dito, o terapeuta que namora o agente está, no mínimo, gerando uma relação abusiva.

Interpretar: a resposta do terapeuta

Mas como o terapeuta deve agir perante os afetos do agente?

Como Fenichel explica, os afetos que o agente manifesta não podem ser observados mais que como material de análise. Ou seja, o terapeuta não deve responder aos afetos do agente nem positiva nem negativamente. Deve agir como ele age com respeito a qualquer outra coisa que acontece na sessão: interpretando.

> Enquanto noutras situações as pessoas reagem às ações e palavras de outras — com o que provocam novas reações

> e criam novas realidades, tudo isso obscurecendo o caráter transferencial da ação original — o analista, ao contrário, não provoca realmente o paciente e lhe reage às explosões afetivas apenas pelo fato de que o faz consciente do seu comportamento. Daí por que o caráter transferencial dos sentimentos do paciente se faz mais claro. A reação do analista à transferência é a mesma que aquela que ele assume em relação a qualquer outra atitude do paciente: ele interpreta; vê na atitude do paciente um derivado de impulsos inconscientes e tenta mostrar-lhe isso. (FENICHEL, 1981, p. 25)

Se, pelo contrário, o terapeuta responde aos afetos do agente, perde a oportunidade de lhe mostrar como essas reações são, na verdade, um produto do seu inconsciente. E, inclusive, que aquelas atitudes são uma reprodução de tendências não resolvidas, originadas em vínculos afetivos no passado, como o âmbito familiar.

> Se viesse a sentir-se lisonjeado pelo amor do paciente e reagisse nesta conformidade, ou se o sentimento de ódio do paciente o ferisse, em suma, se tivesse de reagir aos afetos do paciente com contra-afetos, não poderia interpretar com bom êxito porque o paciente poderia reagir às interpretações, mais ou menos, da seguinte forma: "Não, eu o amo ou o odeio não por causa das tendências amorosas ou odiosas não resolvidas do meu passado, e sim, porque você de fato se portou de maneira amável ou odiosa". (FENICHEL, 1981, p. 26)

Se o agente expressa hostilidade ou carinho, o terapeuta não deve responder como o faria na mesma situação perante um amigo. A única resposta do terapeuta deve ser interpretar os afetos do agente como parte de seu processo inconsciente.

As atitudes afetivas que o agente transfere ao terapeuta são um material de análise valiosíssimo, porque são resultado de processos inconscientes. Como o agente não tem consciência desse aspecto, ele não irá incluí-lo em sua fala consciente. Ao interpretar essas atitudes do agente, o terapeuta compreende o agente de uma maneira mais profunda e completa. Bleger a esse respeito:

> Uma outra noção similar acentua, na transferência, as atitudes afetivas que o entrevistado vivencia ou atualiza em relação ao entrevistador. A observação desses fenômenos coloca-nos em contato com aspectos da conduta e da personalidade do entrevistado que não se incluem entre os elementos que ele pode referir ou trazer voluntária ou conscientemente, mas que acrescentam uma dimensão importante ao conhecimento da estrutura de sua personalidade e ao caráter de seus conflitos. (BLEGER, 2003, p. 22)

Como explica Bleger, se o terapeuta responde às atitudes do agente, não só perde a oportunidade de analisar aquele conteúdo, mas também acaba criando obstáculos ao processo terapêutico:

> Se, por exemplo, a atitude do entrevistado irrita e provoca rejeição no entrevistador, ele deve procurar estudar e observar sua reação como efeito do comportamento do entrevistado, para ajudá-lo a corrigir aquela conduta de cujos resultados ele mesmo pode queixar-se (por exemplo, de que não tem amigos e de que ninguém gosta dele). Se o entrevistador não for capaz de objetivar e estudar sua reação, ou reagir com irritação e rejeição (assumindo o papel projetado), indicará que a manipulação que faz da contratransferência está perturbada e que, portanto, está se saindo mal na entrevista. (BLEGER, 2003, p. 24)

Se o terapeuta responde aos afetos do agente como se fosse um amigo, ele perde a postura que justamente lhe permite exercer o ofício de terapeuta. Deixa de ser um observador e para de manter uma certa distância emocional (ou seja, por não estar implicado no conflito do agente), deixando de ajudar o agente a observar o tecido inconsciente que envolve as suas reações emocionais.

Quando o terapeuta consegue se abster de responder aos afetos do agente, poderá mostrar-lhe como as suas reações são um produto de seu próprio inconsciente e como se relacionam com experiências vividas no passado. E como é justamente isso o que se espera do processo terapêutico (que o agente consiga observar algo de si mesmo que não enxergava), se o terapeuta não se abstiver, simplesmente não conseguirá realizar o seu trabalho.

As muralhas do agente

Não reagir diante dos afetos do agente não é nada fácil. É talvez um dos maiores desafios. Isso não só porque o agente irá lhe expressar afetos intensos e variados, que incluem desde carinho e admiração, até hostilidade e rivalidade. Mas também porque, às vezes, os afetos que ele sente são contraditórios com o que está acontecendo no consultório.

Como explica Fenichel, o agente pode até ficar com raiva do terapeuta porque este está lhe ajudando ou porque o tratamento está produzindo avanços positivos:

> Parece muito natural que, no decorrer de um tratamento analítico, o paciente produza afetos fortes, os quais podem apresentar-se sob a forma de ansiedade ou alegria, aumento de tensão interna a ponto de tornar-se insuportável; ou sob a forma de um sentimento feliz de relaxamento completo. Esses afetos também podem assumir a forma de sentimentos específicos para com o analista: amor intenso, porque o analista o está ajudando, ou ódio acerbo pelo fato de que

> o analista o obriga a suportar experiências desagradáveis. O problema, no entanto, faz-se mais complicado quando um afeto do paciente está em contradição com aquilo que está acontecendo na análise; por exemplo, quando o paciente odeia o analista porque o ajuda, ou o ama porque ele lhe impõe uma restrição penosa. O problema complica-se ainda mais quando o paciente, evidentemente, toma em mau sentido a situação verdadeira e ama ou odeia o analista por alguma coisa que, conforme julga o analista, é não existente. Essa atitude falseadora pela qual o paciente vê a verdadeira situação analítica é ocorrência comum em quase toda análise. (FENICHEL, 1981, p. 24-25)

Por que o agente iria sentir hostilidade diante de um terapeuta que está lhe ajudando? A transferência é também uma forma de resistência ao próprio processo de cura. O agente reage a recordar conflitos do passado que este tinha submergido no inconsciente.

> Na análise, a transferência tem duplo aspecto. Basicamente, tem-se de considerar como uma forma de resistência. O paciente defende-se contra as recordações e contra a discussão dos seus conflitos infantis pela revivescência deles. (FENICHEL, 1981 p. 25)

A resistência faz referência a um aspecto contraditório, porém característico do tratamento: o agente quer se curar (por isso começa uma terapia), mas também resiste à sua própria cura. Assim o explica o psiquiatra Eduardo Braier: "no tratamento psicanalítico, chamamos resistência aos diversos obstáculos que o analisando opõe ao acesso ao seu próprio inconsciente, isto é, ao trabalho terapêutico e à cura" (BRAIER, 1986, p. 28).

O agente pode, por exemplo, se ofender com o terapeuta exatamente naquele momento em que o tratamento está avançando: "Na terapia breve interpretativa, também surgem resistências no paciente, que podem ser consideradas, por acréscimo, como obstáculos que este interpõe ao avanço do processo psicoterapêutico especificamente do *insight*" (BRAIER, 1986, p. 28).

Isso não é só válido quando se trata de expressões de hostilidade. Afetos carinhosos, ou até eróticos, também podem ser defesas inconscientes.

Na verdade, o conceito de resistência é muito amplo, fazendo referência a qualquer atitude do agente que evita o acesso ao inconsciente. São muralhas que se erguem para evitar que o território inconsciente se movimente até as premissas do consciente. "Chama-se resistência a tudo o que nos atos e palavras do analisando, durante o tratamento psicanalítico, se opõe ao acesso deste ao seu inconsciente" (LAPLANCHE; PONTALIS, 2001, p. 458).

O impacto emocional no terapeuta

Se abster de responder é uma atitude consciente que o terapeuta toma para evitar criar obstáculos para a relação terapêutica. Porém isso não quer dizer que ele seja um robô isento de emoções. Se assim fosse, o seu trabalho seria bem mais simples.

Inclusive, se parte do pressuposto que o terapeuta vai sentir um impacto emocional. E, justamente por isso, constitui um desafio se abster de responder ao que o agente lhe provoca.

> O contato direto com seres humanos, como tais, coloca o técnico diante da sua própria vida, sua própria saúde ou doença, seus próprios conflitos e frustrações. Caso ele não consiga graduar este impacto, sua tarefa torna-se impossível: ou tem muita ansiedade e, então, não pode atuar, ou bloqueia a ansiedade e sua tarefa é estéril. (BLEGER, 2003, p. 27-28)

O conceito de contratransferência diz respeito àquelas reações inconscientes do terapeuta a respeito do agente. "[A contratransferência é o] Conjunto das reações inconscientes do analista à pessoa do analisando e, mais particularmente, à transferência deste" (LAPLANCHE; PONTALIS, 2001, p. 102).

As reações que os afetos do agente provocam no terapeuta são de caráter inconsciente. Ou seja, o terapeuta não consegue controlar o que o agente lhe fará sentir. E, por isso, não é esperado que o terapeuta não tenha afetos pelo agente. Porém sim, é responsabilidade do terapeuta procurar estar ciente dessas emoções para que não interfiram na sessão.

Aqui é o ponto em que a questão se complica ainda mais. Os afetos do agente pelo terapeuta são inconscientes e estão fora de seu controle. O terapeuta não deve responder, só que, ao mesmo tempo, o terapeuta também irá sentir afetos pelo agente e esses também são inconscientes, portanto, também estão fora de seu controle.

Então, como o terapeuta faz para não responder se ele não consegue sequer enxergar o que o agente lhe provoca?

Antes demos exemplos de terapeutas que conscientemente escolhem responder aos afetos do agente, mesmo quando não ajuda o seu agente. Agora, pensemos no exemplo contrário. Um terapeuta ético, que não responde aos afetos do agente e conscientemente se abstém de responder aos afetos do agente. Então, se o agente começa a rivalizar com ele, este não procura "ganhar". Pelo contrário, procura interpretar essa atitude.

Porém como o terapeuta não tem consciência e nem controle sobre o impacto emocional que aqueles comentários têm em seu íntimo, ele fica chateado e, sem perceber, acaba deslizando uma frase de rivalidade ou então um gesto de desaprovação.

Devido ao caráter inconsciente das reações do terapeuta, ele pode, inclusive, negar a si mesmo que o agente esteja lhe gerando algum tipo de impacto. E negar também que ele esteja respondendo de maneira mais sutil.

Em outras palavras, ele pode estar deixando que os conteúdos reprimidos de sua casa 8 interfiram na sessão, já que eles são — por definição — inconscientes para o próprio terapeuta. Portanto, não os controla.

Então, como pode o terapeuta estar ciente do que o agente lhe faz sentir de forma a não responder durante a sessão?

O terapeuta, sempre agente

A única maneira que o terapeuta pode realmente compreender o que o agente lhe gera é por meio de sua própria terapia. De que outra maneira poderia ele entrar em contato com aquele conteúdo que mora em seu inconsciente?

> [Freud] Percebeu logo de início que somente pelo conhecimento do próprio inconsciente se podia chegar à prática da análise. No Congresso de Nuremberg, em 1910, Freud afirma que uma Selbstanalyse (literalmente análise de si próprio) é a condição exigível para que "... o médico possa reconhecer em si a contratransferência e dominá-la". (LAPLANCHE; PONTIALS, 2001, p. 23)

Por isso, o próprio Freud recomendava que o analista fizesse análise também. Nem o psicólogo mais experiente em psicanálise pode analisar seus próprios sonhos. Não é possível se adentrar nas profundezas do inconsciente sozinho sem se iludir no meio do caminho. Para mergulhar no inconsciente, se faz necessária a figura de um terapeuta. E isso se aplica também aos próprios terapeutas que terão que estar no lugar de agentes.

Muitos terapeutas experientes resistem à ideia de ser alunos porque já são professores. E, da mesma forma, resistem a ser agentes porque já são terapeutas. Há uma falsa ideia de que o terapeuta holístico deve ter atravessado um portal que o posiciona acima de seus agentes. Como se a credencial para ser terapeuta fosse o fato de já não necessitar de terapia. O terapeuta então tenta se vender a ideia de que já não tem nada para revisar.

A ideia de que um terapeuta, pelo simples fato de atender agentes, não precisa de terapia, é incorreta. Poderíamos dizer, inclusive, o contrário. Quem está no ofício de mergulhar no inconsciente de outra pessoa precisa ter espaços que lhe permitam submergir em si mesmo. Freud a esse respeito disse: "[...] o próprio analista, do qual depende a sorte de tantas outras pessoas, deve conhecer e controlar mesmo as fraquezas mais secretas do seu caráter, e isto é impossível sem uma análise plenamente acabada" (LAPLANCHE; PONTIALS, 2001, p. 24).

Se ter um espaço terapêutico é bom para qualquer pessoa que queira esclarecer o que não enxerga de si mesmo, isso é especialmente necessário no caso dos terapeutas. Não só porque vai lhes ajudar com o seu próprio processo de desenvolvimento, mas também porque é através de espaços terapêuticos — e só através deles — que o terapeuta consegue enxergar aqueles afetos inconscientes que seus agentes lhe provocam.

Ao não fazê-lo, o terapeuta poderá se ver refém daquelas emoções e agir em consequência disso. A questão principal é que grande parte de realizar um bom trabalho como terapeuta está no fato de poder se abster de responder a esses afetos. E, se o terapeuta não tem o seu próprio espaço terapêutico, é provável que ele mesmo não consiga exercer bem a sua função profissional.

Estar ciente da contratransferência implica assumir o caráter humano do terapeuta. O terapeuta, assim como qualquer outra pessoa, tem um inconsciente que não enxerga e que está fora de seu controle.

As respostas inconscientes do terapeuta

O que acontece quando um terapeuta responde aos afetos do agente de forma inconsciente?

Várias vezes ouço terapeutas que se ofendem com seus agentes. Há casos em que a transferência do agente é de uma intensidade tão grande que é difícil não responder.

Por exemplo, quando o próprio agente rivaliza com o terapeuta. Como falamos anteriormente, essas atitudes são o resultado do processo terapêutico e, muitas vezes, indicam simplesmente uma resistência à cura. Por exemplo, o terapeuta está mostrando algo que o agente está negando — talvez para manter uma imagem idealizada do pai, o agente tem negado a sua ausência durante a sua criação.

O agente resiste a observar o que lhe dá muita dor, pois inconscientemente tem menos custo manter o pai idealizado do que aceitar o fato de que ele não esteve presente para ele. Então, o agente pode tentar diminuir a palavra do terapeuta para descreditá-lo e, assim, poder desconsiderar tudo o que este estava lhe fazendo enxergar. — O meu terapeuta não sabe de nada! Meu pai estava presente, sim!

Como essas reações podem ser até agressivas, é difícil para o terapeuta não enxergá-las como uma afronta. Porém longe de tentar se impor ou então de ficar ofendido com o agente, deve ajudar o agente a ver como sua reação provém de uma resistência. A esse respeito, Bleger diz:

> Tudo o que sinta ou viva como reação contratransferencial deve ser considerado como um dado da entrevista, não se devendo responder nem atuar diante da rejeição, da rivalidade ou da inveja do entrevistado. A petulância ou a atitude arrogante ou agressiva do entrevistado não devem ser "domadas" nem subjugadas; não se trata nem de triunfar nem de impor-se ao entrevistado. O que nos compete é averiguar a que se devem, como funcionam e quais os efeitos que acarretam para o entrevistado. Esse último tem direito, embora tomemos nota disso, a fazer uso, por exemplo, de sua repressão ou sua desconfiança. (BLEGER, 2003, p. 37)

O agente tem o direito de transferir ao terapeuta esses afetos. O terapeuta, por outro lado, tem a obrigação de não responder a eles.

Há vezes também em que o agente não rivaliza com o terapeuta, mas o terapeuta rivaliza com seus colegas. Falamos um pouco sobre isso quando refletimos sobre os desafios da técnica. Por exemplo, quando o agente conta ao terapeuta que está fazendo outras terapias em simultâneo, este diminui as técnicas ou os próprios terapeutas.

Quando se trata de um terapeuta experiente e ético que, conscientemente, procura o bem-estar do agente, ele tenta se restringir. Mas, muitas vezes, os comentários não aparecem de forma direta. Pode acontecer, por exemplo, de virar os olhos quando o agente lhe fala sobre um determinado terapeuta. Ou então, o terapeuta, "coincidentemente", não encontra valor em nenhum dos *insights* que o agente traz de outras terapias.

Ou, ainda, o terapeuta usa a sessão com o seu agente para rivalizar intelectualmente com outro terapeuta e, assim, mostrar sua superioridade. Já me aconteceu de comentar com um psicólogo sobre o que eu estava aprendendo com meu professor de astrologia e receber de volta uma espécie de aula de filosofia de 30 minutos. Depois de algum tempo, eu mesma já antecipava um monólogo dele após dizer algo sobre astrologia. E aí percebi que algo estava errado...

A minha sessão, em vez de estar destinada inteiramente a meus conflitos, acaba estando em grande parte destinada a ouvir o meu terapeuta destilar os seus conhecimentos no afã de afirmar o seu ego. Isso começou a ficar muito claro para mim quando aquela atitude não só se tornou frequente, mas quando todo o conteúdo da "aula" nada tinha a ver com o que eu queria trabalhar na sessão.

Por exemplo, eu queria falar sobre a minha autocobrança e então lembrava da posição de Saturno no meu mapa. O terapeuta começava um debate filosófico imaginário com o meu astrólogo sobre Saturno e o princípio de realidade na filosofia. E aí, o tema da minha autocobrança ficava completamente esquecido. E eu tinha que me dar o trabalho de interromper o terapeuta para lhe lembrar da minha angústia.

Talvez o leitor neste ponto esteja tentado a concluir: — Ah! Mas esse terapeuta não deve ser sério! Ou deve ser despreparado! Gostaria de lhe avisar que não é o caso. É um ótimo profissional, só que tem casa 8 em seu mapa.

Esses tipos de reações que levam o terapeuta a tornar a sessão um espaço para mostrar seu conhecimento podem se dever a uma necessidade interna de sentir que ele sabe mais que outros terapeutas. Porém se assim for, ele necessita trabalhar essas questões para dessa forma evitar que a sessão fique tomada por seus conflitos internos.

Segundo Bleger, o terapeuta não deve falar sem parar só para demonstrar ao agente o quanto sabe, mas dizer somente o que o agente necessita escutar:

> Tampouco a entrevista deve ser utilizada como uma gratificação narcisista na qual se representa o mágico com uma demonstração de onipotência. A curiosidade deve limitar-se ao necessário para o benefício do entrevistado. (BLEGER, 2003, p. 37)

Aquela rivalidade do terapeuta diante de outros terapeutas pode emergir também dos afetos que o agente lhe provoca.

Por exemplo, o agente fica maravilhado com os *insights* que emergem em cada sessão e expressa ao terapeuta sua admiração pelas suas capacidades intelectuais (pelas conexões que ele faz durante a sessão etc.). Mas, um dia, o agente se encontra bem mais maravilhado com outras figuras do que com ele. E, ainda, durante as sessões o terapeuta e o agente não estão conseguindo avançar. Rapidamente o agente passa da admiração para a frustração. Inconscientemente, o terapeuta pode reagir para tentar conseguir a admiração do agente de volta. Assim o explica Fenichel:

> Não é fácil enfrentar os inúmeros e variados afetos com que os pacientes bombardeiam o analista sem reagir com contra-afetos, quer conscientes, quer inconscientes. As tendências inconscientes do analista a exprimir suas próprias inclinações amorosas ou hostis não resolvidas podem fazer que ele reaja à transferência com a contratransferência, motivo pelo qual têm de ser eliminadas mediante análise de treinamento. (FENICHEL, 1981, p. 26)

Justamente porque o impacto emocional é grande, mesmo quando o terapeuta pode não estar ciente deste, o risco de responder em função de conflitos próprios não resolvidos é alto.

Há também o caso da terapeuta que rivaliza com sua agente. Este é outro exemplo que tenho vivido como agente. Uma terapeuta holística me acompanhou por longos anos quando eu estava procurando a minha vocação. Eu explorei diversas funções dentro da área holística antes de decidir me tornar terapeuta. Organizei cursos de terapeutas holísticos, por exemplo. Quando eu chegava ao consultório para lhe contar sobre uma nova ideia, ela me incentivava e me empoderava. Porém no dia que lhe contei que estava pensando em ser terapeuta holística, ela me disse: "Não te vejo como terapeuta".

Na hora, eu saí da consulta achando curioso o comentário. Por um lado, porque nunca tinha ouvido ela me desencorajar de forma tão contundente. E porque, usualmente, outros terapeutas me sugeriram o caminho de terapeuta. Ao longo de uma década vinha ouvindo de diferentes astrólogos que a vocação de terapeuta aparecia fortemente em meu mapa.

Hoje eu não tenho dúvidas de que aquele comentário desafortunado foi originado pela casa 8. Ela viu em sua agente uma potencial concorrente e agiu com rivalidade.

Mesmo assim, até hoje eu considero que o papel dela foi fundamental em meu processo de descoberta. Vários anos de um frutífero processo terapêutico não se apagam com um comentário. Porém naquele momento, essa atitude dela teve um efeito negativo no meu processo pessoal.

Quando comecei a trabalhar como terapeuta, deixei de ter dúvidas sobre a vocação porque, pela primeira vez, tive uma certeza interna de que essa era a minha missão.

Porém não é coincidência que eu tenha demorado tanto para sequer considerar a possibilidade, mesmo quando isso me era sugerido por amigos, psicólogos e astrólogos. Havia conflitos internos que eu não conseguia enxergar, como a minha própria mãe ser terapeuta, o que me impedia de explorar aquela ideia.

Ou seja, para destravar a minha vocação, eu precisaria olhar questões inconscientes que só podem ser enxergadas num processo terapêutico.

Só que a minha terapeuta não conseguiu me ajudar a observá-las porque a sua própria intervenção se encontrou tingida pelas suas próprias questões inconscientes. Nesse caso, talvez uma insegurança.

Essa é outra potencial consequência de que os conteúdos da casa 8 do terapeuta interferem no consultório. Agem como uma névoa que diminui a visibilidade do terapeuta.

Para Fenichel, os mecanismos inconscientes do terapeuta podem lhe fazer observar os conflitos do agente de forma distorcida. "[...] as próprias repressões do analista o fariam menosprezar certas coisas que existem no paciente, ou ver outras com exagero, daí falsificando-lhes a significação" (FENICHEL, 1981, p. 26).

Portanto, quando o terapeuta não consegue diferenciar os conflitos próprios do agente daqueles conteúdos inconscientes que este lhe provoca, ele corre o risco de, por exemplo, chegar a conclusões incorretas a respeito do que acontece com o agente.

> A rigidez e a projeção levam a encontrar somente o que se busca e se necessita, e a condicionar o que se encontra tanto como o que não se encontra. Um exemplo muito ilustrativo de tudo isto, mas bastante comum, é o caso de um jovem médico que iniciava seu treinamento em psiquiatria e que, presenciando uma entrevista e o diagnóstico de um caso de fobia, disse que não era isso, que o paciente não tinha nem fobia nem doença, porque ele também a tinha. (BLEGER, 2003, p. 29)

É possível pensar em exemplos bem mais graves dessa questão. Por exemplo, o agente menciona sua preocupação a respeito de seu consumo de álcool. O terapeuta — que consome álcool na mesma quantidade que o agente — menospreza a preocupação do agente, não porque esta não seja válida, mas porque se o terapeuta assume que aquela frequência de consumo é excessiva, ele se veria obrigado a observar a própria situação.

Quando o terapeuta se encontra refém de seus próprios mecanismos inconscientes, pode falsear o significado da narrativa do agente. E isso, em última instância, pode afetar negativamente o processo terapêutico do agente. Por exemplo, se o agente — que estava disposto a revisar o seu consumo excessivo de álcool — escuta que o terapeuta diminui a gravidade do problema, ele pode então desistir de olhar para essa questão.

Como comentamos no início desta reflexão, o agente confere uma autoridade na palavra do terapeuta, que deve ter extremo cuidado para não misturar seus próprios conflitos inconscientes com os do agente.

A autonomia do agente

Muitas vezes esses conflitos não resolvidos do terapeuta o levam a ir contra a própria finalidade da terapia, que é a autonomia do agente. Se procuramos o bem-estar do agente, esperamos então que em algum momento este se encontre tão bem que já não necessite mais de nós.

Porém nem sempre o terapeuta lida bem com a autonomia que o agente desenvolve, porque isso implica uma necessidade cada vez menor do terapeuta.

Aqui não estamos falando do terapeuta que conscientemente procura segurar agentes para aumentar seu ingresso econômico, mas daquele que quer sua independência e inconscientemente o retém por conta de inseguranças próprias.

Às vezes, o tratamento se encontra travado, seja porque o vínculo terapêutico está bloqueado ou porque o agente está necessitando de outro enfoque terapêutico. O próprio agente insiste no fato de que há algum tempo não vê avanços na terapia e sente que as sessões têm se transformado num espaço onde ele resume o que aconteceu na semana, mas não chega a novas descobertas e nem atravessa condicionamentos.

O terapeuta, ao invés de recomendar que o agente continue a mesma terapia com outro profissional ou até outro tratamento, acaba convencendo o agente a continuar. Por uma resistência pessoal a soltá-lo ou por uma dificuldade de lidar com a ferida narcisista que lhe provoca o fato de que já não consegue mais ajudá-lo.

Porém como falamos anteriormente, o trabalho do terapeuta não é ser onipotente e cobrir todas as necessidades do agente. É identificar o que o agente necessita para atingir a cura, mesmo se isso não o incluir. Braier diz a esse respeito: "A indicação de outro tipo de tratamento, distinto em seus fins e técnicas, pode surgir em diversas situações, cumpridas ou não as metas terapêuticas" (BRAIER, 1986, p. 194).

Por vezes, não se trata do enfoque, mas do vínculo entre terapeuta-agente. Às vezes a química que possibilita o processo terapêutico simplesmente acaba. Isso não é uma amostra da qualidade do trabalho do terapeuta, mas algo que simplesmente acontece. Os psicólogos costumam indicar outros colegas a seus agentes quando identificam que o vínculo já chegou ao seu apogeu.

Porém às vezes, tanto o psicólogo quanto o terapeuta holístico resistem a aceitar esse fato e mantêm um tratamento que já não está dando frutos para o agente, simplesmente porque internamente sentem aquilo como uma derrota.

Ironicamente, acaba-se criando uma profecia autocumprida. O agente necessitar de outros terapeutas não é um indicador da qualidade do trabalho do terapeuta. Porém amarrar o agente sem necessidade nos diz algo desse terapeuta. Ao insistir num processo terapêutico que não está funcionando, ele impede o agente de avançar com sua cura.

Essa resistência se observa também nos casos em que o agente poderia terminar o tratamento, porque na verdade já resolveu o motivo da consulta que o levou ao consultório.

Como explica Braier, a questão fundamental é lembrar que o terapeuta não deve propiciar a dependência, mas a autonomia: "O tratamento, em lugar de fomentar a dependência do paciente, deve inclinar-se para a estimulação e o reforçamento de sua iniciativa pessoal, ou seja, de suas capacidades autônomas" (BRAIER, 1986, p. 28).

A percepção da autonomia do agente como uma ameaça se observa também quando o terapeuta propõe uma técnica que não tem os resultados esperados ou, ainda, quando faz uma interpretação que não bate com o que o agente sente.

Uma forma de autonomia é o pensamento crítico. O quanto aquela pessoa se permite pensar por si própria implica discordar do terapeuta. Quando um agente concorda com absolutamente tudo o que dizemos é, muitas vezes, um indicador de que a pessoa toma o que é proposto sem se permitir refletir sobre se aquilo bate com a sua vivência pessoal. Ou, mesmo que se permita refletir internamente, não se questiona em voz alta por medo de ofender ou de ser julgada de alguma maneira.

Mesmo quando a nossa interpretação é adequada, o agente apresentará ao menos algumas dúvidas. Conceitos que acabou de aprender ou então exemplos do dia a dia onde ele sente que age de forma diferente àquilo que foi apresentado.

Portanto, é interessante que o agente possa dizer ao terapeuta que não concorda com a totalidade do que lhe foi dito. Isso significa que ele, em vez de "comprar o pacote completo", está se permitindo realmente refletir sobre sua própria identidade. Porém é possível que o terapeuta se sinta ameaçado por essa atitude e a desencoraje.

Assim como tem me acontecido de receber leituras de aura ou mapa astral extremamente sincrônicas com a minha vida, também houve algumas que não coincidiam nem comigo nem mesmo com aquilo dito pela maioria das leituras prévias. Muitas vezes questionei o terapeuta sobre aquelas discordâncias e ele se mostrou não só aberto, mas também intrigado. Se o terapeuta está seguro de si mesmo e da capacidade explicativa de sua técnica, ele recebe o questionamento do agente como uma oportunidade de pesquisa. Ele mesmo se questiona: será que errei na minha análise? Será que ela não enxerga isso de si mesma? Será que estou na frente de uma anomalia que preciso estudar?

Já me aconteceu de ir a uma sessão de canalização com uma terapeuta muito reconhecida nesse campo de estudo. Assim que começou a falar, ela fez menção do quanto eu era relaxada numa área da vida e, inclusive, focou nesse aspecto a sessão inteira. Acontece que eu exijo tanto nesse aspecto que é tema de terapia. Quando eu lhe disse que a fala dela não fazia muito sentido para mim, ela começou a me explicar e aquilo batia menos ainda. Então eu voltei a lhe dizer "Olha, honestamente isto não bate. Inclusive eu sofro por conta do contrário". Aí ela me respondeu: "Você não está aberta para escutar". E deu por finalizada a sessão.

Essa atitude do terapeuta de jogar a responsabilidade no agente é comum também nas sessões de grupos. O terapeuta propõe uma atividade grupal, como uma meditação, por exemplo. Ao final da prática, pergunta aos participantes o que sentiram. A maioria narra ter sentido algo similar àquilo que ela esperava da atividade. Porém alguns participantes contam que tiveram outro tipo de vivência ou, inclusive, nenhuma experiência significativa. Aí a terapeuta responde com frases como: "É que você ainda não chegou ao mesmo patamar espiritual que os demais. Um dia você chega lá".

Tenho presenciado isso com frequência em eventos holísticos. Lembro de um exercício em particular em que a proposta era que cada mulher formasse uma dupla com um homem para fazer uma visualização abraçados. Uma participante comentou que se sentiu desconfortável durante o exercício e que não conseguiu relaxar para meditar, particularmente durante o abraço. A terapeuta respondeu outra vez fazendo alusão à inexperiência espiritual da participante.

É bem comum na área espiritual usar o critério de quão evoluído é o agente em termos espirituais. Essa medida é, no meu ponto de vista, extremamente arbitrária e nos fala sobre uma postura arrogante da terapeuta que se coloca no papel de "avaliador cósmico". Mas, além dessas considerações, que correspondem propriamente ao aspecto holístico, há também algumas considerações terapêuticas.

Em primeiro lugar, o agente acaba se sentindo inadequado, ainda mais na frente de um grupo. Em segundo lugar, aquela impossibilidade do terapeuta de ouvir testemunhas negativas do seu trabalho faz com que ela não consiga perceber o que de fato está acontecendo e pensar soluções. Muitas mulheres se sentem incomodadas com o abraço de um homem desconhecido, produto de situações violentas e invasivas que têm sofrido ao longo da vida. Para essas mulheres, talvez seria melhor outra proposta de exercício, ou, pelo menos, não as fazer sentir responsáveis pelo resultado pouco favorável.

A terapeuta, em vez de procurar escutar realmente o agente e buscar alternativas para lhe fornecer ferramentas de cura (já que a pessoa foi lá para isso!), bota a culpa no próprio agente. Tudo isso com o objetivo velado de evitar reconhecer (ou assumir) que algum aspecto de seu trabalho deve ser revisado.

A postura

A escuta do terapeuta

A meu ver, essa questão do terapeuta que se sente ameaçado quando um agente lhe disse que discorda da interpretação ou que não sentiu nada significativo com a aplicação da técnica tem muito a ver com uma certa névoa a respeito do que implica o ofício de terapeuta.

Há um mito de que o terapeuta deve ser aquele que forneça uma solução mágica. Que consiga nomear definitiva e rapidamente o que aflige o agente, a causa e o caminho de cura. Como se a cura se tratasse de um *drive-thru* de *fast-food*, que o agente passa rapidamente e resolve todos seus problemas.

Para realizar um bom trabalho no consultório é fundamental que o terapeuta renuncie a essa ideia. O agente, por sua parte, está em sofrimento e quer resolver a sua situação o mais rápido e definitivamente possível. E se lhe for oferecida uma solução mágica é provável que a aceite.

É difícil lidar com a ansiedade do agente. É preciso acolhê-lo, mas também lhe explicar que se trata de um processo que requer tempo e paciência.

Um exemplo muito comum é o da agente que pede para abrir um tarô e pergunta se o namorado vai voltar para ela. E o tarólogo lhe explica: "Veja bem, nem o tarô nem eu podemos lhe dizer isso com certeza, porque seu namorado tem livre-arbítrio. Porém me interessaria conversar um pouquinho sobre por que você o quer de volta, já que ele sempre vai embora quando mais você precisa dele". Aí tarólogo e agente conversam bastante sobre a autoestima e, ao final da sessão, a agente diz: "Mas ele volta?"

Quando o terapeuta cede diante da ansiedade do agente ou de sua própria pressão, ele acabará fornecendo rótulos rápidos e definitivos para ser aquele que finalmente consiga nomear a aflição do agente. Mesmo que isso implique tergiversar a finalidade de seu trabalho.

Em alguns casos, essas interpretações rápidas podem ter consequências mais sérias. Às vezes, chega ao consultório um agente que já vem com um diagnóstico pronto. "Sou alcoólatra!" Porém, quando começamos a conversar, percebo que a frequência de álcool é de uma vez a cada dois meses. Ele não sente a necessidade de beber, tanto que passa meses sem fazê-lo.

Mas quando ele se encontra em algumas situações emocionalmente desafiantes, ele bebe tanto que acorda em situações de risco (com pessoas desconhecidas, em lugares perigosos, sofre agressão etc.) e não tem nenhuma lembrança do que aconteceu no dia anterior. Às vezes esses episódios não incluem álcool, e sim drogas. Às vezes, nenhuma substância. Às vezes, ainda, sai de carro com um amigo para arranjar confusão.

Pela conversa, pareceria mais que o motivo da consulta tem menos a ver com uma dependência a uma substância e mais com uma conduta de risco. Então por que o agente está tão convencido daquele rótulo? Nesse exemplo que estou dando, o agente recebeu esse diagnóstico de um terapeuta logo na primeira sessão.

Aqui há duas questões. A primeira é a que falávamos anteriormente sobre os limites da técnica. Um terapeuta ayurvédico pode ajudar muito o agente a compreender que o seu desequilíbrio de *pitta* pode lhe levar a ter certos comportamentos e hábitos. E pode lhe ajudar também a encontrar maneiras de conseguir uma harmonia que evite esses extremos. Mas quando o terapeuta ayurvédico suspeita que o agente é alcoólatra, teria que se abster de entregar rótulos e sugerir ao agente fazer um tratamento em simultâneo com um psicólogo.

Um dos perigos das interpretações *fast-food* é que o agente ande pela vida com uma etiqueta colada na testa (sou alcoólatra) que seja tão definitiva quanto incorreta. O que isso implica para a identidade do agente? E para seu processo de cura?

Na astrologia há indicadores sobre o consumo de substâncias (questões relacionadas ao arquétipo de Peixes). O astrólogo suspeita ao olhar o mapa e pode então perguntar ao agente: "Me conta um pouco como são seus hábitos?". Pode também sugerir ao agente: "Olha só, tem aqui uma quadratura que nos adverte sobre a necessidade de restringir o consumo de substâncias, principalmente diante de x situações".

Essa ideia do salvador que traz respostas se apoia na ilusão de que a nossa técnica é mais uma espécie de Mc Lanche Feliz, que entregamos ao agente prontinho para que ele desfrute em sua casa. Quando, na verdade, independentemente da técnica que usamos, se faz sempre necessário (e especialmente com as artes simbólicas, como o tarô) um alto grau de escuta e de interpretação.

Mesmo quem trabalha com classificações como os biotipos (ayurveda, alquímica etc.) não pode simplesmente entregar aquele pacote pronto ao agente. Porque o próprio agente, mesmo quando corresponde a uma classificação, não é uma tipologia e sim uma pessoa específica. Ele tem uma história familiar com certos padrões de comportamento específicos, com um contexto social etc.

Portanto, grande parte do trabalho do terapeuta não tem simplesmente a ver com aplicar uma técnica, mas com escutar o agente e entender como esse marco de interpretação nos ajuda a explicar o que acontece especificamente com ele. Se nosso trabalho consiste em ajudar aquela pessoa em específico (e não uma tipologia abstrata), então se faz necessário também escutá-la para compreender quem ela é.

É importante escutar o agente porque é na própria narrativa dele que se encontra o conteúdo simbólico que o terapeuta precisa interpretar. E, para isso, o terapeuta deve estar internamente disponível para escutar.

Aquele conteúdo que emerge da narrativa do agente é tão importante para o terapeuta que a principal regra da psicanálise é justamente a associação livre, que faz referência àquilo que o agente diz. Assim o descrevem Laplanche e Pontalis:

> Método que consiste em exprimir indiscriminadamente todos os pensamentos que ocorrem ao espírito, quer a partir de um elemento dado (palavra, número, imagem de um sonho, qualquer representação), quer de forma espontânea. (LAPLANCHE; PONTALIS, 2001, p. 38)

O agente já traz todas as partes de si mesmo, mas estas se encontram separadas. Algumas peças moram no consciente e outras no inconsciente. E como o agente não enxerga uma parte de si mesmo, então ele não pode uni-las. O terapeuta simplesmente age como um observador externo que pode enxergar todas as peças do quebra-cabeças e apresentá-las ao agente, para que este possa vê-las e, então, integrá-las.

A regra da associação livre tem o seu correspondente no conceito da atenção flutuante que faz referência à escuta do terapeuta:

> Segundo Freud, modo como o analista deve escutar o analisando: não deve privilegiar a priori qualquer elemento do discurso dele, o que implica que deixe funcionar o mais livremente possível a sua própria atividade inconsciente e suspenda as motivações que dirigem habitualmente a atenção. Essa recomendação técnica constitui o correspondente da regra da associação livre proposta ao analisando. (LAPLANCHE; PONTALIS, 2001, p. 40)

Em poucas palavras, o terapeuta não deve — e nem necessita — produzir soluções prontas, porque se ele simplesmente se permite escutar, verá que as respostas emergem do próprio agente. O terapeuta simplesmente necessita assumir uma atitude de pesquisador e devolver perguntas ou conceitos ao agente que lhe permitam enxergar a própria dinâmica inconsciente.

Por isso, durante a sessão, é muito menos importante sair rapidamente fornecendo soluções ou respostas. É o contrário. É fundamental permanecer com um ouvido aguçado. O terapeuta está ouvindo o que o agente está narrando, só que, ao mesmo tempo, está procurando ouvir o que está além do discurso.

> Mas Freud exige mais: a finalidade a atingir seria uma verdadeira comunicação de inconsciente a inconsciente (a): "O inconsciente do analista deve comportar-se para com o inconsciente emergente do doente como, no telefone, o receptor para com o transmissor." (lc) Foi a isto que Theodor Reik chamou mais tarde, metaforicamente, "ouvir com o terceiro ouvido". (LAPLANCHE; PONTALIS, 2001, p. 41)

Como falamos anteriormente, grande parte do conteúdo simbólico do agente se encontra na casa 8, que é, por definição, negada e reprimida pelo próprio agente. O agente não vai reconhecer abertamente o que lá se encontra porque não consegue enxergar. Porém como a casa 8 aparece através das contradições e outros mecanismos inconscientes, se o terapeuta se propõe a escutar o agente (o que disse, e o que deixa sem dizer, as contradições entre o que diz e faz, as justificativas excessivas sobre algum tema etc.), ele vai descobrir onde se encontra o verdadeiro miolo da questão.

Para isso, é fundamental que o terapeuta consiga se desprender tanto de seus preconceitos pessoais como de seus pressupostos teóricos.

> Consiste numa suspensão tão completa quanto possível de tudo o que a atenção habitualmente focaliza: tendências pessoais, preconceitos, pressupostos teóricos, mesmo os mais bem fundamentados. "Tal como o paciente deve contar tudo o que lhe passa pelo espírito, eliminando todas as objeções lógicas e afetivas que pudessem levá-lo a fazer uma escolha, assim o médico deve estar apto a interpretar

> tudo o que ouve a fim de que possa descobrir aí tudo o que o inconsciente dissimula, e isto sem substituir pela sua própria censura a escolha a que o paciente renunciou".
> (LAPLANCHE; PONTALIS, 2001, p. 40)

Se o terapeuta começa a sessão previamente convencido de uma hipótese de trabalho ou bem enviesado por suas próprias ideias sobre a pessoa do agente, ele não irá realmente escutá-lo. Ele apenas tentará fazer encaixar o discurso deste em sua teoria.

Por exemplo, o terapeuta olhou o mapa da pessoa e então disse: "Ela tem a Lua em Capricórnio e então se cobra demais". A partir disso, ele interpreta tudo o que a pessoa lhe disse através dessa caixinha simbólica. É possível que no relato do agente essa cobrança se veja nitidamente, mas talvez esse agente esteja também deixando entrever que ele é superexigente quando outras pessoas lhe pedem que cumpra alguma tarefa. Só que, quando ele cuida de seu projeto criativo, ele é displicente e acaba deixando as coisas pela metade.

Se o terapeuta começa a sessão já convencido, ele não vai se permitir sequer enxergar essa questão, porque ela não bate com a sua teoria. Porém se começa a sessão numa postura de pesquisador, mais do que dono das respostas, pode identificar que lá está o real motivo de consulta do agente. Ele pode — e deve — achar aquelas variáveis no mapa que ajudam a explicar esse comportamento aparentemente contraditório (por exemplo, algum aspecto complicado na casa 5).

A regra da atenção flutuante também faz referência a uma questão de suma importância. Elementos no discurso do agente que a princípio parecem insignificantes podem ser peças fundamentais no quebra-cabeça simbólico do agente. Nada deve ser descartado, nem mesmo o que pareça não ter nenhuma relevância.

> É esta regra que, segundo Freud, permite ao analista descobrir as conexões inconscientes no discurso do paciente. Graças a ela, o analista pode conservar na memória uma

multidão de elementos aparentemente insignificantes cujas correlações só aparecerão posteriormente. (LAPLANCHE; PONTALIS, 2001, p. 40)

Isso se aplica muitas vezes a respeito do próprio motivo de consulta: o agente chega convencido de um diagnóstico, mas na conversa ele vai soltando frases que nos levam a concluir que o problema está em outro lado.

A esse respeito, outra confusão comum é a ideia do terapeuta que entende que precisa ser um exemplo de ser humano para então ser um modelo de cura que os agentes copiem.

Essa ideia de que o terapeuta precisa estar num patamar elevado de onde forneça a cura é o que poderia explicar porque os terapeutas resistem à terapia. Se a pessoa se esforça para se autoenxergar como um ser humano modelo, irá negar que tenha conflitos internos a resolver porque essa noção se torna insustentável para a imagem que criou de si.

A cura não provém do terapeuta, mas do vínculo terapêutico. Não há cura sem agente.

O terapeuta "exemplo de ser humano" é aquele que confunde terapia com mentoria e acaba aconselhando seu agente em função de sua própria vivência: "Eu (que tenho mais experiência que você e sou mais espiritualizado) resolvi minha questão com esta fórmula e vai funcionar para você também".

Aqui não estamos falando do terapeuta que se permite ser autorreferencial em algum momento pontual, porque sente que algum detalhe pode servir ao agente (por exemplo, contar como ele escolhe os baralhos de tarô). Estamos falando daqueles que entendem que seu trabalho se trata de ensinar alguém a viver.

O terapeuta que procura moldar o agente à sua imagem e semelhança (ou à imagem e semelhança de seu guru) simplesmente não enxerga o próprio agente. Se tem algo que o mapa astral nos permite observar é que a identidade de um ser humano é tão singular quanto complexa, resultado de uma combinação específica de variáveis.

Então por que o caminho do agente teria que ser o mesmo do terapeuta se são pessoas diferentes? Nosso agente tem dores, gostos e valores diferentes dos nossos. E devemos orientá-lo não em função do que nós faríamos, mas de acordo com o que é importante para ele.

Essa ideia do terapeuta como aquele que "já se resolveu" afeta inclusive a segurança do terapeuta. Tenho ouvido várias vezes de terapeutas sérios e honestos frases como: "Me sinto hipócrita quando chega um agente ao consultório para resolver questões de relacionamento, sendo que eu mesmo me encontro em crise no meu relacionamento atual".

Da mesma forma que não se espera que o psicólogo que trabalha com casais tenha uma vida amorosa perfeita, não teríamos que exigir do terapeuta holístico a perfeição.

O terapeuta pode orientar alguém a resolver algo que ele mesmo não tem resolvido pelo mesmo motivo que falamos anteriormente: ele não vai dizer ao agente como resolveu a situação, mas vai dar dicas de como resolvê-la, pensando na identidade do agente. Por exemplo, a astróloga vai orientar aquele agente observando as questões específicas da casa 7 (do casamento). Se lá tem um aspecto complicado (como uma quadratura), a astróloga dirá a melhor maneira de resolver esse conflito interno (por exemplo, poderia fazer referência a moderar a impulsividade se lá encontrasse Marte).

Longe de precisar ser perfeito, o terapeuta necessita se saber imperfeito para se auto-observar permanentemente (e não deixar que seus conflitos internos interfiram), dominar a técnica que aplica e escutar seu agente (para compreender aquela pessoa na sua especificidade). Através da escuta, o terapeuta interpreta o que o agente disse usando a sua técnica para decodificar o que emerge do inconsciente. Para que tudo isso se torne possível, é essencial que ele compreenda adequadamente o papel do terapeuta e a postura que irá lhe permitir exercer seu trabalho.

A postura do terapeuta

Se o terapeuta não é um exemplo de vida, ele também não é um amigo que de forma descompromissada escuta e aconselha.

Outra confusão comum a respeito do papel do terapeuta é ele se comportar como um amigo. Aconselha em função do que ele faria (igual a um amigo), e ainda se dá a licença de falar de seus próprios problemas e aflições durante a sessão, como se fosse uma conversa de bar.

Tem me acontecido como agente perceber que tinha pouco espaço para falar na minha própria sessão de terapia. Concretamente, a terapeuta holística usava uma grande parte do tempo para falar da vida dela. Em algum momento, passamos a conversar sobre as minhas questões, mas logo depois chegava o seu próximo agente. Muitas vezes eu saí da sessão sem ter conseguido falar do que me tinha feito marcar a sessão. Adicionalmente, comecei a observar que muitas vezes eu mesma reprimia certos temas, porque justamente ao estar ciente dos problemas dela, não queria falar de um determinado assunto que poderia lhe afligir.

Como diz Bleger, o terapeuta não pode começar a falar de sua vida, como o faria como um amigo. Não deve também distorcer a relação terapêutica criando, por exemplo, uma empreitada comercial:

> O entrevistador também não deve entrar com suas reações nem com o relato de sua vida, nem entrar em relações comerciais ou de amizade, nem pretender outro benefício da entrevista que não sejam os seus honorários e o seu interesse científico ou profissional. (BLEGER, 2003, p. 36-37)

É comum na área holística que o terapeuta atenda amigos, sobretudo quando se trata de sessões pontuais como uma leitura de mapa ou tarô. Do meu ponto de vista isso é possível, porém exige que o terapeuta tenha ainda mais claro o seu papel e possa manter a postura de terapeuta durante a consulta, diferenciando-se do papel de amigo.

Se o terapeuta não consegue fazer essa dissociação, a sessão pode ser contraproducente. Por exemplo, a astróloga que faz uma leitura de mapa astral para uma amiga se sente ofendida e a sessão vira uma desculpa para que ela possa lhe dizer seus incômodos através de variáveis do mapa que falam daquelas características.

Confidencialidade

É comum também que, nesses casos, a confidencialidade da sessão não seja sempre respeitada. Às vezes se trata de algo tão sutil como não dizer nada, mas dar a entender. O terapeuta sente que está respeitando o segredo por não falar em voz alta, porém acaba usando detalhes da sessão para, por exemplo, concordar com um amigo em comum que está falando sobre o agente. O amigo fala: "Como ela é tímida". E o terapeuta concorda e ainda acrescenta: "Pois é, essa realmente é uma questão que lhe angustia muito". Essa simples afirmação se torna uma questão de constrangimento para o agente, algo que talvez (justamente por isso!) este não queria compartilhar. E, mesmo se quisesse, corresponde ao agente fazê-lo e não ao terapeuta.

Como falamos anteriormente, o espaço terapêutico permite ao agente a possibilidade de entrar em contato com o conteúdo de sua casa 8. Mas a condição para que ele se atreva a ir ao encontro de seus monstros aquáticos (suas vergonhas e tabus) é a confidencialidade que o terapeuta garante.

Compartilhar esse conteúdo com qualquer outra pessoa que não seja o próprio agente é uma falta ética porque implica descuidar de um material que nos foi entregue em confidência. Além disso, pode criar obstáculos para o processo terapêutico, porque o próprio agente perde a confiança no terapeuta.

Como terapeuta, tem me acontecido repetidas vezes que um agente, após compartilhar uma confidência, me diga que nunca contou isso para ninguém antes, mesmo quando já tenha tido vários espaços de terapia antes.

Isso me parece preocupante, especialmente quando o que o agente guardou para si mesmo todo esse tempo é uma vivência traumática (como um assédio) ou uma doença (como um transtorno alimentar). Em primeiro lugar, porque isso significa que o agente teve que carregar isso sozinho por muito tempo, como uma mochila pesada, e o terapeuta deveria ter lhe ajudado a carregar.

E, em segundo lugar, porque muitas vezes é esse conteúdo que precisa ser elaborado para que o agente possa resolver o próprio motivo de consulta. Por exemplo, um transtorno alimentar pode ser ignorado se o agente traz como motivo de consulta sua baixa autoestima? Como podemos trabalhar a dificuldade de uma agente de se sentir à vontade durante uma relação sexual sem trabalhar as cicatrizes que o assédio lhe trouxe?

Quando perguntei aos agentes por que não tinham compartilhado isso em outros espaços terapêuticos, muitos me disseram que não tinham segurança de que o terapeuta iria guardar o segredo.

O que fez o agente chegar a essa conclusão? Provavelmente o terapeuta lhe disse que o espaço era confidencial. Porém ao decorrer das sessões, alguma atitude do terapeuta fez o agente perceber que aquele critério era mais flexível do que ele gostaria.

Tem me acontecido de levar para uma sessão com um terapeuta holístico uma discussão que tive com uma amiga e que também era agente dele. Com o intuito de me confortar, o terapeuta começou a concordar comigo e me contar sobre as questões que aquela amiga estava atravessando.

Para mim, nesse momento, a confiança no terapeuta se dissolveu. Quando ele escolheu compartilhar comigo detalhes de outra pessoa, imediatamente soube que poderia fazer o mesmo comigo. Alguns anos depois, voltei a viver uma situação quase idêntica com um psicólogo, que começou a comparar o meu processo terapêutico com o da minha amiga, também paciente dele.

Manter a confidencialidade é importante sempre, mas quando se trata de pessoas que se conhecem é preciso ter um cuidado extremo, porque isso pode trazer consequências indesejáveis naqueles vínculos.

Quando o terapeuta atende um agente e seu parceiro romântico (ambos em sessões individuais), deve estar preparado para lidar com o fato de que se naquela semana eles tiveram um desentendimento, ambos vão trazer esse tema à terapia.

Isso traz dois desafios. O primeiro é que muitas vezes o próprio agente insiste para conhecer detalhes do que seu parceiro compartilhou na sessão. O segundo é que o terapeuta se verá tentado a interpretar o que um agente lhe conta com as informações já trazidas por seu parceiro na sessão anterior.

O terapeuta não necessita — nem deve — misturar as sessões para fazer uma boa interpretação. Os agentes trazem às sessões os seus desentendimentos de casal, e, na maioria dos casos, o terapeuta nem conhece o parceiro. Mesmo assim consegue fazer o seu trabalho adequadamente. O importante para fazer uma interpretação simbólica é justamente a narrativa do agente. Se fosse necessário conhecer as pessoas de carne e osso, deveria pedir a cada agente que venha com seu namorado, seu chefe e seu pai ao consultório.

Separar uma sessão de outra pode ser bastante desafiador. Por isso, se o terapeuta observa uma dificuldade nesse sentido, é preferível se abster de atender o agente. Caso contrário, acaba compartilhando segredos e se verá no centro da própria briga de casal.

Ante o exposto até aqui, se entende que o terapeuta precisa manter uma certa distância, tanto a respeito do agente como de si mesmo. De outra maneira, não conseguirá nem sequer escutar adequadamente o agente.

> Na sua atuação, o entrevistador deve estar dissociado: em parte, atuar com uma identificação projetiva com o entrevistado e, em parte, permanecer fora desta identificação, observando e controlando o que ocorre, de maneira a graduar o impacto emocional e a desorganização ansiosa. (BLEGER, 2003, p. 28)

Se faz necessário também um enquadro que possibilite ao terapeuta traçar os limites de seu trabalho:

> [...] existe entretanto uma área delimitada em que a ambiguidade não deve existir, ou, ao contrário, cujos limites devem ser mantidos e, às vezes, defendidos pelo entrevistador; ela abrange todos os fatores que intervêm no enquadramento da entrevista: tempo, lugar e papel técnico do profissional. (BLEGER, 2003, p. 36)

Algumas conclusões sobre a vocação de terapeuta

Por todo o dito, podemos concluir que ser terapeuta é uma vocação que implica uma grande responsabilidade perante o agente e não deve ser realizada de forma descompromissada. Só se deve assumir essa vocação quando a pessoa sente o chamado de acompanhar o outro em seu processo de cura e estiver disposta a realizar o sacrifício que esse ofício requer. Ser terapeuta não é um *hobby*.

Esse sacrifício se trata — resumido numa frase — de renunciar as vontades do ego durante a sessão para poder estar a serviço da cura do agente.

Para isso, se faz essencial que o terapeuta esteja num permanente processo de auto-observação e cura, já que os conteúdos da casa 8 tendem a ser — pela própria definição dessa casa — negados e reprimidos.

Por isso, olhar as emoções que lá se encontram é um trabalho árduo que requer que o terapeuta se ponha, por vezes, no lugar de agente com outro terapeuta. Dificilmente deixaremos de negar nossas contradições se não tivermos alguém que nos ajude a observá-las.

É também um trabalho que nunca acaba. Essa casa nos acompanha desde o nascimento até a morte. Por isso, seus conteúdos vão se atualizando permanentemente. Você pode ter levantado suas repressões sobre algum tema anos atrás. Mas hoje, com certeza, lhe acompanham outros conteúdos reprimidos que devem ser enxergados.

Esse critério se aplica a todo ser humano, porém, ainda mais àqueles que escutam a vocação de terapeuta. Isso porque o terapeuta não trabalha com objetos inanimados — como um matemático ou um arquiteto —, mas com pessoas. Dificilmente uma equação ou o plano de uma casa iriam despertar as mesmas emoções que as palavras de outro ser humano.

O agente vai inevitavelmente despertar emoções, percepções e pensamentos no próprio terapeuta, da mesma maneira que o faria qualquer outra pessoa com a qual o terapeuta interage. A grande diferença é que se espera que o terapeuta não responda da mesma maneira que o faria em qualquer outra interação social.

O terapeuta tem o grande desafio de agir exclusivamente em prol do bem-estar do agente. Qualquer outra coisa é contrária à sua vocação. Por isso, quando o agente provoca uma emoção no terapeuta, ele não pode se permitir reagir. Porque a sessão não trata dele, mas da cura do agente.

Ser terapeuta exige uma atitude de extrema habilidade para observar o que é próprio do agente. Se o terapeuta se autoengana dizendo que está pensando no bem-estar do agente, quando na verdade o faz para satisfazer conteúdos reprimidos da casa 8, ele estará agindo de forma antiética.

Como temos visto, os mecanismos da casa 8 são tão complexos que o terapeuta pode se autoenganar também nas questões de aparência mais concretas, como o domínio ou a aplicação da técnica. Por isso, o terapeuta deve se fazer uma única pergunta de forma constante, que deve tentar responder o mais honestamente possível: a minha intervenção tem por finalidade a cura do agente? Esse é o critério principal de todo terapeuta.

Ter um espaço próprio é o que permite ao terapeuta observar seus próprios conflitos internos e se desprender destes durante o tempo que dura a sessão. Isso não é só importante para poder agir de forma ética, mas também para atingir a própria postura de terapeuta.

O trabalho do terapeuta não consiste em entregar respostas ou soluções prontas. Pelo contrário, o agente já traz as respostas dentro de si. O terapeuta não deve ensinar ao agente como viver, nem ser um modelo a ser seguido, mas lhe ajudar a ser a melhor versão de si mesmo. Mas, para isso, o terapeuta precisa poder escutar.

O agente chega ao consultório como uma totalidade que se encontra separada. As partes do agente se debatem internamente sem conseguir chegar a um acordo. O terapeuta tem por ofício observar o agente e lhe ajudar a enxergar aquelas partes de si mesmo que, por serem inconscientes, este não vê. Ou, em outras palavras, o terapeuta ajuda o agente a revelar o oculto.

Mas o que se esconde é trazido pelo próprio agente. É o material simbólico dos sonhos e seus sintomas físicos (casa 12), as contradições no seu discurso (casa 8) e o carimbo identitário da dinâmica familiar (casa 4). O terapeuta simplesmente mostra ao agente o que já está lá.

Quando o inconsciente se torna consciente, o próprio agente consegue mediar entre as partes internas que se debatem e ele procurará chegar a um acordo que seja uma real expressão da sua identidade (incluindo aquelas partes de si mesmo antes ignoradas). Ou, em outras palavras, ele atinge um estado de maior harmonia.

Esse processo exige que o terapeuta tenha uma postura específica durante a consulta (diferente da postura de um amigo, por exemplo). Ele age como um observador externo, que estará o tempo todo da sessão ocupado unicamente em descobrir as peças do quebra-cabeça simbólico do agente e em encontrar maneiras de ajudá-lo a enxergá-las.

Para que o terapeuta possa ter essa postura, ele necessita de um certo grau de dissociação. Se ele se encontra tomado por questões pessoais durante a sessão, não poderá realizar seu trabalho. Assim, o terapeuta pode estar triste porque acaba de se separar de seu companheiro, mas quando a sessão começa, ele procura deixar suas questões pessoais do lado de fora para poder estar inteiramente dedicado a ouvir o agente.

Ele também irá evitar que os conflitos internos da casa 8 atrapalhem a sessão. Se ele está pensando, por exemplo, na opinião que o agente tem dele, não poderá realmente escutá-lo e poderá perder peças simbólicas sem as quais não poderá formar o quebra-cabeça que dá lugar a uma boa compreensão do que acontece com o agente.

Ter o próprio espaço é o que ajuda o terapeuta a estar ciente de seu próprio material inconsciente. Porque na sua terapia haverá um outro que, por sua vez, lhe ajudará a ver o que ele não enxerga de si. Através desse processo o terapeuta consegue detectar com maior facilidade quando algo de si mesmo entra na sessão (porque ele já identificou esse mecanismo na sua terapia). E poderá então "diminuir o volume" daquela voz interna para que isso não lhe impeça de ouvir o agente.

Além de ter um contínuo espaço terapêutico, ele deve ter sido agente muito antes de ser terapeuta. Esse processo é o único que permite ao terapeuta realmente conhecer seus pontos fracos. Isso lhe permite também ser testemunha da efetividade da técnica que hoje aplica como terapeuta, já que ele mesmo curou alguma aflição através desta. E mesmo sabendo que um terapeuta sempre terá aflições para trabalhar em sua terapia, o fato de ter sido agente primeiro é o que permite ao terapeuta o grau mínimo e indispensável de harmonia interna necessário para poder acompanhar o outro em seu caminhar.

Por último, o único treinamento para ter uma atitude de detetive é ser agente primeiro. O terapeuta mostra ao agente como há uma contradição no seu discurso que este não enxergava. E aquele agente não só vê algo de si que desconhecia, como também aprende a se observar de maneira mais aguçada no seu dia a dia. Maravilhado ao descobrir que há partes de si mesmo que estão escondidas, se propõe então, como num jogo, a começar a descobri-las. O agente entra num processo de autoconhecimento que consiste em ser um pesquisador de si mesmo. Ele volta à sessão com um caderninho cheio de sonhos e, se na sessão passada conversam sobre um padrão que não enxergava, agora se percebe agindo daquela maneira no seu cotidiano.

Obviamente o agente nunca conseguirá observar tudo de si, porque há sempre uma parte que é inconsciente (razão pela qual o terapeuta sempre faz terapia). Porém esse processo de se pesquisar e traçar conexões entre símbolos e seu cotidiano é o que permite ao futuro terapeuta compreender como o inconsciente se expressa.

Por exemplo, o agente tem a Lua em Câncer, que implica um padrão de condicionamento específico: o agente cuida para ser cuidado. O agente realmente tem compreensão desse padrão quando começa a "se pegar" agindo dessa forma no cotidiano. Ele liga para um amigo e diz: "Estou ligando para saber se você está bem". Mas, quando desliga o telefone, percebe que, na verdade, é ele que se encontra triste e necessitando receber o cuidado de seu amigo. Aí ele, surpreendido, diz: "Nossa! Eu já sei desse padrão e, mesmo assim, me peguei fazendo isso outra vez!"

Porém dessa vez ele fez algo diferente. Quando a ligação terminou, ele se perguntou sobre o seu estado de ânimo. E, ao se perceber triste, descobriu que, na verdade, era ele quem estava precisando de cuidado. É quando ele realmente compreende o funcionamento de certo padrão, porque se observou fazendo isso no dia a dia. É também quando percebe que o consciente e o inconsciente às vezes andam para o lado contrário. Em poucas palavras, ele descobre que as artimanhas inconscientes se descobrem nos detalhes. E aprende tudo isso — unicamente — através de viver essa experiência na pele.

Quando esse agente decide ser terapeuta, ele atenderá agentes totalmente diferentes dele. Por exemplo, com a Lua em outros signos. Ele aprendeu o funcionamento da Lua em cada signo, estudando a teoria. Mas o que vai permitir unir a teoria com a experiência de seu agente é ter a prática de ter feito aquilo consigo próprio.

Na hora de observar seu agente, o que vai lhe permitir descobrir os mecanismos de seu agente é a observação dos detalhes no discurso. O terapeuta pode até deduzir que o agente tem a Lua em Capricórnio mesmo antes de olhar o mapa astral. Porque, após várias sessões, ele escuta que seu agente sempre encontra algo para cumprir e não se permite desfrutar, que é justamente o condicionamento dessa lua.

Por exemplo, ele observa que o agente sai de férias e faz listas e listas de lugares que é preciso visitar. Ou então leva todos os livros que não conseguiu ler durante o ano, encontrando a maneira de se impor uma obrigação no período em que tinha se proposto relaxar. Vê que esse comportamento se repete no agente em diferentes situações. E então o terapeuta traça uma hipótese: Será que ele tem a Lua em Capricórnio?

Ser terapeuta implica ter uma postura de detetive e não se pode forçar e nem apressar o treinamento. É tudo orgânico. É o resultado de ter se convertido, primeiro, em um investigador das próprias águas inconscientes.

CAPÍTULO 11
O ARQUÉTIPO DO TERAPEUTA NA ASTROLOGIA

> *I need you, darling,*
> *like the fish needs the sea*
> **Janis Joplin**
> ***Call On Me***

Para finalizar esta reflexão, vamos pensar agora no conceito de terapeuta do ponto de vista holístico. O que a astrologia tem a nos dizer a esse respeito?

Quando uma pessoa reza ou realiza qualquer outro ritual que lhe permita canalizar o sagrado, ela está agindo por seu lado pisciano. Peixes representa a possibilidade de se abrir à experiência da totalidade. São experiências de nirvana vividas através da meditação ou ayahuasca e a canalização de energia (ou ki) no reiki. Aqui se inclui também a sincronicidade de uma leitura de tarô, já que aquela magia não é gerada pelo tarólogo, mas pelo próprio Cosmos. "Dito em termos míticos: o nosso lado pisciano facilita escutar os "deuses", porque nos permite invocá-los" (BOSIA, 2017a, p. 28; tradução livre).

Já quando o astrólogo se encontra interpretando um mapa astral, ela está agindo desde o arquétipo de Aquário, relacionado com o próprio ofício do astrólogo. Se Peixes nos permite canalizar o divino, é Aquário que nos ajuda a dar significado às mensagens que provêm da totalidade. A tarefa do astrólogo é justamente dar significado a uma complexa combinação de variáveis que foi disposta daquela maneira pelo Cosmos (os astros).

A astrologia está muito ligada a Aquário porque toma o céu como símbolo e indicador do sentido do que acontece

> na Terra. Deste modo, o aguadeiro pode muito bem ser o astrólogo, se considera seriamente nossa arte. O astrólogo é quem conecta com o céu usando um instrumento simbólico que funciona como modelo interpretativo da vida terrestre: o mapa astral. (BOSIA, 2017a, p. 14; tradução livre)

Mas quando o alquimista, o tarólogo, o reikiano ou o astrólogo se encontram frente a seu agente, eles estão agindo com seu lado escorpiano. Independentemente de qual seja a técnica de trabalho escolhida, se esta implica acompanhar outra pessoa no seu processo de cura — seja por uma sessão única ou por um período de tempo — aquela pessoa está agindo desde o arquétipo de Escorpião, que simboliza o terapeuta.

Esta reflexão de Bosia é tão significativa que consegue talvez resumir a mensagem central de tudo o que refletimos até agora:

> Nesse sentido, vemos as manifestações de Escorpião em todas as áreas da terapia: médicos, psiquiatras, psicólogos etc. Mas é essencial ressaltar que, se o que temos desenvolvido está correto, o ato de cura sempre implica a constituição de uma espécie de entidade suprassingular, de uma parceria. Nem os médicos curam, nem os doentes curam como agentes singulares, mas na medida em que se tornam parte de algo comum entre eles, ao qual eles têm que dar parte de seu ser. A cura tem que envolver tanto o agente terapêutico quanto o agente doente para conseguir a superação da doença deste último.
>
> Por outro lado, quando o agente terapêutico sente que é ele quem cura [...] estamos na presença de um ato imperdoável de manipulação. É aqui que a arte da cura se torna a arte da manipulação. É isto, não importa quão bem camuflados estejam os procedimentos sob um manto de piedade, sacrifício etc. (BOSIA, 2017a, p. 20; tradução livre)

O terapeuta é alguém que se dispõe a acompanhar outra pessoa em seu processo de cura. A técnica é um meio para conseguir uma finalidade: a cura. Independentemente de qual seja a técnica que se utiliza, se a finalidade é curar, então aquela pessoa é um terapeuta. O tarólogo, quando abre um tarô a outra pessoa, é um terapeuta que usa o tarô como meio de cura.

Como falamos anteriormente, a cura não implica necessariamente a presença de um medicamento. Qualquer ferramenta que nos permita nos conhecer (como o tarô) para integrar partes separadas em nós mesmos é uma ferramenta de cura. Já que a doença, do ponto de vista holístico, é produto da desarmonia provocada por uma separação de partes internas.

A cura é uma entidade associativa, produto da própria relação terapêutica. Por isso, o terapeuta não é o dono da cura. Ele não possui a cura e a entrega ao agente, mas produz a cura juntamente com o agente.

Quando o terapeuta se confunde e acha que a cura — em vez de ser o produto da relação terapêutica — é algo que ele emana, então, o processo terapêutico em vez de ter como finalidade a cura, tem como objetivo a manipulação. "Quando um agente singular consegue imitar a mesma entidade supraindividual para a qual também deveria contribuir, ele adquire a capacidade de absorver a energia de outros" (BOSIA, 2017a, p. 23; tradução livre).

É nesse momento que o terapeuta se apropria da cura e convence o seu agente de que esta foi originada por ele, sendo que, na verdade, provém do vínculo.

E por essa razão que faço questão de falar "agente" e não "paciente". Porque o agente enfermo não é passivo, mas tem ação no seu processo de cura. Se o agente decide não voltar à sua terapia, a cura não irá acontecer. Se o agente decide deixar de tomar os compostos homeopáticos, a cura não irá acontecer. Se ele não tivesse a coragem para olhar a sua casa 8, a tenacidade para mergulhar nas suas dores, a cura não iria acontecer.

O terapeuta necessita do agente tanto quanto o agente necessita do terapeuta. São os dois que criam a terceira entidade chamada cura. E cada um dos dois irá entregar algo de si no processo. O resultado desse processo é a transformação:

> Transformação significa "passar pela forma e além dela". E, de fato, o conceito está corretamente associado a Escorpião, pois, como vimos, a ação de nosso componente Escorpião é constituir novas entidades que "vão além da forma" das partes singulares que as constituem, o que por sua vez reverte para essas partes singulares, transformando-as também, por desprendimento e reconstituição. Uma companhia comercial, um casamento, um grupo de teatro, são "trans-formações" de seus membros. E eles estão além de sua forma também no sentido de que são entidades que não são vistas, que não parecem perceber. (BOSIA, 2017a, p. 18-19; tradução livre)

O que o agente entrega? Podemos voltar a pensar no conceito de transferência nesse sentido: tudo o que o agente transfere ao terapeuta é o que ele entrega ao processo terapêutico: autoridade, confiança, afetos.

O agente deve entregar autoridade ao terapeuta, porque de outra maneira este não seguiria suas recomendações (não beberia o floral, não faria a meditação etc.) nem acreditaria no que o terapeuta lhe disse (esse arcano significa tal coisa etc.).

Mas o agente entrega também uma parte de si mesmo: aquela que procura destruir, para que algo novo possa nascer do vazio. Quando o agente chega ao consultório, ele vem disposto a destruir aquele condicionamento que lhe amarra, aquela crença que o faz sofrer. Mas como somos seres estruturais, não temos como destruir uma parte sem mudar a totalidade do que somos. O agente vai se transformar por completo quando destrói aquela parte de si mesmo que já não lhe serve.

Sobre isso trata o arcano A Morte, a necessidade de desapegar de uma parte de nós mesmos que já morreu. Essa destruição deixa um espaço vazio na nossa identidade (se já não sou aquele que sempre fui, então quem sou?). Há, porém, uma potência criativa que só aquele vazio faz possível. Na carta, um esqueleto afunda a foice numa terra cheia dos pedaços mortos do velho Eu. É dessa terra fértil que crescera o novo Eu.

Por isso o processo de cura é pura potência. Ninguém sabe — nem o agente nem o terapeuta — o que virá de volta. Só sabemos que será uma versão mais livre e autêntica daquela pessoa. O resultado da transformação que a cura permite é necessariamente incerto porque implica liberdade. Um novo ser irá emergir e nem o terapeuta nem o agente sabem como será exatamente, porque o agente — ao se libertar de suas amarras — consegue justamente a liberdade que lhe permite escolher quem ele quer ser.

A cura implica a possibilidade de criar, de fazer algo novo. É o novo, não existe e então não tem como ser definido *a priori*.

> Em vez disso, a transformação é um processo que envolve pelo menos dois agentes singulares. Não se trata de um fenômeno que ocorre dentro dos limites de um singular, mas de um associativo. Por outro lado, ao combinar as contribuições de dois agentes, que são semelhantes mas também distintos, o resultado é incerto, ninguém sabe o que sairá desta sinergia; pode haver alguma indicação, mas os resultados são desconhecidos até que apareçam. O processo não é fixo, mas deixa uma margem considerável para a criatividade conjunta e o imprevisto.
>
> Fica claro então como a tentativa de controle exercida pelas partes é simetricamente oposta à possibilidade de transformação. Pois se existe uma coisa que é condição para a transformação, é não controlar. (BOSIA, 2017a, p. 19; tradução livre)

XIII

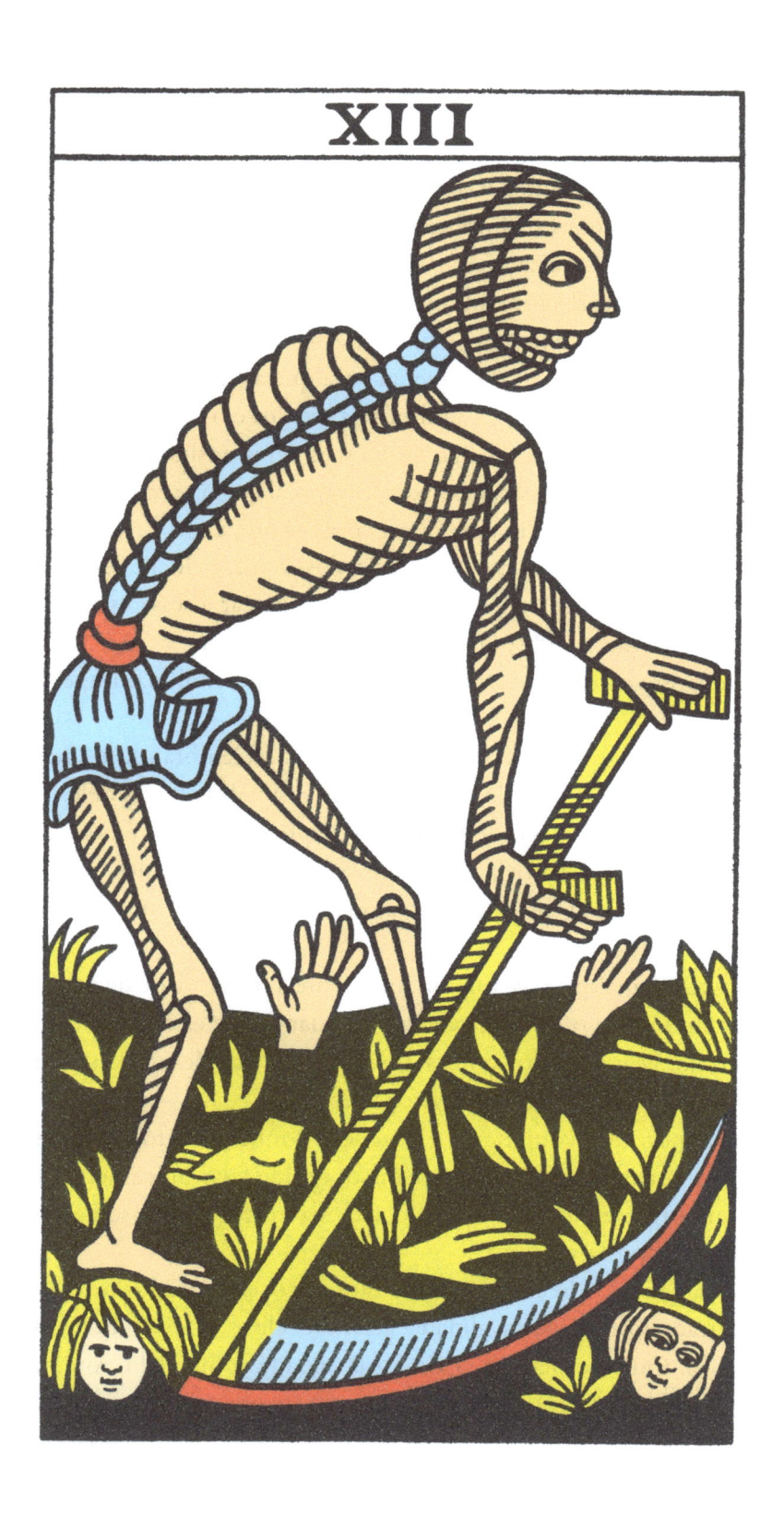

Se o terapeuta manipula o agente para que este se converta em quem ele quer que seja ou então o controla para que dependa dele, o resultado não é a cura porque esta implica liberdade, como já vimos. "Às vezes, o conceito de transformação é usado como álibi para exercer controle e manipulação sobre os membros e fora da associação" (BOSIA, 2017a, p. 20; tradução livre).

O que deve entregar o terapeuta para que a cura aconteça? Ele entrega, por um lado, todo o domínio da técnica e o coloca a serviço da cura. Entrega também seu ego, pois escolhe propositadamente deixar de lado qualquer necessidade ou desejo pessoal que não responda àquilo que o paciente necessita para que a cura aconteça.

Na área holística estamos familiarizados com Essa ideia: comumente o reikiano ou o tarólogo rezam antes de começar a sessão para deixar seu ego de lado e se dispor como um canal de cura.

Essa reza constitui o sacrifício do ego que possibilita o ingresso do sagrado.

O terapeuta se dispõe a ser um canal de cura, lembrando a si mesmo de que ele não é a própria cura, mas que esta passa através dele. Ele se dispõe a deixar seu ego de lado, consciente de que não é possível ser um canal de cura e satisfazer as necessidades góicas ao mesmo tempo. E, ainda por cima, reza pedindo ajuda, consciente de que se trata de um difícil desafio.

O terapeuta que teve um dia ruim sente a necessidade de continuar pensando sobre o que lhe preocupa. Quando ele está triste, quer ser acolhido. Mas quando começa a sessão, sabe que deve se dissociar de suas necessidades para atender seu agente.

Quando tem vontade de exibir seus conhecimentos na consulta para ser aplaudido, mas, em vez disso, decide falar unicamente o que for importante para seu paciente, ele está entregando o seu ego para que a cura possa acontecer.

Quando escolhe não responder aos afetos provocados pelo agente (sedução, hostilidade, rivalidade, amizade) ele está deixando o seu ego de lado. Quando deixa de lado a sua agenda comercial e romântica, porque estas são contrárias às necessidades da cura do agente, está sacrificando o seu ego.

Quando suspende seus pressupostos teóricos e morais para realmente conseguir escutar sua agente, ele está deixando seu ego de lado.

Quando quer ter razão, ser aplaudido, chorar, paquerar, saber tudo, saber mais, poder tudo, poder nada, ser abraçado, mas decide deixar essas necessidades fora do consultório, ele deixa o ego de lado.

Quando o terapeuta, sabendo que não sabe tudo, continua estudando, pedindo ajuda, sugerindo outros tratamentos, ele está deixando o ego de lado.

Por último, quando o terapeuta sabe que não é consciente de todas suas vontades inconscientes, e decide, por sua vez, se colocar no lugar de agente para que outro terapeuta lhe ajude a ver o que não vê de si (para que isso não interfira no consultório), ele está deixando o ego de lado.

O que entrega o terapeuta? Ele sacrifica qualquer vontade — consciente e inconsciente — que não tenha por finalidade a cura de seu agente.

Se falamos tanto sobre a casa 8 é porque parte do que o terapeuta deve entregar se encontra na esfera inconsciente. Trata-se não só de suas vontades assumidas, como daquelas ocultas. E se ele não tem um espaço para observar as negações e repressões, ele não poderá sacrificá-las durante a sessão.

Através de todos os exemplos, fica claro que essa não é uma tarefa simples. Mesmo quando se tratam de questões mais concretas (como estudar ou aplicar uma técnica), o terapeuta se vê seduzido a satisfazer os seus conflitos não resolvidos que moram na casa 8 (como a arrogância e a onipotência) em vez de decidir com o critério da cura do agente.

Há uma razão pela qual as palavras *controle* e *manipulação* pertencem ao arquétipo de Escorpião. É pelo fato de que as palavras *transformação* e *poder* também emergem desse signo.

Em Escorpião a gente se associa com outros para criar uma terceira entidade (um projeto, um filho, um processo de cura). Para criar aquela entidade, cada um entrega parte de sua identidade individual que será destruída e transformada em outra coisa.

Esse processo pelo qual entregamos uma parte de nós mesmos dá medo. Ninguém quer soltar o que o faz ser quem é. Por isso tendemos a procurar controlar o resultado dessa associação, porque sabemos que, dentro dela, se encontra uma parte de nós. Porém ela já não nos pertence, o sacrifício da entrega foi condição para a criação. E o resultado dessa criação já não corresponde ao que aquelas partes individuais eram. Essa entrega foi destruída no processo para poder criar aquela terceira entidade. Justamente por isso, Escorpião é relacionado às "pequenas mortes": trata-se da destruição de uma parte de nossa identidade.

> Todas as partes têm que entregar algo que é seu, algo que está dentro de sua esfera singular e, pelo ato de rendição, deixa de sê-lo. Assim, nesse sentido, em Escorpião, os singulares, as partes, deixam de ser o que eram.
> Há, portanto, uma certa perda dos agentes singulares naquela entidade de outra ordem (a associação). Há uma espécie de morte; mas apenas em um certo sentido. Não é, evidentemente, a morte física, mas a morte de uma identidade e sua passagem para uma nova, ou seja, a transformação das partes. Mas não são apenas os agentes singulares que são transformados; outro agente mais rico e mais complexo emerge neste ponto. É o nascimento de um novo agente que não é mais singular, mas associativo: a associação como tal. (BOSIA, 2017a, p. 5; tradução livre)

Se eu entrego açúcar e meus colegas, os ovos, farinha e a manteiga, quando o bolo sai do forno eu não posso tentar recuperar o meu açúcar, porque esse ingrediente individual teve sua forma destruída para poder criar o bolo. Mas a gente tenta, então, se apropriar do bolo. O que não está certo, porque esse bolo tem também a farinha que a coleguinha entregou! "Com esta dedicação, contribuímos para criar algo que nos ultrapassa junto com outros agentes singulares. É um movimento que nos leva além e através de nós mesmos (trans-formação)" (BOSIA, 2017a, p. 8; tradução livre).

Essa tendência a controlar o resultado não provém simplesmente do apego àquilo que entregamos. Mas também do fato de que o resultado é sempre mais poderoso do que as partes entregues. Comer um bolo é bem mais gostoso que comer meio quilo de açúcar com uma colher, não é?

> O poder de Escorpião é o poder da cooperação, da sinergia. O poder que vem da combinação da energia de várias pessoas agindo em conjunto. Isto gera muito poder, porque a cooperação não faz soma, mas multiplica o poder. O problema surge quando um dos parceiros aproveita esta energia cooperativa, co-gestativa, em benefício próprio. (BOSIA, 2017a, p. 15-16; tradução livre)

Aquela terceira entidade não é a soma das partes, mas a multiplicação destas! Por isso, o Escorpião cria poder. Mas o poder, como diz Bosia (e como dizia Foucault), não é um objeto, mas uma relação. O poder mora naquela terceira entidade criada na associação das partes. Quando tentamos possuir a terceira entidade, não estamos agindo com o poder, mas com o controle.

> Mas o poder, se o considerarmos profundamente, não tem significado como uma "posse" singular. Poder não significa nada se não houver outros; nesse sentido, não é algo estritamente pessoal, mas da ordem do relacionamento. Se alguém tem poder, é porque outros lhe dão ou o aceitam. O poder é, em essência, uma característica de vínculos; não é uma característica de indivíduos considerados isoladamente. (BOSIA, 2017a, p. 15; tradução livre)

A criação de um filho (assunto de Escorpião também) é outro exemplo desse processo. Um entrega um espermatozoide e outro, um óvulo.

O resultado é um filho. O espermatozoide e o óvulo tiveram que ser destruídos no processo para se transformar em uma terceira entidade incomparavelmente mais poderosa que a soma das partes: um ser humano! Mas aquela entidade — produto da relação — não pertence a nenhum de seus criadores e tem vida própria. Os pais podem tentar controlar o filho, mas o filho — que saiu dos pais — não é propriedade deles. Não pertence a ninguém, mas a si mesmo. Não é uma extensão do braço do pai, nem da perna da mãe. É um ser com vida própria.

Por tudo o que foi dito que se entende o enorme desafio do terapeuta. O que é muito importante entender é que sempre, na astrologia e no tarô, o talento e o desafio são duas polaridades do mesmo símbolo. Cada arquétipo contém a sua luz e a sua sombra. E não se engane. Não é possível explorar o talento sem ter que enfrentar o desafio correspondente.

Quanto mais talentoso for o terapeuta, mais desafiado por suas próprias sombras ele estará. Se ele for ético, então ele se encontrará cada vez mais dedicado a observar tanto os resultados de sua prática profissional como a se auto-observar. Ele irá perceber se as pessoas que se consultam com ele acabam efetivamente mais autônomas e empoderadas. E, com certeza, terá um espaço terapêutico onde observar as suas sombras.

Se ele sucumbe a seu efeito magnético, então terá um auditório cheio de discípulos fanáticos e dirá que já não precisa de terapia, porque atravessou o portal da iluminação. Ele dirá a seus discípulos que não façam outras terapias, porque a dele é a única técnica. E dirá a si mesmo que é tão evoluído que sozinho consegue analisar seu próprio inconsciente.

> O custo destes sistemas centrípetos formados em torno de uma personalidade magnética, um ilusionista altamente habilidoso ou economicamente poderoso, é muito alto. Ele deixa em debilidade (zumbis) todos aqueles que caem em suas redes e assim se tornam extensões de seu desejo. Aqueles que caem sob seu fascínio e ficam fascinados por ele,

> aqueles que gravitam em torno de seu feitiço, perdem sua criatividade, sua vitalidade, são como cogumelos crescendo sob as árvores, pálidos, rastejantes e muitas vezes venenosos. (BOSIA, 2017a, p. 22; tradução livre)

O desafio de Escorpião é o ocultamento, justamente porque seu talento é "revelar o oculto". Por isso, quanto melhor for o terapeuta para revelar o oculto, maior será também o seu talento para ocultá-lo. Da mesma maneira que o terapeuta pode ajudar o outro a ver as suas sombras, pode ser um especialista em ocultar as próprias (inclusive de si mesmo).

> Este traço de ocultação tem a ver com controle, porque quanto mais secretamente o controle for executado, melhor ele funciona. E também tem a ver com o medo. Com esse medo que a ideia de se render, de perder uma parte de si mesmo, de se sentir roubado, desperta. Tudo isso leva a se esconder. Eu chamaria tudo isso de ocultação. (BOSIA, 2017a, p. 21; tradução livre)

O talento de revelar o oculto se refere justamente à possibilidade de enxergar o que se esconde, para revelá-lo e transformá-lo no que é em potência.

> Depois há também o próprio oculto, o que precisa ser revelado porque não pertence à forma explícita, à exterioridade evidente das coisas, mas deve ser visto com a imaginação. O escultor que "vê" sua obra em um bloco de granito é alguém que revela o escondido, e isto só pode ser alcançado com o olhar de nosso lado Escorpião. (BOSIA, 2017a, p. 21; tradução livre)

Por exemplo, quando o terapeuta mostra à sua agente que sente inveja de uma amiga que toca o violão no palco. O agente pode então observar o seu desejo oculto de tocar o violão e as inseguranças que não lhe permitiriam se aventurar na área artística. Aquela inveja se destrói quando o agente entende a razão oculta (que nada tem a ver com a sua amiga, e sim com um desejo próprio) e o agente transforma aquele sentimento numa vontade de começar a tocar o violão.

O segredo para que o terapeuta possa revelar o oculto sem criar relações de controle e dependência é lembrar sempre que o poder não está no terapeuta, nem no agente, mas no resultado do vínculo terapêutico: a cura.

Da mesma maneira que o terapeuta não pode se permitir misturar no seu trabalho desejos e vontades contrárias à cura do agente, ele também não tem como finalidade de seu trabalho satisfazer as vontades de seu agente, mas sim à cura dele. Muitas vezes podem ser coisas contraditórias.

O único critério do terapeuta deve ser a cura: se o agente vem a uma sessão completamente convencido de suas projeções, culpando o mundo por um padrão que se repete na sua vida permanentemente (e que, portanto, é resultado de seus mecanismos inconscientes), o terapeuta irá mostrar ao agente a razão oculta por trás dessas projeções. Por exemplo, o agente se queixa de que todas as namoradas que sempre teve são agressivas com ele. É necessário mostrar àquele agente como ele mesmo foi escolhendo pessoas com as mesmas características de modo que ele possa (ao invés de continuar responsabilizando as namoradas) começar a desconstruir aquele padrão.

Essa não é uma conversa fácil de se ter. O agente pode ficar chateado com o terapeuta ou então triste, frustrado, angustiado. Para o terapeuta seria bem mais simples concordar com o agente e deixá-lo ir para casa contente com suas projeções, mas isso seria o contrário à cura dele.

Se o terapeuta usa como critério a cura do agente, irá observar que o resultado desse processo é sempre o empoderamento do agente, através do poder que emerge da cura. Algo que não pode acontecer se o terapeuta foca em enaltecer o ego do agente.

Se o talento do terapeuta é revelar o oculto, como ele faz isso?

O mapa astral é uma técnica que nos permite enxergar o oculto, no sentido de que poderemos observar padrões de comportamento em determinadas variáveis do mapa que não são verbalizadas no discurso do agente. Continuando com o exemplo anterior, um agente com a Lua em Áries ou em conjunção com Marte pode escolher relações onde o carinho se mistura com agressividade. O mapa nos mostra também caminhos para atravessar esses condicionamentos (no caso da Lua em Áries, o agente necessita se permitir parar seu próprio ritmo acelerado ou suas condutas agressivas).

O tarô funciona da mesma maneira, mas com respeito à pergunta que lhe fazemos: cada arcano nos mostra uma vantagem da situação e um desafio. Mas, independentemente da técnica, o mais importante é acordar o nosso lado escorpiano durante a sessão: a atitude de detetive. "Porque investigar consiste em revelar algo que estava ocultado, inacessível até a chegada do investigador" (BOSIA, 2017a, p. 25-26; tradução livre).

O oculto se encontra escondido até que o investigador chega e começa a interpretar. Até esse momento está oculto para ele também. Ou você já assistiu um seriado de detetives onde se descobre o mistério nos cinco primeiros minutos do episódio?

De nada serve usar a astrologia ou o tarô se o próprio terapeuta tem uma postura fatalista e determinista. Nem tentar convencer o agente a se encaixar em seus pressupostos teóricos porque ele mesmo não pode se permitir duvidar do que sabe.

Revelar o oculto é mais do que uma atitude: se o oculto não se vê, o terapeuta vai procurar encontrá-lo. E isso não irá acontecer se ele começar a sessão convencido de que já tem todas as respostas!

Isso nos leva outra vez à chave do arquétipo de Escorpião: o poder vem da relação. E como Foucault dizia, saber é poder. Então não é que o agente não sabe de nada e o terapeuta lhe fornece todas as respostas e as soluções. Mas os dois devem chegar à sessão dispostos a encontrar o que se esconde. E ambos vão fornecer recursos importantes para encontrá-lo.

O agente traz o seu consciente e seu inconsciente. Traz o que ele sabe de si e o que não assume, porém insinua. Ele diz uma coisa, mas com seus sintomas físicos, também nos diz outra (disse que está tudo bem no seu trabalho, mas tem uma crise de ansiedade antes de cada reunião com seu chefe). Ele traz sonhos cheios de pistas simbólicas. Ele nos mostra outra parte de si com as cartas que escolhe no tarô e com as variáveis de seu mapa.

O terapeuta tem dentro de si vários óculos que lhe permitem observar o que o agente lhe conta. Escuta o agente e traça hipóteses de trabalho: Será que ele tem a Lua em tal signo? Será que ele tem tal biotipo (ayurvédico, alquímico, chinês)? Será que ele tem tal chakra bloqueado?

Não é coincidência que Escorpião seja também o arquétipo do detetive: ele tem por trabalho encontrar as pistas que o agente vai lhe deixando e segui-las até descobrir o mistério.

CONCLUSÃO
UM DETETIVE

Ser terapeuta é ajudar a ver o que o outro não enxerga de si mesmo, justamente por estar observando do lado de fora. O próprio terapeuta também não enxerga o seu inconsciente, e, por isso, deverá se consultar com outro terapeuta.

A postura dele é essencial para que ele possa enxergar o que o agente não vê. Ou seja, ter a postura de alguém que escuta o outro, não porque o primeiro tenha superpoderes, mas porque se encontra na posição de terapeuta. E é justamente essa postura que permite criar um vínculo muito específico: o terapêutico.

A cura não provém do terapeuta, mas da relação entre terapeuta e agente.

Ser terapeuta implica se dispor a acompanhar alguém no seu processo de cura. E significa renunciar — pelo tempo que dura a sessão — aos desejos egoístas. A finalidade da terapia não é o terapeuta nem o agente, mas a cura deste último.

O terapeuta não tem respostas nem soluções. As pistas para resolver o mistério que gera sofrimento ao agente já se encontram dentro dele: no seu discurso, nos seus sintomas, no seu mapa astral e nas cartas de tarô que escolhe do baralho.

Ser terapeuta implica, necessariamente, assumir uma postura específica: aquela de um detetive, alguém disposto a colher as pistas que o agente vai lhe deixando.

OS CIMENTOS DE UM OFÍCIO

A MODO DE CONCLUSÃO

Somos uma mistura do tempo: feitos do tempo sucessivo da história e do não tempo da eternidade, do tempo do consciente e do não tempo do inconsciente.

O terapeuta holístico é um detetive do tempo. É alguém que tem por ofício descobrir o mistério que faz com que nos tornemos quem somos e, ainda por cima, quem podemos nos tornar.

Feitos de nosso tempo histórico, caminhamos com uma identidade construída por narrativas culturais que nos condicionam. E feitos também de qualidades cósmicas carimbadas no mapa astral, prévias a qualquer interação social.

Feitos do tempo sucessivo do consciente mas também do não tempo do inconsciente, que se manifesta através de símbolos que não respeitam as regras do espaço-tempo. Aqueles signos do zodíaco contidos no discurso, os arcanos do tarô que o agente escolhe, os sonhos que narra.

O terapeuta holístico é um artista que se dispõe a entrar no não tempo para trazer de lá uma mensagem do Cosmos: um arquétipo, um significado universal, na forma de um símbolo a ser interpretado.

E, através desse exercício, ajuda o agente a enxergar a diferença entre arquétipos universais e aquelas construções culturais, que têm se naturalizado como verdade.

Nesse sentido, o terapeuta holístico é um agente de mudança: ajuda o agente a se libertar das amarras normativas que o condicionam para poder escolher como quer viver a sua vida.

Somos uma mistura de consciente e inconsciente, feitos tanto de tempo como de não tempo. Sempre existe uma parte nossa que não conseguimos enxergar em nós mesmos, justamente porque é inconsciente. Se a causa do nosso sofrimento se esconde lá, necessitamos da ajuda de um terapeuta. Alguém que tem por ofício nos ajudar a mergulhar nas profundezas da psique.

O terapeuta holístico é um detetive que colhe pistas, pedacinhos de tempo, para que o agente, enxergando o que antes não via em si mesmo, possa criar um diálogo fluido entre o ego e a alma e chegue a acordos harmoniosos entre as suas partes internas.

Estas páginas são o resultado de uma jornada pessoal que empreendi maravilhada pelo mistério do ser humano, e acabou me levando a encontrar a minha vocação: ser uma detetive do tempo.

Não pretendo trazer ao leitor uma verdade definitiva. Mas tão somente uma reflexão a respeito do ofício do terapeuta holístico para aqueles que como eu encontram-se revalorizando as práticas da bruxaria na pós-modernidade, com todos os desafios que isso implica.

Meu desejo é que esta reflexão sirva como inspiração para um debate necessário: criar os cimentos desse nosso ofício mágico.

REFERÊNCIAS BIBLIOGRÁFICAS

AFP. Movimento esotérico pode explicar alto índice de Covid-19 em países germânicos. *O Globo*, 23 nov. 2021. Disponível em: https://oglobo.globo.com/mundo/movimento-esoterico-pode-explicar-alto--indice-de-covid-19em-paises-germanicos-25288491. Acesso em: 5 jan. 2023.

AKOTIRENE, Carla. *Interseccionalidade*. São Paulo: Pólen, 2019.

ALFAGEME, Ana. Não é surpresa que não se conheça a anatomia do clitóris. É nossa herança cultural. *El País semanal*, 1 mar. 2020. Disponível em: https://brasil.elpais.com/brasil/2020/02/28/eps/1582912339_151609. Acesso em: 4 jan. 2023

ALVIM, Mariana. O grupo de "10 mil" médicos pró-cloroquina que se aproximou de Bolsonaro com "evento histórico". *BBC News Brasil*, 3 set. 2020. Disponível em: https://www.bbc.com/portuguese/brasil-53994532. Acesso em: 5 jan. 2023.

ANSALDI, Waldo (coord.). *Calidoscopio latinoamericano:* imágenes históricas para un debate vigente. Buenos Aires: Ariel, 2004.

BARDELLA, Ana. "No sigilo": elas relatam propostas gordofóbicas que receberam de parceiros. *Universa Uol*, 30 abr. 2021 Disponível em: https://www.uol.com.br/universa/noticias/redacao/2021/04/30/ficar-no-sigilo-mulheres-relatam-propostas-gordofobicas-que-ja-receberam. Acesso em: 5 jan. 2023.

BEAUVOIR, Simone de. *O segundo sexo:* fatos e mitos. Rio de Janeiro: Nova Fronteira, 2016a.

BEAUVOIR, Simone de. *O segundo sexo:* a experiência vivida. Rio de Janeiro: Nova Fronteira, 2016b.

BEN-DOV, Yoav. *O Tarô de Marselha revelado*. São Paulo: Editora Pensamento, 2020.

BENEDITO, Maiara de Souza. *A relação entre Psicologia e Racismo:* as heranças da clínica psicológica. 2018. Dissertação (Mestrado em Psicologia) — Instituto de Psicologia da Universidade de São Paulo, São Paulo, 2018. Disponível em: https://teses.usp.br/teses/disponiveis/47/47134/tde-04092018-102726/publico/benedito_me.pdf. Acesso em: 5 jan. 2023.

BERNARDO, André. O mito dos cérebros masculino e feminino. *Veja Saúde*, 27 abr. 2021. Disponível em: https://saude.abril.com.br/mente-saudavel/o-mito-dos-cerebros-masculino-e-feminino/. Acesso em: 5 jan. 2023.

BERTHO, Helena. De fetiche a solidão: os desafios das mulheres trans nos relacionamentos. *Universa Uol*, 31 jan. 2018. Disponível em: https://www.uol.com.br/universa/noticias/redacao/2018/01/31/de-fetiche-a-violencia-os-desafios-das-mulheres-trans-nos-relacionamentos. Acesso em: 5 jan. 2023.

BLACK KOLTUV, Barbara. *O Livro de Lilith*. São Paulo: Cultrix, 2017.

BLEGER, José. *Temas de psicología:* entrevista e grupos. Martins Fontes: São Paulo, 2003.

BOSIA, Jorge Emilio. *Curso de astrología a distancia*. Buenos Aires: Editora Trenkehué, 2017a.

BOSIA, Jorge Emilio. *La Luna y la emoción*. La Luna en astrología. Buenos Aires: Editora Trenkehué, 2017b.

BOSIA, Jorge Emilio. *Los signos:* tiempo y existencia. Buenos Aires: Editora Trenkehué, 2018.

BOURDIEU, Pierre. *La distinción:* criterio y bases sociales del gusto. Madrid: Editora Taurus, 2012.

BRAIER, Eduardo Alberto. *Psicoterapia breve de orientação psicanalítica*. São Paulo: Martins Fontes, 1986.

BUTLER, Judith. *Problemas de gênero*. Rio de Janeiro: Civilização Brasileira, 2020.

CARNEIRO, Sueli. Enegrecer o feminismo: a situação da mulher negra na América Latina a partir de uma perspectiva de gênero. *Portal Geledés*, 6 mar. 2011. Disponível em: https://www.geledes.org.br/enegrecer-o-feminismo-situacao-da-mulher-negra-na-america-latina-partir-de-uma-perspectiva-de-genero/?gclid=EAIaIQobChMI4ZON1qiz_AIVE2SRCh0PywdNEAAYASAAEgLDW_D_BwE. Acesso em: 6 jan. 2023.

CORRÊA, Clarissa. A história do vibrador: ele não foi inventado para a satisfação sexual. *Tpm*, 4 out. 2006. Disponível em: https://revistatrip.uol.com.br/tpm/a-historia-do-vibrador. Acesso em: 5 jan. 2023.

CORTAZAR, Julio. *Rayuela*. Buenos Aires: Punto de Lectura, 2015

DURKHEIM, Émile. *Las reglas del método sociológico*. Buenos Aires: Editora Gorla, 2003.

FEDERICI, Silvia. *Calibã e a bruxa:* mulheres, corpo e acumulação primitiva. São Paulo: Editora Elefante, 2017.

FEIERSTEIN, Daniel. *El genocidio como práctica social:* entre el nazismo y la experiencia argentina. Buenos Aires: Editora Fondo de Cultura Económica, 2007.

FENICHEL, Otto. *Teoria psicanalítica das neuroses*. Rio de Janeiro/São Paulo: Livraria Atheneu, 1981.

FODA. Família aponta homofobia em morte de jovem gay com 9 tiros em Mossoró. *Midia Ninja*, 14 abr. 2022. Disponível em: <link>. Acesso em: 5 jan. 2023.

FORMENTI, Ligia. 54,9% acreditam que existe "mulher para casar", diz pesquisa. *O Estado de S. Paulo*, 27 mar. 2014. Disponível em: https://midianinja.org/news/familia-aponta-homofobia-em-morte-de-jovem-gay-com-9-tiros-em-mossoro. Acesso em: 5 jan. 2023.

FOUCAULT, Michel. *História da sexualidade 2:* o uso dos prazeres. Rio de Janeiro: Edições Graal, 1984

FOUCAULT, Michel. *Vigiar e punir:* nascimento da prisão. Petrópolis, RJ: Vozes, 1987. 288p.

FOUCAULT, Michel. *História da sexualidade 1:* a vontade de saber. Rio de Janeiro: Edições Graal, 1988.

FOUCAULT, Michel. *A ordem do discurso.* São Paulo: Loyola, 1996.

FOUCAULT, Michel. *As palavras e as coisas:* uma arqueologia das ciências humanas. São Paulo: Martins Fontes, 2000.

FOUCAULT, Michel. *A grande estrangeira:* sobre literatura. Belo Horizonte: Autêntica, 2016.

FOUCAULT, Michel. *História da loucura na Idade Clássica.* São Paulo: Perspectiva, 2019.

FOUCAULT, Michel. *Microfísica do poder.* Rio de Janeiro: Paz e Terra, 2022.

FREUD, Sigmund. *Obras Completas,* Tomo III. Madrid: Editora Nueva Visión, 1973.

GARFINKEL, Harold. *Estudos de etnometodologia.* Rio de Janeiro: Vozes, 2018.

GÊNERO E NÚMERO (Giulliana Bianconi Natália Leão Marília Ferrari) E SOF (Helena Zelic Thandara Santos Renata Moreno). Sem parar. O trabalho e a vida das mulheres na pandemia. *Mulheres na pandemia.* Disponível em: https://mulheresnapandemia.sof.org.br/wp-content/uploads/2020/08/Relatorio_Pesquisa_SemParar.pdf. Acesso em: 5 jan. 2023.

GÊNERO E NÚMERO. *Retrato das mães solo na pandemia.* Disponível em: https://www.generonumero.media/reportagens/retrato-das-maes--solo-na-pandemia/. Acesso em: 5 jan. 2023.

GOSWAMI, Amit. *O médico quântico.* Sao Paulo: Cultrix, 2006.

JODOROWSKY, Alejandro; COSTA, Marianne. *O caminho do tarot.* São Paulo: Chave, 2004.

JUNG, Carl Gustav. *O homem e seus símbolos*. Rio de Janeiro: Editora Nova Fronteira, 2008.

KOLTUV, Barbara Black. O Livro de Lilith. São Paulo: Cultrix, 2017.

LANZA, Fernanda. OMS: 1 em cada 3 mulheres sofreu violência física ou sexual entre 2000 e 2018. *CNN Brasil*, doze mar. 2021. Disponível em: https://www.cnnbrasil.com.br/saude/oms-1-em-cada-3-mulheres-sofreu-violencia-fisica-ou-sexual-entre-2000-e-2018. Acesso em: 5 jan. 2023.

LAPLANCHE, Jean; PONTALIS, Jean-Bertrand Lefebvre. *Vocabulário da psicanálise*. São Paulo: Editora Martins Fontes, 2001.

LINHARES, Juliana. Marcela Temer: bela, recatada e "do lar". *Veja*, 18 abr. 2016. Disponível em: https://veja.abril.com.br/brasil/marcela-temer-bela-recatada-e-do-lar. Acesso em: 5 jan. 2023.

LUNA, Fernando. Autocuidado é fundamental pra sobrevivência. *Mina Uol*, 29 nov. 2021. Disponível em: https://minabemestar.uol.com.br/entrevista-com-djamila-ribeiro. Acesso em: 5 jan. 2023.

MARX, Karl. *O capital*. São Paulo: Editora Veneta, 2014.

MINISTÉRIO DA SAÚDE. Biblioteca Virtual em Saúde para as PICS. *Portal da secretaria de atenção primária à saúde*. 6 abr. 2018. Disponível em: https://aps.saude.gov.br/noticia/3152. Acesso em: 5 jan. 2023.

MINISTÉRIO DA SAÚDE. Política Nacional de Práticas Integrativas e Complementares no SUS. *Portal da secretaria de atenção primária à saúde*. Disponível em: https://aps.saude.gov.br/ape/pics. Acesso em: 5 jan. 2023.

MINISTERIO DE CULTURA. Presidencia de la Nación Argentina. El nunca más. Y los crímenes de la dictadura. *Cultura Argentina*. Versión Digital. Disponível em: https://www.cultura.gob.ar/media/uploads/lc_nuncamas_digital1.pdf. Acesso em: 5 jan. 2023.

NICHOLS, Sallie. *Jung e o tarô*: uma jornada arquetípica. São Paulo: Editora Pensamento-Cultrix Ltda., 1988.

ONU MULHERES BRASIL E GÊNERO E NÚMERO. #Violêncianão. Pelos direitos políticos das mulheres. *Newsletter 02*. mar./abr. 2021. Disponível em: https://www.onumulheres.org.br/wp-content/uploads/2021/04/lpp_news_2.pdf. Acesso em: 5 jan. 2023.

PEKER, Luciana. *Putita golosa:* por un feminismo del goce. Buenos Aires: Galerna, 2018.

PIAGET, Jean. *O juízo moral da criança*. São Paulo: Summus, 1994.

PINKÓLA ESTÉS, Clarissa. *Mulheres que correm com os lobos*. Rio de Janeiro: Rocco, 2014.

RIBEIRO, Djamila. *Lugar de fala*. São Paulo: Pólen, 2019.

SANTORO, Sonia. Daniel Feierstein: en poblaciones que lidiaron con crisis fueron muy comunes los procesos de negación. *Página 12*, 28 set. 2020. Disponível em: https://www.onumulheres.org.br/wp-https://www.pagina12.com.ar/295167-daniel-feierstein-en-poblaciones-que-lidiaron-con-crisis-fue. Acesso em: 5 jan. 2023.

SINAY, Sergio: *Masculinidad tóxica*. Buenos Aires: Ediciones B, 2016.

SOARES, Ana Carolina. Pesquisa da USP mostra que metade das mulheres não chega ao orgasmo. *Veja SP*, São Paulo, 26 fev. 2017. Disponível em: https://vejasp.abril.com.br/blog/sexo-e-a-cidade/pesquisa-da-usp-mostra-que-metade-das-mulheres-nao-chega-ao-orgasmo/. Acesso em: 5 jan. 2023.

SOARES, Nana. Pesquisa: 67% dos brasileiros acham que violência sexual acontece porque homem não controla impulsos. *O Estado de S. Paulo*, doze dez. 2016. Disponível em: https://emais.estadao.com.br/blogs/nana-soares/pesquisa-67-dos-brasileiros-acham-que-violencia-sexual-acontece-porque-homem-nao-controla-impulsos. Acesso em: 5 jan. 2023.

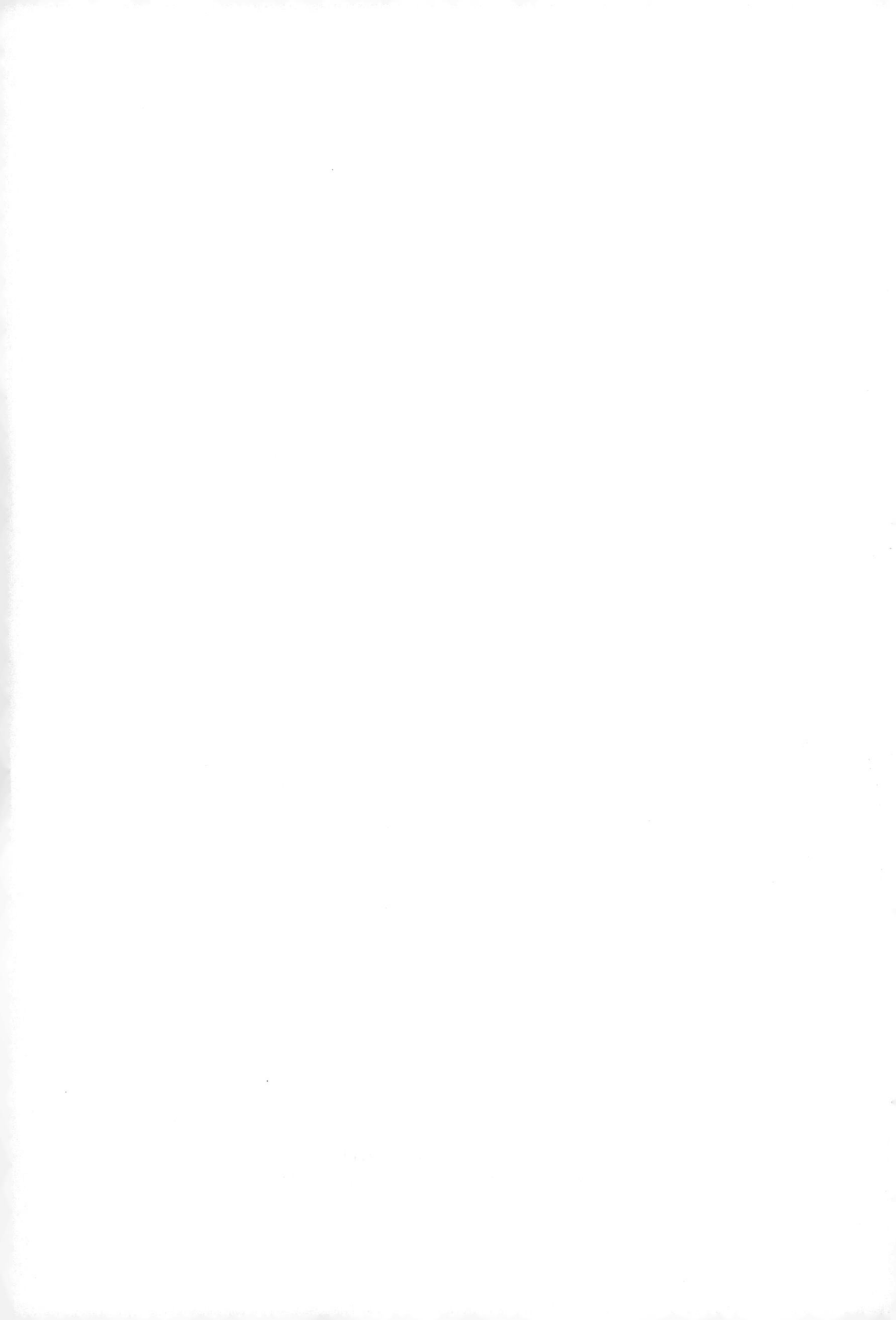

Esta obra foi composta em Adobe Garamond Pro doze pt e impressa
em papel Offset 90 g/m² pela gráfica Meta.